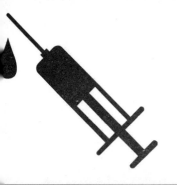
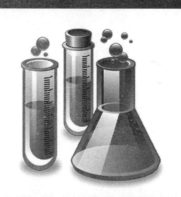

临床麻醉应用
与临床检验学

于凯 等/主编

吉林科学技术出版社

图书在版编目（CIP）数据

临床麻醉应用与临床检验学 / 于凯等主编. -- 长春：
吉林科学技术出版社，2022.4
ISBN 978-7-5578-9243-2

Ⅰ．①临… Ⅱ．①于… Ⅲ．①麻醉学②临床医学－医
学检验 Ⅳ．①R614②R446.1

中国版本图书馆 CIP 数据核字(2022)第 091559 号

临床麻醉应用与临床检验学

主　　编　于　凯等
出 版 人　宛　霞
责任编辑　李　征
封面设计　济南皓麒信息技术有限公司
制　　版　济南皓麒信息技术有限公司
幅面尺寸　185mm×260mm
开　　本　16
字　　数　305 千字
印　　张　13.25
印　　数　1-1500 册
版　　次　2022 年 4 月第 1 版
印　　次　2023 年 3 月第 1 次印刷

出　　版　吉林科学技术出版社
发　　行　吉林科学技术出版社
地　　址　长春市福祉大路 5788 号
邮　　编　130118
发行部电话/传真　0431—81629529　　81629530　　81629531
　　　　　　　　　81629532　　81629533　　81629534
储运部电话　0431-86059116
编辑部电话　0431-81629510
印　　刷　三河市嵩川印刷有限公司

书　　号　ISBN 978-7-5578-9243-2
定　　价　98.00 元

编 委 会

主　编　于　凯（济宁市第一人民医院）
　　　　潘振国（聊城市第二人民医院）
　　　　刘兰敏（昌乐县人民医院）
　　　　高晓慧（昌乐县人民医院）
　　　　张瑞玲（昌乐县妇幼保健院）
　　　　杨世超（青岛市第八人民医院）

目　　录

第一章　麻醉药理

第一节　吸入麻醉药

一、概述

吸入全身麻醉药应用方便,能通过临床征象和呼气末浓度监测判断其效应,因而广泛用于全身麻醉。

(一)吸入麻醉药发展简史

(1)早期临床应用的吸入麻醉药包括双乙烷、环丙烷等易燃气体,氟化学研究和工业的进步促进了氟化吸入麻醉药代替其他卤族麻醉药,从而降低沸点,增加稳定性,降低可燃性和减少毒性。

氟烷,1951年合成,1956年应用于临床,由于具有无燃烧爆炸性、可溶性低、麻醉效能强而诱导迅速、吸入舒适以及恶心、呕吐率低等优点,迅速成为最常用的吸入麻醉药。氟烷的主要缺点是增加了心肌对儿茶酚胺的敏感性和肝脏毒性。

1959至1966年间,Terrel等合成700余种卤族化合物,其中第347号是恩氟烷,第469号是异氟烷,第653号为1993年应用于临床的地氟烷。

20世纪70年代初,Travenol实验室的Wallin等报道了另一种新型化合物氟化异丙基烷,1995年作为七氟烷用于临床。

(2)新型吸入麻醉药七氟烷、地氟烷与异氟烷相比,最重要的差别是血液和组织溶解度低,因而诱导、苏醒快,可用于非住院患者的麻醉。

(二)理化性质

吸入麻醉药的理化性质决定其麻醉强度、给药方法、摄取速率、分布与排除,因此也关系到全麻工具、给药方法、诱导和苏醒的快慢、全麻深度的调节,以及患者和手术室工作人员的安全等。根据吸入麻醉药在常温常压下是挥发性液体还是气体,分别称之为挥发性吸入麻醉药和气体吸入麻醉药。气体麻醉药通常以液态贮存于高压钢瓶内,挥发性麻醉药在室温时易挥发成蒸气。例如 N_2O 的沸点为 $-88℃$,室温下为气体,必须加压贮于钢瓶备用。

分配系数是指分压相等,即达到动态平衡时,麻醉药在两相中浓度的比值,血气分配系数是吸入麻醉药的一个重要性质,血气分配系数大,药物在血中的溶解度大,诱导慢,停药后苏醒期变长,血气分配系数小,则诱导、苏醒均较迅速。

（三）溶解度

在一定温度和压强下，气体在一定量溶剂中溶解的最高量称为气体的溶解度。常用定温下1体积溶剂中所溶解的最多体积数来表示。气体的溶解度除与气体本性、溶剂性质有关外，还与温度、压强有关。

(1)麻醉药在体内不同组织的溶解度是麻醉药的重要物理特性。

(2)分配系数是麻醉药分压在两相中达到平衡时的麻醉药浓度比，血/气、脑/血、肌肉/血和油/血分配系数是决定吸入麻醉药摄取、分布和排除的重要因素。

(3)影响吸入麻醉药溶解度的因素。①麻醉药本身的影响。②溶剂的影响：麻醉药溶解度由小到大排列顺序是水、血液、脂肪。麻醉药在血液中溶解的越多，其分压升高就越慢，也就是说气体的溶解度越大，麻醉起效越慢。血/气分配系数也因年龄的不同而变化。③温度的影响：温度越高，溶解度越低。麻醉气体在水和油介质中的温度系数与麻醉药的溶解性有关，即麻醉药越易溶解，负性温度系数就越大。也就是说，油/气分配系数随着温度下降而增加。

吸入麻醉药的药代动力学受溶解度的影响很大。麻醉诱导与苏醒的速度多与含水组织的溶解度有关，如与血/气分配系数成正比；而油/气分配系数多与麻醉药的强度成正比。

（四）饱和蒸汽压

在一定温度下，在密闭的容器中，随着液相向气相变化，气相分子数增多，蒸气压上升，气相向液相变化，液相分子数也会上升，最后两者达到平衡形成饱和蒸汽，此时的压力就称为饱和蒸气压。当蒸气压强小于饱和压强时，为达到饱和蒸气压，液相将继续蒸发为气相。蒸汽压的高低表明了液体中的分子离开液体汽化或蒸发的能力大小，蒸汽压越高，就说明了液体越容易汽化。

（五）蒸发热

(1)蒸发热是在一个特定温度下，单位质量的某种液体变成气体时所吸收的热量。

(2)在一个较小的温度范围内（例如室温的变化），蒸发热可以看作是恒定的。

(3)温度变化大，则蒸发热的变化也相对大。蒸发热的热量与被蒸发物质的量成正比，蒸发的速度过快，所需要的热量就大于实际能供给的热量，此时温度就下降。

二、吸入麻醉药药物代谢动力学

药物药理学通常分为药物效应动力学（主要研究药物如何作用于机体）和药物代谢动力学（主要研究机体如何处置药物）。药物代谢动力学分为4个阶段：吸收、分布、代谢和排泄（消除）。

（一）吸入麻醉药的特点

(1)吸入麻醉药的特点有起效快、以气体方式存在（氧化亚氮仅为气态，其他均为挥发性液体的蒸汽）和经由肺应用等。

(2)起效快、气体状态和肺应用途径为吸入麻醉药的主要优点，保证了吸入麻醉药血浆药物浓度的减少与增加一样迅速、方便。

（二）吸入麻醉药的生理作用特征

(1)肺内吸入麻醉药达到预期浓度（分压）后，最终与脑和脊髓麻醉分压达平衡，吸入麻醉药在中枢神经系统(CNS)建立分压而发挥麻醉作用。

(2)平衡状态时,CNS 吸入麻醉药分压等于血液分压,亦等于肺泡气分压。

(三)吸入麻醉药的输送

吸入麻醉药通过多步途径从麻醉机输送至患者(表 1-1)。

表 1-1　人体组织脏器的血流量

项目	占体重(%)	占心排出量(%)	血流量[mL/(min·100g)]
血管丰富组织、器官	10	75	75
肌肉	50	19	3
脂肪组织	20	6	3

(四)摄取和分布

(1)评价吸入麻醉药的摄取通常遵循肺泡麻醉药浓度(F_A)与吸入麻醉药浓度(F_I)的比值(F_A/F_I)。

(2)增快或减慢 F_A/F_I 上升速率的因素均影响麻醉诱导的速度。增快 F_A/F_I 升速的因素有血液溶解度低,心排出量小,肺泡通气量大。减慢 F_A/F_I 升速的因素有血液溶解度高,心排出量大,肺泡通气量小。

(五)过度加压和浓度效应

(1)过度加压使患者麻醉药 F_I 高于实际预期的 F_A,犹如静脉注入一次麻醉药剂量,从而加快麻醉诱导。

(2)浓度效应系指一种吸入麻醉药的 F_I 愈高,则 F_A/F_I 的上升速率愈快,为加快麻醉诱导的一种方法。

(六)第二气体效应

第二气体效应为浓度效应的一种特例,指同时应用两种气体(氧化亚氮和一种强效吸入麻醉药)时,大量摄取氧化亚氮可增加吸入麻醉药的 F_A。

(七)通气效应

(1)麻醉诱导时,血液溶解度低的吸入麻醉药 F_A/F_I 上升速率快,因而,增加或减少通气极少改变 F_A/F_I 的上升速率。

(2)吸入麻醉药 F_I 增加,一定程度上抑制通气,肺泡通气降低,F_A/F_I 的上升速率亦减慢。该负反馈可致呼吸暂停,防止麻醉药吸入过量。

(八)灌注效应

(1)与通气一样,心输排血不明显影响溶解度低的吸入麻醉药 F_A/F_I 的上升速率。

(2)F_I 过高引起的心血管抑制减少麻醉药从肺内摄取,增加 F_A/F_I 的上升速率,该正反馈可导致严重的心血管抑制。

(九)吸入麻醉药排出与麻醉苏醒

(1)吸入麻醉药的消除可以通过呼出、生物转化以及经皮肤、内脏表面丢失。其中以原型经肺呼出是吸入麻醉药消除的主要途径。在体内,吸入麻醉药最终可有不同程度的代谢(氟烷,15%～20%;恩氟烷,2%～5%;七氟烷,3%;异氟烷,<0.2%;地氟烷,0.1%)。当达到麻

醉浓度时,因肝脏酶饱和,代谢作用对肺泡浓度影响很小。

（2）麻醉苏醒与麻醉诱导一样,主要取决于药物的溶解度（F_A降低速率的主要决定因素）、肺泡通气量和心排出量。

（3）麻醉结束时,决定体内麻醉药蓄积的因素有吸入麻醉药溶解度、浓度和应用时间（可延缓F_A的下降速率）。

（4）麻醉苏醒和诱导的药物代谢动力学差异包括苏醒期间停止过度加压（不可能低于0）和苏醒开始时组织内存在一定的药物浓度（诱导开始时组织内药物浓度为0）。

三、吸入麻醉药的药效学

（一）最低肺泡有效浓度

最低肺泡有效浓度（MAC）指在一个大气压下,使50％的人（或动物）在受到伤害性刺激时不发生体动的肺泡气中吸入麻醉药的浓度。MAC相当于药理学中反映量-效曲线的ED_{50},如果同时使用两种吸入麻醉药如七氟烷和N_2O时,还能以相加的形式来计算,如两种麻醉药的MAC均为0.5时,可以认为它们的总MAC为1.0MAC。定义中的伤害性刺激是指外科手术切皮。

（二）MAC的扩展

1MAC所达到的麻醉深度大都不能满足临床麻醉所需的深度,因此在麻醉时必须增加MAC或与其他麻醉药如阿片类药物、静脉麻醉药和肌肉松弛药联合应用。MAC提供了一种麻醉药效能的测量方法,它反映的是吸入麻醉药量-效反应曲线中的一个设定点即有效剂量的中位数,其他端点则代表了不同水平的麻醉深度,由此而衍生出一系列MAC扩展值。

1.半数苏醒肺泡气浓度（$MAC_{awake50}$）

指50％患者对简单指令能睁眼时的肺泡气吸入麻醉药浓度,可视为患者苏醒时脑内麻醉药分压,大约为1/4～1/3 MAC。

2.95％有效剂量（MAC_{95}）

指使95％人（或动物）在受到伤害性刺激不发生体动时的肺泡气吸入麻醉药的浓度,相当于1.3MAC。

3.半数气管插管肺泡气浓度（$MACEI_{50}$）

指吸入麻醉药使50％患者于喉镜暴露声门时容易显露会厌、声带松弛不动,插管时或插管后不发生肢体反应时的肺泡气吸入麻醉药浓度。$MACEI_{95}$是指95％患者达到上述气管插管标准时吸入麻醉药的肺泡气浓度。

4.MACBAR

指阻滞自主神经反应的肺泡气吸入麻醉药浓度,相当于1.7MAC。与其他吸入麻醉药不同,七氟烷的MAC_{BAR}为2.2MAC。

术中知晓是临床麻醉中较为严重的并发症,一直受到麻醉医生的关注。当吸入麻醉药达到0.6MAC以上时就具有很好的意识消失和遗忘作用,因此建议临床应用时应达到0.6MAC以上,或同时使用其他静脉麻醉药。

（三）影响吸入麻醉药 MAC 值的因素

1.降低吸入麻醉药 MAC 值的因素

（1）年龄：随着年龄的增加，中枢神经系统对吸入麻醉药的敏感性有所增加。因此，MAC 随年龄的增长有所减小。6～12 个月婴儿的 MAC 最大，80 岁时大约是婴儿的一半。

（2）低体温：随着体温的降低，吸入麻醉药 MAC 亦有所下降。体温每降低 1℃，MAC 值降低 2%～5%。

（3）合并用药：多种药物可使吸入麻醉药的 MAC 值降低，包括阿片类药物、静脉麻醉药、α_2 受体激动剂、局麻药及使中枢神经儿茶酚胺减少的药物如利血平等。

（4）妊娠：妊娠期妇女对麻醉药的敏感性增加，吸入麻醉药的 MAC 值也随之降低。妊娠 8 周时 MAC 降低 1/3，而产后 72 小时 MAC 恢复至正常水平。

（5）中枢神经系统低渗，如脑内钠离子浓度降低。

（6）急性大量饮酒。

2.增加吸入麻醉药 MAC 值的因素

（1）随着年龄的降低，MAC 值有所增加。

（2）体温升高时吸入麻醉药的 MAC 值增加，但超过 42℃ 后反而降低。

（3）兴奋中枢神经系统的药物如右旋苯丙胺、可卡因等。

（4）慢性嗜酒。

（5）中枢神经系统高渗，如脑内钠离子浓度增加。

3.不影响吸入麻醉药 MAC 值的因素

（1）性别。

（2）麻醉和手术时间的长短。

（3）在一定范围内的呼吸或代谢性酸、碱改变。

（4）等容性贫血。

（5）高血压。

（6）甲状腺功能亢进。

（7）昼夜变化。

（8）刺激强度。

（四）MAC 的临床意义

1.反映吸入麻醉药的效能

MAC 可作为所有吸入麻醉药效能的统一评价标准，MAC 值越大该吸入麻醉药的效能越弱，如地氟烷 MAC 为 6，是挥发性吸入麻醉药中效能最低的。

2.判断吸入麻醉深度

MAC 是判断吸入麻醉深度的一个重要指标，当达到平衡时，肺泡气内吸入麻醉药的浓度与动脉血及效应部位的浓度平行，因此可通过监测 MAC 来了解效应部位吸入麻醉药的浓度，更加方便直观地对麻醉深度进行判断。

（五）吸入麻醉药对各器官系统的影响

不同吸入麻醉药在相同的 MAC 下对中枢神经系统可产生类似的麻醉效应，但对呼吸、循环等系统的效应却不相同,且与剂量存在一定相关性。因此,了解吸入麻醉药对各器官系统的影响,便于在临床实践中选用合适的药物。

1.吸入麻醉药对呼吸系统的影响

(1)呼吸抑制作用:吸入麻醉药呈剂量依赖性地直接抑制延髓呼吸中枢和肋间肌功能,导致潮气量降低、呼吸频率增加,结果分钟通气量的降低和动脉血中的二氧化碳分压升高。同时,也剂量依赖性地降低了中枢系统对低氧和高碳酸血症所产生的通气反应。

(2)对支气管平滑肌的作用:随着用量的增加,氟烷、恩氟烷和七氟烷可抑制乙酰胆碱、组胺引起的支气管收缩,对哮喘患者有效。

(3)气道刺激性:吸入麻醉药的气道刺激性也与吸入浓度呈正相关。超过 1MAC 时可发生气道刺激。地氟烷的作用最明显,异氟烷其次,而氟烷、N_2O 或七氟烷较小或没有作用,因此七氟烷是吸入麻醉诱导的首选药物。

(4)对缺氧性肺血管收缩(HPV)的影响:体外研究和动物实验表明,吸入麻醉药呈剂量依赖性抑制缺氧性肺血管收缩。但近期研究显示,临床使用的吸入麻醉药浓度并没有对 HPV 产生抑制作用。因此,对于吸入麻醉药是否具有抑制 HPV 的作用还有待进行更多的研究证实。

2.吸入麻醉药对循环系统的影响

(1)对血压、心率及外周血管阻力的影响:所有的卤族类吸入麻醉药都不同程度地抑制心肌收缩力,且呈剂量相关性。在 1MAC 时,心肌收缩力抑制的程度依次为:氟烷=安氟烷>地氟烷=异氟烷=七氟烷。除 N_2O 外,其他吸入麻醉药均不同程度引起血压降低。氟烷主要通过直接抑制心肌收缩力,而异氟烷、地氟烷和七氟烷则通过松弛血管平滑肌,引起血管扩张而降低外周血管阻力。氟烷可减慢窦房结的传导,引起心率减慢。吸入异氟烷和地氟烷的早期,特别是快速增加药物的 MAC 时,由于兴奋了交感神经系统,可引起暂时性的心率、血压和血浆中去甲肾上腺素浓度的增加。七氟烷对心率的影响较小。

(2)致心律失常作用:氟烷还可增加肾上腺素引起的心律失常的发生,可能的机制包括心肌对肾上腺素的敏感性增加、希氏-普肯耶纤维的传导延长和刺激心脏的 β 受体等。除氟烷外,其他吸入麻醉药都不是造成肾上腺素诱发心律失常的因素。地氟烷、异氟烷或七氟烷可用于嗜铬细胞瘤切除术的患者。值得注意的是七氟烷可延长 QT 间期,因此先天或继发性 QT 延长的患者应慎用七氟烷。

(3)对冠状动脉的影响:异氟烷有较强的冠状动脉扩张作用,但对冠状动脉血流无明显影响。七氟烷和地氟烷扩张冠状动脉的作用较弱,临床上 1.5MAC 的异氟烷、七氟烷和地氟烷均未发现冠脉窃血现象。

3.吸入麻醉药对中枢神经系统的影响

吸入麻醉药患者的脑血流(CBF)、脑代谢率(CMR)、颅内压(ICP)和脑电活动的影响。

(1)对脑代谢和脑血流的影响:当麻醉药吸入浓度超过 1.0MAC 或借助药物和其他措施使血压控制在麻醉前水平时,此作用更为明显。脑血管自动调节功能在一定的血压范围内才能发挥:吸入麻醉药对低碳酸血症性脑血管收缩无预防作用。

不同的吸入麻醉药对 CBF 影响程度有所差别,临床常用的吸入麻醉药脑血管扩张作用强度有所差异,由强到弱依次为:氟烷>恩氟烷>异氟烷=七氟烷=地氟烷。

(2)对颅内压的影响:常用吸入麻醉药促使脑血管扩张、CBF 增加,从而继发 ICP 升高,其升高的程度为:氟烷>恩氟烷>氧化亚氮>地氟烷>异氟烷。

(3)对脑电图(EEG)的影响:吸入麻醉药的诱导增加 EEG 频率的同步化并增高波幅,1MAC 时 EEG 进行性慢波化,随着麻醉药浓度的增加,爆发抑制、等电位或癫痫样放电逐渐加剧。但不同的吸入麻醉药对 EEG 影响特征也各不相同。

对正常人而言,地氟烷、异氟烷和七氟烷都能抑制药物性 EEG 惊厥活动。但对于较深麻醉状态或麻醉前有脑惊厥性电活动病史者,恩氟烷和七氟烷易诱发大脑产生惊厥性电活动,如顽固性癫痫患者吸入1.5MAC七氟烷比吸入 1.5MAC 异氟烷期间棘波发生率高。七氟烷麻醉期间和麻醉后患者手腕痉挛与七氟烷所诱发的惊厥无关。目前人们还不清楚促使这种惊厥发生是否还有其他未明原因。对顽固性颞叶癫痫患者七氟烷吸入麻醉期间往往表现为棘波抑制。正因为恩氟烷、七氟烷能够影响脑惊厥活动,而地氟烷或异氟烷则无此影响,所以后二者就很适用于神经外科手术麻醉。

4.吸入麻醉药对肝脏的影响

(1)对肝血流的影响:由于吸入麻醉药对心血管系统存在剂量相关性的抑制作用,因此各器官的血流均可能受到不同程度影响。

(2)对肝功能的影响:卤族类吸入麻醉药在肝脏中的生物转化主要依赖细胞色素 P_{450} 氧化酶系统。不同吸入麻醉药在肝脏内代谢率不同,恩氟烷与异氟烷的代谢率远低于氟烷,故肝毒性明显低于氟烷,多项临床研究亦证明异氟烷对肝无损害。在对肝脏的作用上,地氟烷和七氟烷的安全性优于氟烷,接近甚至超过异氟烷。

5.吸入麻醉药对肾脏的影响

(1)对肾血流量、肾小球滤过率和尿量的影响:吸入麻醉药在某种程度上均可使肾血流减少、肾小球滤过率和尿量。肾血流量降低是导致肾小球滤过率和尿量减少的重要原因。N_2O 主要是通过增加肾血管阻力来减少肾血流量。而卤族类吸入麻醉药则是通过对循环抑制,降低血压和CO,进一步导致肾血流量的降低。

吸入麻醉药与肾血流量、肾小球滤过率及尿量的影响与剂量有关,而且具有一过性和可逆性,术前适当扩容能减弱或消除此种影响。

(2)吸入麻醉药的肾毒性:吸入麻醉药代谢所产生的氟化物和复合物 A 对肾脏有一定的毒性作用,可能对患者的肾功能产生一定程度影响。

(六)吸入麻醉药对脏器的保护作用

1.吸入麻醉药对心脏的保护作用

通过离体和整体动物实验发现并证实所有卤族类吸入麻醉药均具有心肌保护作用,主要表现为缩小心肌梗死的面积,改善心肌功能、心肌顿抑的恢复过程,抑制冠状动脉血管收缩,减轻再灌注心律失常和心肌细胞损伤、降低心排血量综合征及室颤发生率等。吸入麻醉药的心肌保护作用主要通过预处理和(或)后处理方式来实现,但具体分子机制则由不同信号通道参与。

吸入麻醉药的心脏保护作用与以下因素有关:①吸入麻醉药浓度大于1MAC,可产生显著的心脏保护效应,0.5～0.6MAC虽有心脏保护作用,但保护效能已显著下降。吸入麻醉药在一定浓度范围,是否与其心脏保护效能呈正相关尚需进一步研究。②用药时机:心脏缺血前或缺血/再灌注期间用药,均可产生显著的心脏保护效应;也有缺血后预处理的报道。③用药时间:吸入麻醉药用药5分钟,即可产生显著的心脏保护效应,延长用药时间15～20分钟,甚至更长时间,心脏保护效应并无进一步增强。

2.吸入麻醉对脑的保护作用

结果显示七氟烷、氟烷和异氟烷等卤族类吸入麻醉药对局灶性、半球和全脑严重缺血均具有显著的保护作用,恩氟烷、异氟烷、七氟烷和氟烷,均可通过电压门控的 Ca^{2+} 通道抑制 Ca^{2+} 内流,突触 Ca^{2+} 内流的抑制,又可减少 Ca^{2+} 内流诱发的谷氨酸的释放。除此之外,吸入麻醉药还可通过改善残余脑组织血流的分布,改变缺血期间脑组织对儿茶酚胺反应性等机制参与脑保护。

3.吸入麻醉药的肺保护作用

肺缺血再灌注损伤主要是肺血管内皮功能失调,表现为肺动脉高压和血管通透性增加。文献报道缺血前吸入1MAC异氟烷和七氟烷,明显减轻大鼠缺血再灌注引起的肺滤过分数和湿/干比的增加,同时明显抑制灌注液中乳酸脱氢酶(LDH)和肿瘤坏死因子(TNF-α)的活性增高。近来研究表明 TNF-α 是导致肺缺血再灌注损伤级联反应中的一个关键因素,而七氟烷是最有效的细胞因子抑制剂。吸入麻醉药能明显抑制人体外周血中 TNF-α 的释放,减轻肺炎性反应,进而降低肺泡毛细血管通透性。另外,有关研究表明七氟烷抑制胆碱能与非肾上腺非胆碱能神经兴奋引起的支气管平滑肌收缩,还可以减少白三烯 C_4 引起的支气管痉挛,有松弛支气管平滑肌作用,适用于哮喘患者。

4.吸入麻醉药对肝脏的保护作用

(1)吸入麻醉药的抗炎作用:炎症反应的过激被认为是造成脏器损伤的重要机制,炎症转录因子 NF-κB 的激活及炎症因子 TNF-α、IL-1β 的释放被认为是炎症级联反应的早期始动环节。预防和调节过激的炎症反应,可保护脏器功能、改善预后。文献报道大鼠吸入异氟烷短时间后,可明显抑制内毒素导致的血浆细胞因子的升高,有学者发现吸入地氟烷同样可抑制内毒素导致的细胞因子反应,同未吸入地氟烷的对照组相比,吸入地氟烷的内毒素血症大鼠血浆 TNF-α 和 IL-1β 水平降低。

(2)减少细胞外氧应激产生氧自由基肝脏缺血再灌注损伤的过程中氧自由基(O_2-等)的产生是介导肝细胞损伤的主要因素之一。异氟烷可抑制肝脏复氧后 O_2-产生,通过减少细胞外氧应激保护肝细胞活性。

(3)对肝细胞的能量保护作用:肝细胞缺氧90分钟则造成不可逆的能量失衡,而异氟烷可提高缺氧90分钟及复氧肝细胞的总腺苷酸和能荷,说明异氟烷对不可逆缺氧和复氧的能量失衡仍有重要的保护作用。研究发现异氟烷可减少肝细胞的缺氧、复氧损伤,保护肝细胞的能量平衡。

(4)减轻细胞内 Ca^{2+} 超载:异氟烷通过直接抑制电压门控通道的 Ca^{2+} 内流,抑制肌浆网的 Ca^{2+} 释放并增加对其的摄取,减轻肝细胞的 Ca^{2+} 超载。

吸入麻醉药的器官保护作用在临床实践中的真正作用和重要价值还有待进一步深入研究

和探讨。

四、常用吸入麻醉药

(一)氧化亚氮

氧化亚氮(N_2O)是气体麻醉药,俗称氧化亚氮。1972 年由 Priestley 制成。分子式:N_2O;分子量:44;沸点:-89℃。为无色、带有甜味、无刺激性的气体,在常温压下为气态,无燃烧性。但与可燃性麻醉药混合有助燃性,化学性质稳定。通常在高压下使 N_2O 变为液态贮于钢筒中以便运输,应用时经减压后在室温下再变为气态以供吸入。N_2O 的化学性质稳定,与碱石灰、金属、橡胶等均不起反应。N_2O 在血液中不与血红蛋白结合,仅以物理溶解状态存在于血液中。N_2O 的血/气分配系数仅为 0.47,在常用吸入全麻药中最小。对 N_2O 的临床评价如下。

1.麻醉可控性

血/气分配系数 0.47,在常用的吸入麻醉药中仅大于地氟烷。麻醉诱导迅速、苏醒快,即使长时间吸入,停药后也可以在 1~4 分钟内完全清醒。由于吸入浓度高,极容易被摄取入血,临床可见第二气体效应和浓度效应。

2.麻醉强度

油/气分配系数 1.4,MAC 为 105%,麻醉效能低,但 N_2O 有强大的镇痛作用,并且随浓度的增加而增加。20% N_2O 产生的镇痛作用与 15mg 吗啡相当,但可以被纳洛酮部分对抗;动物长期接触 N_2O 可以产生耐受性,一旦停药,其表现类似于戒断症状;N_2O 可以使动物脑脊液中内源性阿片肽的浓度增高,说明其镇痛作用与内源性阿片样肽-阿片受体系统相关。临床上常将 N_2O 与其他麻醉药合用,以加速诱导,降低合用麻醉药的 MAC,减少药物的用量,并可用于复合麻醉、神经安定麻醉。

3.心血管的抑制作用

对血流动力学的影响:N_2O 通过抑制细胞外钙离子内流,对心肌收缩力有轻度的直接抑制作用,可增强交感神经系统的活动,收缩皮肤和肺血管,掩盖心肌负性肌力作用,因此,对血流动力学的影响不明显,可用于休克和危重患者的麻醉。N_2O 可以改变其他麻醉用药的心血管作用:减轻含氟麻醉药的心血管抑制作用;增加吗啡类药物的心血管抑制作用。心律失常:N_2O 很少引起心律失常,继发于交感兴奋的心动过速可增加心肌耗氧。临床有报道吸入 60% 的浓度时,5/9 的患者发生房室交界性心律,认为与交感兴奋有关。N_2O 麻醉患者血和尿中的去甲肾上腺素浓度有增高趋势,但在临床麻醉时表现为心率较少增加。与氟烷合用时,由于 N_2O 增加儿茶酚胺的释放,氟烷增加心肌对儿茶酚胺的敏感性,易引起心律失常。

4.对呼吸的影响

N_2O 对呼吸道无刺激,不增加分泌物,对呼吸抑制轻,通气量无明显变化。N_2O 与其他麻醉药或麻醉性镇痛药合用时,呼吸抑制可以增强。吸入 50% 的 N_2O 时,机体对缺氧的反应性减弱,N_2O 还可增加肺泡氧分压和动脉血氧分压差。

5.对运动终板的影响

N_2O 的肌松作用差,即使吸入 80% 时骨骼肌仍不松弛。

6.颅内压和脑电图的改变

N_2O 可使脑血管扩张,脑血流增加,颅内压升高,但脑血流量对二氧化碳仍有反应。与其他氟化麻醉药不同,N_2O 可增加脑代谢,这些作用可能与交感神经兴奋以及对脑血管的直接作用有关。最新的研究显示:氧化亚氮虽是吸入麻醉药,但它对 GABAA 受体的作用未得到证实。Jetovic-Todorovic 等通过电生理技术对海马神经元的研究证实,氧化亚氮与氯胺酮相似,是一个特异的 NMDA 拮抗剂,而对 GABAA 受体没有作用。与其他 NMDA 拮抗剂相似,它可破坏特殊的锥体细胞,而 GABA 能(如异丙酚、巴比妥类)、抗毒蕈碱能(东莨菪碱)可完全阻断这种神经损伤。因此,临床上有必要对老年患者手术中氧化亚氮的应用重新评价,并适当地辅用其他药物保护神经系统。

7.体内代谢

N_2O 性质很稳定,在体内几乎不分解,机体内的代谢率极低(0.004%),绝大部分以原形从肺脏排出,摄取快,排泄快,少量从皮肤排出,微量自尿和肠道气体排出。N_2O 对肝、肾无明显作用,也没有毒性。

8.不良反应

N_2O 是已知的毒性最小的吸入麻醉药,主要不良反应有:①缺氧:吸入浓度过高时,会发生缺氧,临床使用应低于 70%。停止吸入 N_2O 后的最初几分钟,为了防止体内储存的大量的 N_2O 稀释肺泡气中的氧气,应继续吸入纯氧 5~10 分钟,防止发生"弥散性缺氧"。②闭合空腔增大:N_2O 在体内的弥散速度大于氮气,容易进入体内密闭性空腔,增大其容积,故不适宜肠梗阻、气胸、肺大疱、气腹及气脑造影等患者。给予 50% 的氧化亚氮,最终肠腔内也可达到 50% 浓度。若体腔壁可弹性扩张,则体腔可扩张一倍(假设没有气体丢失)。若体腔壁是不可扩张的,则在此情况下可使体腔压力增加到 380mmHg。此外,氧化亚氮还可增加气管导管气囊、喉罩气囊及 Swan-Ganz 导管气囊内的容积和压力。氧化亚氮可增加气栓的容量从而产生致命的后果。但在坐位颅脑外科手术时,氧化亚氮似乎并不增加气栓的发生率。①骨髓抑制:长时间应用(50%,3~4 天)可干扰一些依赖维生素 B_{12} 的酶的活性,抑制 DNA 合成和血细胞的发育,引起贫血、白细胞和血小板减少。一般手术的短时应用并无明显影响,骨髓功能在停药后 12 小时内迅速恢复。当吸入时间大于 6 小时,浓度大于 50% 时,需在术中补充维生素 B_{12}。②温室效应:所有吸入麻醉药的温室效应估计很小,在 0.03% 浓度下与其他气体相当。吸入麻醉药中对温室效应作用最大的可能是氧化亚氮,但是从吸入麻醉中散发出的废气,相比来自人类活动和自然来源并不是重要部分。

9.N_2O 的禁忌证

包括:①气胸、空气栓塞,肠梗阻、颅腔积气患者,以及中耳、玻璃体或眼科手术。②维生素 B_{12} 缺陷患儿和胎儿等。

(二)异氟烷

异氟烷 1965 年由 Terrell 合成成功,是安氟烷的同分异构体。最初推广应用时,由于怀疑其有致癌作用而受阻,后经证实否定了上述结论,因此,直至 20 世纪 70 年代末异氟烷方在临床上正式应用。目前,异氟烷是临床上最常用的吸入麻醉药之一。

异氟烷是一种接近理想状态的吸入麻醉药。结构式:$HCF_2—O—CHCl—CF_3$;分子量:

184.5;沸点:48.5℃。异氟烷是一种无色透明的液体,理化性质与安氟烷相近,但在任何温度下蒸气压均大于安氟烷。异氟烷微有刺激性气味,化学性质非常稳定,临床浓度不燃烧、不爆炸,暴露于日光或与碱石灰接触也不分解,不腐蚀金属,贮存5年未见分解产物,不需要添加稳定剂。麻醉浓度易于调节,除微有刺激味外,理化性质接近理想。血/气分配系数为1.4(37℃)。

异氟烷的优点可归纳为:理化和生物性质稳定;对心血管安全范围大;不影响心律的趋势;具有良好的肌松作用;对脏器无毒性,或影响很小;不干扰免疫防御功能,或影响很小;麻醉苏醒快而舒适。缺点归纳为:对呼吸道有刺激性,抑制呼吸,麻醉诱导期延长;部分患者可以出现心率增快,与其他吸入麻醉药相似,可引起低血压,可诱发恶性高热。对异氟烷的具体临床评价如下:

1.麻醉可控性

血/气分配系数1.4,是卤族类吸入麻醉药中最小的,但因为有难闻的气味,限制其吸入,故诱导并不比氟烷、安氟烷快。麻醉诱导时,常与静脉麻醉药合用。诱导期的并发症有:低血压(1.2%),高血压(0.6%),喉痉挛(1.1%),支气管痉挛(0.4%),心律失常(1.7%),心肌缺血(0.06%),及其他(0.16%)。异氟烷麻醉深度易调节,麻醉后苏醒快。Buffington分析6800例资料结果后观察到异氟烷麻醉于术毕可以发生躁动(3.3%)、呕吐(4.1%)、恶心(5.7%)、分泌物增加(4.2%)、呛咳(6.4%)和寒战(10.3%)等。麻醉苏醒过程有3.2%出现谵妄,并有随年龄减小,发生率增加的趋势。

2.麻醉强度

油/气分配系数94.0,MAC为1.15%,与70%的N_2O合用时为0.5%,介于氟烷、安氟烷之间,麻醉效能高,有中等的镇痛作用。临床常用浓度范围是0.5%~1.5%,麻醉诱导时可高达3%,维持浓度为1.2%±0.6%。影响维持浓度的因素除了与诱导有关的因素外,麻醉时间长短,术中体温、血压、辅助用药等因素对其也有影响,应综合考虑。

3.心血管抑制作用

(1)对血流动力学的影响:麻醉不深时,血压常常较稳定。与恩氟烷相似,异氟烷浓度增加时,也可扩张血管,降低周围血管阻力,使血压下降,可用于控制性降压。血压下降是麻醉深度的主要依据。对心肌收缩力的抑制较其他卤族类吸入麻醉药小,具有很大的心血管安全性,心脏麻醉指数(心衰时麻醉药的浓度/麻醉所需浓度)为5.7,大于甲氧氟烷(3.7)、恩氟烷(3.3)和氟烷(3.0),由于异氟烷对迷走神经的抑制大于对交感神经的抑制,当每搏量减少时,心率增加,β_1受体阻滞剂可以减弱其心率加快作用,因此在1~2MAC内心排血量无明显减少,可以保证重要脏器的灌注。异氟烷可以降低冠脉阻力,保持或增加冠脉血流量,降低心肌耗氧量。有报道指出,异氟烷可使冠心病患者正常冠脉供血增加,而狭窄冠脉供血减少,是否可能引起"冠脉窃血",至今尚未证实。

(2)心律失常:异氟烷不减慢希一浦氏纤维的传导,不增加心肌对儿茶酚胺的敏感性,很少引起心律失常,麻醉后,房性、结性或室性心律失常发生率与术前相比无差异。肾上腺素诱发心律失常的剂量异氟烷>安氟烷>氟烷,异氟烷可以合用肾上腺素,适用于嗜铬细胞瘤患者。

4.对呼吸的影响

异氟烷对呼吸道有一定的刺激性,诱导时可出现咳嗽、屏气,但不至于造成诱导困难。

(1)呼吸抑制:对呼吸的抑制较恩氟烷轻,较氟烷、N_2O 重。在 1MAC 时,可使呼吸中枢对二氧化碳的通气反应减弱 50%~70%;在 2MAC 时,反应消失,呼吸停止。对缺氧反应的抑制更甚,0.1MAC 即可抑制 50%~70%;1MAC 时反应消失。

(2)气管扩张作用:异氟烷降低正常人的功能余气量和肺的顺应性,增加气道阻力,但无临床意义。可以使收缩的支气管扩张,有利于慢性阻塞性肺疾患和支气管哮喘的患者。

5.对运动终板的影响

与安氟烷类似,异氟烷可影响中枢神经系统和神经肌接头,有明显的肌松作用,并且停药后肌松作用迅速消失,适用于重症肌无力的患者。异氟烷也可以明显增强非去极化肌松药的作用,大大减少肌松药的用量,甚至不用肌松药就可以达到满意的气管插管和手术的肌松效果,新斯的明不能完全对抗。用异氟烷麻醉诱导时,咽喉反射易消失,有利于气管插管。

6.颅内压和脑电图的改变

异氟烷对中枢神经系统的抑制与吸入浓度相关。深麻醉时不出现类似安氟烷的惊厥性棘波和肢体抽搐,即使二氧化碳分压低于正常值时也不会发生,可用于癫痫患者。异氟烷可以因为抑制呼吸而使二氧化碳分压增高,引起脑血管扩张,脑血流量增加,颅内压增加,但程度比安氟烷、氟烷轻,并且低于 1.1MAC 时并不出现。异氟烷虽然不能减少脑脊液的生成,但可以减少重吸收阻力。因此,异氟烷增高颅内压短暂而轻微,并可采用过度通气控制颅内压,而不会引发抽搐。因此,对颅内压升高的患者可谨慎使用。异氟烷麻醉时,由于手术所需的麻醉深度不影响循环功能,也不使颅内压增高;可以降低脑代谢率,保护脑组织;停止吸入异氟烷后10~18 分钟,患者即可苏醒;1.5MAC 时,机体仍可保持颅内压的自动调节,因此,异氟烷是颅脑手术较好的麻醉药物之一。应用异氟烷行颅脑手术的特点:手术过程不需要深麻醉,麻醉开始时吸入浓度很少超过 1.5%(与 O_2-N_2O 合用),维持浓度为 0.7%~0.5%,钻颅骨时不需要加深麻醉,牵引硬脑膜时需加深麻醉,分离脑组织是无痛的;头皮各层可用稀释的肾上腺素浸润以减少出血,而不会增加心律失常的发生率;坐位施行颅后窝和颈部手术时,为预防脑气栓和气脑,不宜与 O_2-N_2O 合用;可辅助用于控制性降压;麻醉恢复快,能立即进行神经功能检查(中断吸入 9.6 分钟睁眼,12.8 分钟回答问话);小儿颅脑血肿常伴脑血流增加,可引起延迟性颅内压升高,不宜使用,成人颅脑血肿不伴脑血流增加,应用异氟烷效果良好;适用于老年、重症或有其他并发症的患者;术中过度通气有利于降低颅压。

7.体内代谢

异氟烷化学性质稳定,抗生物降解能力强,体内代谢率极低,仅为安氟烷的 1/10,几乎全部以原形自肺排出。主要经肝微粒体酶催化为氟化物,经尿排出。肝药酶诱导剂在机体内不增加异氟烷的代谢。因此,异氟烷对肝、肾等实质脏器功能影响极小,毒性低于其他氟化麻醉药。

8.其他

异氟烷的适应证很广,可以降低或保持儿童的眼压,降低成人的眼压,程度稍弱于安氟烷,适用于眼科手术;不升高血糖,可用于糖尿病患者。

（三）七氟烷

七氟烷是 1968 年由美国 Baxter Laboratories 的 BMRegan 合成的一系列氟化异丙基甲醚化合物之一。1971 年 Wallin 等人最先报道并于 1975 年发表了有关七氟烷理化、药理学和毒理学的文章。1984 年由池田和之等人进行 Ⅰ 期临床试验，1986 年完成 Ⅲ 期临床试验，1990 年在日本正式批准为临床使用。

七氟烷，化学名称为氟甲基-六氟异丙基醚，结构式：$CH_2F—O—CH(CF_3)$；分子量：200.06；沸点：58.6℃。20℃时蒸汽压为 156.9mmHg，25℃时为 197.0mmHg。此药无色透明，具有特殊的芳香气味，无刺激性，可溶于乙醇、乙醚、氯仿石油联苯胺及汽油，难溶于水。在空气中无可燃性，在氧和 N_2O 混合气体中燃烧性小，临床使用安全。在光、热（50℃）、强酸下稳定，不需添加稳定剂。为安全起见，仍宜避光、密封保存。与 N_2O 合用可以增强镇痛效果，与静脉麻醉药复合可使麻醉更趋于平稳。

Hanaki 等在 120℃高温下，使钠石灰与七氟烷反应 3 小时，钠石灰中的碱基可使七氟烷降解，最多分解出 5 种产物，按气相色谱中峰值出现的先后顺序，依次命名为 P1～P5：

P1：氟甲基二氟（三氟甲基）乙烯醚，为七氟烷的脱羟基氟化产物；

P2：氟甲基甲氧二氟（二氟甲烯）乙醚；

P3：氟甲基甲氧二氟（三氟甲基）乙醚；

P4 与 P5：氟甲基甲氧二氟（三氟甲基）乙烯醚，有相同的质谱峰，可能为同一结构的顺式和反式。

钠石灰分解七氟烷的过程推测如下：七氟烷水解时，碱（钠石灰）使七氟烷的醚键裂开，产生羧酸和乙醛。两个乙醛分子反应生成甲醇，甲醇在碱的作用下，与 P1 反应生成 P3（甲基化产物），P3 进一步水解氟化为 P2，P4 和 P5。

使用紧闭和半紧闭装置进行的研究表明，在紧闭条件下，随着麻醉时间的延长，室温在 40℃时产生 P1，浓度将逐渐升高，达到坪值后不再增加并略有下降；而 45℃以上产生 P3，则呈线性升高。加入二氧化碳到装置中，可使产物浓度增加 2～3 倍。如果用半紧闭装置，则只有 P1 可被质谱仪测到。P1 的结构式为：$CF_2＝C(CF_3)OCH_2F$，与七氟烷中的杂质成分相同，具有刺激性气味，有一定的毒性。临床七氟烷麻醉中的降解产物浓度尚未引起肝肾功能损害，可用于紧闭式麻醉。但使用时应注意：避免钠石灰温度过高；每次麻醉前应更换新的钠石灰，以免干燥的钠石灰使降解产物增加；吸入七氟烷的浓度不宜过高；慎用于肝肾功能不全的患者。

七氟烷的优点归纳为：血/气分配系数低，无刺激性，不燃不爆，麻醉诱导平稳迅速，维持平稳，苏醒快，麻醉深度易调控，合用肾上腺素不诱发心律失常，在小儿、齿科、门诊手术麻醉领域有独特价值。七氟烷的缺点主要有：对患有肝、肾功能不全、冠心病、先天性肌病、高热、颅内高压患者，恶性高热易感患者和肥胖患者应慎用七氟烷。对七氟烷的具体临床评价如下。

1.麻醉可控性

血/气分配系数 0.63，接近 N_2O 的 0.47，麻醉诱导、苏醒迅速平稳，很少有兴奋现象，恶心、呕吐不常见，偶见一过性躁动。七氟烷的麻醉深度易调节。麻醉后清醒时间成人平均为 10 分钟，小儿8.6分钟。对小儿麻醉、门诊手术麻醉、齿科手术麻醉以及做一些特殊检查时的患者更具有优越性。

2.麻醉强度

油/气分配系数 53.9，MAC 为 1.71%～2.6%，与其他强效吸入麻醉药相比，麻醉效能稍弱。合用 N_2O 可使七氟烷的 MAC 显著降低。根据 Katoh 的结果，吸入 63.5% 的 N_2O，七氟烷的 MAC 从 1.71% 下降至 0.66%。

3.心血管抑制作用

（1）对血流动力学的影响：降压作用较异氟烷弱，心率亦较异氟烷慢。七氟烷呈剂量依赖性抑制心肌收缩力，降低动脉压，扩张外周血管，由于此时压力感受器反射功能不像吸入氟烷时那样受抑制，所以对心率影响小，仅使每搏量和心排血量轻度减少。当交感兴奋使动脉压升高，心率加快时，七氟烷可抑制血管运动中枢。临床上在紧张、疼痛等应激状态及心力衰竭等交感神经兴奋的患者，应用七氟烷可以出现血压下降和心率减慢。另外，七氟烷与异氟烷具有几乎相同的冠状血管扩张作用，可使冠状血管的自我调节能力减弱。但当吸入 5% 七氟烷时又可以增加冠脉血流量与心排血量的比值，尽管冠脉灌注压降低，可以出现"过度灌注"的状态。

（2）心律失常：吸入七氟烷时，对房室传导以及普肯耶纤维传导的抑制作用与吸入异氟烷一样，因此，肾上腺素诱发性心律失常发生率较低。难以发生因折返心率产生的快速心律失常，以及因肾上腺素明显增加后负荷而产生的自主神经中枢功能亢进和心肌 α_1 受体及 β_1 受体的激活，可以用于嗜铬细胞瘤手术。七氟烷引起心律失常的阈值在氟烷和异氟烷之间，和硫喷妥钠合用时可降低阈值。

（3）与尼卡地平的相互作用：二氢吡啶类钙离子拮抗剂尼卡地平有很强的末梢血管扩张作用及冠状动脉扩张作用，心肌收缩力减弱和收缩减慢作用较弱，与七氟烷合用时安全性高于其他同类药物。七氟烷可以抑制尼卡地平引起的血压下降及伴随的压力容量反射介导的收缩加速和收缩力增强作用，且尼卡地平能显著增加七氟烷原有的心肌收缩力减弱和收缩减慢作用。但同时尼卡地平强力的末梢血管扩张作用导致后负荷降低，在七氟烷醚负性收缩力作用下，心排血量反而增加。因此，在合适的麻醉深度下，七氟烷合用 $10～15\mu g/kg$ 尼卡地平不会抑制心脏功能，并有减少心肌耗氧，解除冠脉血管痉挛的作用。

（4）左室功能对前、后负荷改变时的反应：心脏在高浓度七氟烷麻醉时对前负荷的增大可以很好地调节，但在后负荷急剧增大时则出现明显的泵功能降低。从七氟烷对循环抑制的程度及其恢复速度来看，它是一种对循环系统调节性佳的麻醉药。

4.对呼吸的影响

七氟烷对呼吸道刺激较小，与氟烷一样可以平稳地进行面罩麻醉诱导。

（1）呼吸抑制：与氟烷不同的是：随着麻醉的加深，七氟烷可以使潮气量减少却不发生代偿性的呼吸次数增加，使得分钟通气量减少；另一方面，停止吸入七氟烷后，由于血/气分配系数低，呼吸抑制会很快恢复，这一特点有利于防止麻醉并发症。

（2）低氧性肺血管收缩：动物实验证明，七氟烷对麻醉时低氧血症相关的低氧性肺血管收缩无抑制作用。

（3）气管扩张作用：与氟烷、安氟烷一样，随着用量的增加，七氟烷可以抑制乙酰胆碱、组胺引起的支气管收缩，对哮喘患者有效。

5.对运动终板的影响

七氟烷有一定的肌松作用,可以增加并延长非去极化肌松药的作用,大大减少肌松药的用量,并且这种作用在停止吸入七氟烷后会很快恢复原来的阻滞时间。这一特点有利于在手术结束时,只要暂时增加七氟烷的吸入浓度而不用追加肌松药,即可获得较好的肌松效果,并可以减少术后呼吸抑制的发生。

6.颅内压和脑电图的改变

由于七氟烷在麻醉诱导中血中浓度增加迅速,此时可出现正常状态下看不到的明显的慢波,应注意不要认为这是异常的脑电波。即使动脉血中麻醉药浓度相同,也可因麻醉诱导速度不同而出现不同的脑电波形,尤其是在动脉血药浓度上升最快的1～3分钟时出现的节律性慢波。七氟烷是一种痉挛性麻醉药,但其痉挛诱发性极弱,相当于安氟烷和异氟烷之间,略接近于安氟烷。此外,七氟烷增加颅内压及降低脑灌注压的作用弱于氟烷。应用七氟烷时,脑血流量不增加,甚至减少,脑耗氧量下降,颅内压不增加,可用于神经外科手术。

7.体内代谢

七氟烷比其他挥发性麻醉药在血液和脂肪中的溶解度低,进入机体的麻醉药量小,虽然分解代谢率较高,代谢产物的绝对量与其他麻醉药相差不多。七氟烷经尿排出的代谢产物有葡萄糖醛酸六氟异丙醇(几乎无毒性)和无机氟,尿无机氟排泄量是甲氧氟烷的1/4～1/3。七氟烷对肝血流减少的倾向小,对肝组织细胞能量状态的影响也很小。与氟烷、安氟烷等挥发性麻醉药相比,它对肝、肾的影响小,术后极少数病例发生肝功能损害、少尿,尿素氮、肌酐升高和肌红蛋白尿等,与七氟烷的关系尚有待于进一步调查。但对妊娠数周的患者;一个月以内接受过全身麻醉,且有肝损害者;对卤素麻醉药过敏,有恶性高热倾向者应慎用。

(四)地氟烷

地氟烷1959年至1966年Terrell等人共合成了700多种化合物,其中第635个即为地氟烷。由于合成时用氟元素有爆炸危险,并且地氟烷的蒸气压接近1个大气压,不能使用标准的蒸气罐,因此在当时并未能被推广使用。因为门诊以及一些特殊类型的手术要求术后快速苏醒,而地氟烷的血/气分配系数为0.42,在现有吸入麻醉药中最小,所以近年来又对地氟烷进行了一系列的研究。1988年9月在加州大学首次通过鉴定,1990年初Jones首先在临床试用。

地氟烷结构式为:CHF_2—O—CHF—CF_3;与异氟烷CHF_2—O—$CHCl$—CF_3相似,都是甲基乙醚的卤素化合物,只是在α-乙基部分用氟替代了氯。氟的卤化作用可以降低血液和组织的溶解度,并且,氟化改变了地氟烷的沸点、蒸气压和稳定性,增强了地氟烷分子的稳定性,增强了其抗生物降解和抗碱性降解作用,如钠石灰或钡石灰。在40～60℃,测不出地氟烷由钠石灰引起的裂解,在80℃时有轻微的降解。相反,异氟烷在60℃时可测出降解,在80℃时每小时降解12%。地氟烷无色透明,具有刺激性气味。分子量:168;沸点:22.8℃,较异氟烷的沸点(48.5℃)低得多,接近室温,蒸气压在22℃时为663.75mmHg,因此需装在专用的蒸发器中使用;该蒸发器应具有电加温的直接读数,使蒸发器温度保持在23～25℃,流量计上蒸气输出刻度单位为mL/min。地氟烷蒸发器输出的浓度接近于蒸发器上所指示的刻度,不论室温如何或所用的气体流量如何。地氟烷理化和生物性质稳定,室温下,临床使用浓度的地氟烷不燃烧,不爆炸。

地氟烷是一种强效吸入麻醉药,它的优点可归纳为:血液和组织溶解度较低,可以迅速调节麻醉深度,麻醉诱导苏醒快,药物摄入和洗脱迅速,麻醉恢复质量高,体内代谢率极低,可迅速有效地控制血流动力学的变化,耐受性好,适用于低流量麻醉环路。地氟烷的缺点主要有:对呼吸道有刺激性,不宜作为小儿麻醉的吸入诱导药,可使非外科应激所致的短暂性白细胞计数升高,恶性高热易感患者应慎用地氟烷。对地氟烷的具体临床评价如下。

1.麻醉可控性

血/气分配系数 0.42,在现有吸入麻醉药中最小,也是地氟烷一个最突出的优点。麻醉诱导和苏醒均很迅速,可以精确地控制肺泡浓度,迅速调节麻醉深度。地氟烷麻醉的患者对命令反应的时间较异氟烷的患者约快一倍,这增加了麻醉的安全性。麻醉后早期和后期的恢复均较快,主观和客观测定的恢复结果均提示其恢复速度比异氟烷快两倍。术后心理活动和认知功能恢复快,主观功能(如嗜睡、笨拙、疲惫或模糊)受损轻。

2.麻醉强度

在一定范围内,麻醉强度随着分子量的增加而增大,因此,地氟烷的麻醉强度小于异氟烷,约为异氟烷的 1/5。地氟烷的油/气分配系数是 18.7,MAC 随着年龄的增长而下降,并且与刺激方式有关。类似于其他强效麻醉药,体温降低以及使用其他抑制性药物如 N_2O、芬太尼或咪达唑仑能降低 MAC。地氟烷麻醉效能虽然较低,但其 MAC 值仍允许使用高浓度氧气,即使同时使用 N_2O。清醒 MAC 是指 50% 患者或志愿者对命令有适当反应时的浓度($MAC_{awake50}$)。地氟烷的 $MAC_{awake50}$ 值在 20~30 岁的受试者中为 2.5%,大约是同一年龄组 MAC 值的 1/3。由于停止吸入麻醉后,脑分压降至 $MAC_{awake50}$ 水平以下,患者才会清醒,因此,$MAC_{awake50}$ 与 MAC 的比值越小,所需的恢复时间越长。另外,研究显示,$MAC_{awake50}$ 也是一个记忆消失的浓度(即分压,因为该浓度的定义为一个大气压时的百分比),由以上两点,可以认为地氟烷是一种强效遗忘麻醉药,其遗忘强度是氧化亚氮的两倍。

3.心血管抑制作用

(1)对血流动力学的影响:对机体循环功能影响较小。地氟烷抑制心血管功能和心肌收缩力的作用呈剂量依赖性,但较异氟烷为弱,可以使心肌顺应性、体血管阻力、每搏指数和平均动脉压下降。建议低血容量、低血压、重症和衰弱的患者使用地氟烷时应减量。地氟烷/N_2O 复合麻醉有利于减轻对心脏和循环的抑制。与异氟烷相似,当每搏量减少时,心率增加,因此心排血量无明显减少,可以保证重要脏器的灌注,并且当麻醉时间达到 7 小时以后,心血管系统可以产生耐受性。与异氟烷一样,地氟烷可以扩张冠脉,引起明显的舒张期冠脉血流速率增加,血管阻力下降,这主要是受代谢产物的调节,对冠脉的直接扩张作用很小,以维持心肌氧供需平衡。地氟烷是否存在引起"冠脉窃血"的潜在作用尚未被完全排除。

(2)对交感活性的影响:地氟烷对迷走神经的抑制大于对交感神经的抑制,存在明显的交感兴奋作用。高浓度吸入地氟烷或突然增加吸入浓度时,较异氟烷更易出现明显的交感活性增强,心率、血压短暂(2~4 分钟)而急剧升高,尤其在嗜铬细胞瘤手术中需引起注意。以下方法可阻止应激反应:①初始浓度设置在 2%~6%(合并使用 N_2O 时,浓度可以低于此值);②按每次 0.5%~1% 的幅度增加浓度;③在增加吸入浓度前静脉注射阿片类药物,如:芬太尼;④预先给予短效的 β_1 受体阻滞剂。由于地氟烷对交感神经和自主神经抑制较异氟烷轻微,有助于术中维持稳定的血压和外周血管阻力。⑤心律失常:地氟烷麻醉时对心律的影响很小,并且不能增加血中儿茶酚胺的浓度,但在深麻醉时可以出现心律失常。研究证明:吸入1~1.3MAC 地氟烷的同时,给予低浓度的肾上腺素($7\mu g/kg$)不会诱发心律失常;给予高浓度的肾上腺素($7~13\mu g/kg$)则有 25%以上的患者发生心律失常,如结性心律失常。

4.对呼吸的影响

单独吸入 4%~11%地氟烷可以进行麻醉诱导,但由于对呼吸道有刺激作用,可以出现咳嗽、兴奋、屏气、分泌物增多、喉痉挛、呼吸暂停和低氧血症等不良反应,应合并使用芬太尼、咪达唑仑或异丙酚等静脉麻醉药物以减轻呼吸道反射和刺激作用。儿童不宜使用地氟烷诱导。与氟烷、异氟烷相似,地氟烷可产生剂量依赖性呼吸抑制,使潮气量减少,并抑制机体对动脉血二氧化碳分压增高的通气反应,抑制程度与吸入浓度相关。

5.对运动终板的影响

地氟烷有显著的肌松作用,可以引起剂量相关性神经肌传递减少。神经肌肉阻滞作用较其他的氟化醚类吸入麻醉药强,能为各种操作提供满意肌松,利用地氟烷可以完成喉镜检查。地氟烷可以增加并延长非去极化肌松药的作用,使用时应减少肌松药的用量,其增强泮库溴铵与琥珀胆碱的程度与异氟烷相似。当地氟烷排出时,其加强肌松的作用消失,证实了使用肌松药的安全性。

6.颅内压和脑电图的改变

对脑血管的作用与异氟烷相似,地氟烷可使脑血管阻力和脑组织氧代谢率下降,脑血流量增加,颅压和脑脊液压力增加,其程度与剂量相关。0.5~1.5MAC 的浓度可以增加颅内压,抑制脑血管自动调节功能。地氟烷麻醉时的脑电图与异氟烷麻醉时相似,两药在低浓度(亚MAC)时均引起低电压-快波活动增强,在出现暴发性抑制的麻醉深度(大于或等于1.24MAC)时变为高电压-慢波活动,深麻醉时(大于1.5MAC),暴发性抑制可能变为连续性(等电位脑电图)。因此,地氟烷不适用于有颅高压症状的颅内占位病变患者的麻醉。在深麻醉和低碳酸血症时,不具有致癫痫作用。并且,地氟烷在麻醉期间能维持脑血管对二氧化碳增高的反应性。

7.体内代谢

氟元素替代氯元素使得地氟烷理化性质更为稳定,在体内几乎无分解代谢,生物转化率仅为异氟烷的 1/10(异氟烷的代谢率为 0.2%),是已知体内生物转化最小的吸入麻醉药。患者麻醉3.1MAC 或志愿者麻醉 7.4MAC,未发现血清无机氟化物增加。同样,尿中无机氟化物或有机氟化物变化也很小或无变化。地氟烷麻醉后测定血液和尿显示有微量三氟醋酸,与异氟烷相同,三氟醋酸与变态反应介导的氟烷肝毒性有关,但因为含量极低,发生肝损伤的概率几乎不存在。因此,地氟烷的肝、肾毒性极低或没有,对肝、肾功能损害的患者不需要调整给药浓度。

8.其他

与所有另外的麻醉药一样,非外科应激所致的短暂性白细胞计数升高已见报道;在易感的动物模型,地氟烷可以触发骨骼肌代谢亢进,导致氧耗增加,引起恶性高热的一系列临床症状,但在人体尚未发现,但对于已知恶性高热易感者,不应使用地氟烷。

9.地氟烷的优缺点

与其他挥发性吸入麻醉药相比地氟烷更加接近理想的吸入麻醉药。地氟烷的血气分配系数只有 0.42,决定了其诱导和苏醒的速度最快。地氟烷在体内的代谢率为 0.02% 远低于七氟烷的 5% 和异氟烷的 0.17%。地氟烷不与钠石灰发生反应。地氟烷的缺点在于其不良的气味,使得其不适合于进行麻醉诱导。

(五)氙气

氙气(Xe)是一种惰性气体,原子序数 54,元素符号为 Xe,原子量为 131.3,在大气中仅占 0.00087%,溶点 $-111.9\,^{\circ}\text{C}$,沸点 $-107.1\,^{\circ}\text{C}$,不燃烧或爆炸,是常压下唯一具有麻醉作用的气体。1898 年 Ramsay 和 Travers 发现氙气,1946 年 Lawrence 证明其有镇痛作用,1950 年 Cullen 和 Gross 首次用于麻醉,是开发的新药。

1.优点

(1)化学性质高度稳定:不燃烧爆炸。

(2)诱导苏醒快:血液溶解度极小,血气分配系数为 0.14,低于其他吸入麻醉药。其诱导时间极短,仅 71 秒,吸入后很快进入麻醉状态。麻醉恢复时间比 N_2O、丙泊酚明显短,停吸后很快苏醒,且苏醒彻底,迅速平稳。

(3)麻醉效能强:MAC 71%,麻醉效能及镇痛效能强于 N_2O。氙气抑制 NMDA 受体信号传导而产生麻醉作用。

(4)安全:对心血管影响较小,麻醉状态下血流动力学稳定;对心肌有保护作用,对心肌缺血预适应;对神经有保护作用;无任何不良反应,毒性低;对气道无刺激性;恢复期迅速平稳。

2.缺点

(1)价格昂贵:实际供应只能满足临床需要的 1/15,难以广泛应用。

(2)患者恐惧:主要表现在失去知觉前有恐惧感。

(3)欣快感:主观感觉的欣快,约 60% 的患者不能完全消除遗忘。

3.适应证

(1)麻醉适应证广:因其对心肌无抑制、对呼吸无影响,体内不产生代谢产物,无组织器官毒性,对手术刺激的适应性较强。

(2)全身各部位手术:LC 等手术。

(3)心血管胸科手术:"快通道"心脏手术麻醉后心血管功能稳定。颅脑神经手术。

(4)门诊手术:因其快速诱导和苏醒,多用于门诊手术。

(5)慢性肺部疾患的老年患者手术:氙气对气道无刺激,不影响肺的顺应性。

4.禁忌证

氙气麻醉未发现更多的禁忌证。

(1)肠梗阻患者禁用:因氙气常潴留在中空器官、肠腔和脂肪组织中。

(2)颅内手术:脑血管损害、脑组织水肿、颅内压高的患者谨慎用。

5.用量用法

半紧闭法是常用的方法,但氙气浪费大,成本高。可用紧闭法:常规快速诱导,即 2.5% 硫喷妥钠+肌松药静脉注射,气管内插管。在一个紧闭系统内预先>60% 氙气和氧(一般 Xe:

$O_2 = 70:30$），气管内插管后吸入氙气。维持麻醉选低流量紧闭法，辅助芬太尼平衡麻醉，可减少 Xe 吸入量。

6.注意事项

氙气应用前景广阔，不良反应小、诱导迅速、苏醒快、血流动力学稳定、对器官有保护作用、不污染环境等，是一种理想的吸入麻醉药。单纯吸入 Xe 诱导很迅速，一般 5～6 分钟。单纯吸 Xe 麻醉分为 4 期。第一期为感觉异常和痛觉减退期；第二期为欣快和精神运动异常期；第三期为镇痛和部分记忆缺失期；第四期为麻醉期，镇痛和完全记忆缺失期。

第二节　静脉麻醉药

经静脉作用于全身，主要是中枢神经系统（CNS）而产生全身麻醉的药物称为静脉麻醉药。静脉麻醉药多用于全麻诱导、麻醉维持和局麻或区域麻醉时的镇静。理想的静脉麻醉药应具有催眠、遗忘、镇痛和肌肉松弛作用，且无循环和呼吸抑制等不良反应；在体内无蓄积，代谢不依赖肝功能；代谢产物无药理活性；作用快、强、短，诱导平稳，苏醒迅速；安全范围大，不良反应少而轻；麻醉深度易于调控等特点。目前还没有一种理想的静脉麻醉药。由于药物的药理特性在不同的临床情况下其重要性不同，因而麻醉医师必须做出最佳选择以适应患者和手术的需要。

一、一般药理学

（一）药物代谢动力学

（1）静脉麻醉药的主要药理作用是产生剂量依赖性 CNS 抑制（量效曲线），表现为镇静和催眠。

（2）获得稳态血药浓度时，可以认为血药浓度与受体作用部位药物浓度达到平衡。

静脉麻醉药的效能是对 CNS 功能的最大抑制作用。对抑制脑电活动而言，苯二氮䓬类的效能低于巴比妥类。

强度是获得 CNS 最大抑制作用时所必需的药物剂量。

（3）多数镇静-催眠药（氯胺酮例外）减少脑代谢（$CMRO_2$）和脑血流量（CBF），后者引起颅内压（ICP）下降。

从脑电图（EEG）可以观察到：镇静剂量可引起高频活动的活化，而麻醉剂量可产生一种暴发抑制模式。

多数镇静-催眠药尽管可作为抗惊厥药，但仍可偶然引起 EEG 惊厥样活动（区别于癫痫活动与肌痉挛样现象）。

（4）多数镇静-催眠药（氯胺酮例外）降低眼内压，与对 ICP 和血压的影响相一致。

（5）静脉麻醉药产生剂量依赖性呼吸抑制，首先呼吸暂停，随后潮气量减少。

（6）静脉麻醉诱导时，许多因素促使血流动力学发生变化。这些因素包括药物，组织器官血流量,交感神经紧张性,注药速度,麻醉前用药,应用心血管药物和直接影响心脏收缩和(或)周围血管系统的因素。

(7)大部分静脉镇静-催眠药缺乏内源性镇痛活性。但氯胺酮例外,具有镇痛作用。

(二)药物效应动力学

(1)多数静脉麻醉药脂溶性高及脑血流量较高可解释其对 CNS 的快速作用。

(2)静脉催眠药的药物效应动力学特点为快速分布,再分布到几个假设房室,随后被消除。

终止静脉麻醉诱导药物 CNS 作用的主要机制为药物从血供量大的中央室(脑)再分布到血供量小而分布广的周边室(肌肉、脂肪)。

多数静脉麻醉药通过肝脏代谢(一些代谢产物有活性),随后大部分水溶性代谢产物由肾脏排泄。

对多数药物而言,临床药物浓度不能饱和肝脏代谢酶系统,血浆药物浓度是按指数衰减的恒比消除(一级动力学过程),因而药物消除速率减慢。

长期输注使血浆药物浓度达稳态,肝脏代谢酶系统可被饱和,药物消除速率与血浆药物浓度无关(零级动力学过程)。

灌注限制清除率描述主要通过肝脏摄取的药物(丙泊酚、依托咪酯、氯胺酮、咪达唑仑)的肝脏清除率。上腹部手术、年龄增加可使肝血流量减少。

(3)消除半衰期($T_{1/2}B$)是指血浆药物浓度减少 50% 所需要的时间。

$T_{1/2}B$ 的广泛变异反映分布容积(V_d)和(或)清除率的差异。

静脉滴注某种麻醉药获得所需的临床效果的同时必须避免药物蓄积以及停止输注后 CNS 作用延长。

(4)静输即时半衰期是指与药物静脉输注时间有关的血浆药物浓度减少 50% 所需的时间,对镇静-催眠药物输注后的苏醒时间起决定作用。

(5)许多因素促使患者静脉镇静-催眠药的药效动力学发生变异,这些因素包括蛋白结合率,肾脏和肝脏清除效能,衰老,并存的肝脏、肾脏、心脏疾病,药物相互作用和体温。

(三)超敏(变态)反应

(1)静脉麻醉药和(或)其溶剂的过敏反应虽然少见,但可致命。

(2)除依托咪酯外,所有静脉麻醉诱导药物均可引起组胺释放。

(3)虽然丙泊酚一般不引起组胺释放,但仍有引起致命过敏反应的报道,尤其有其他药物(多为肌松药)过敏史的患者。

(4)巴比妥类可促使紫质症易感患者急性、间歇发病。据报道,苯二氮䓬类、丙泊酚、依托咪酯和氯胺酮为安全药物。

二、苯二氮䓬类及其拮抗药

苯二氮䓬类药物具有抗焦虑、镇静和遗忘特性,临床麻醉中主要用作术前用药、静脉复合麻醉以及局部麻醉的复合用药。临床中常用的苯二氮䓬类药物有地西泮、咪达唑仑和其拮抗剂氟马西尼。

（一）苯二氮䓬类药物

1.理化性质

（1）地西泮不溶于水,配方中含有丙二醇,有刺激性,静脉注射可致疼痛和静脉炎。

（2）咪达唑仑是一种水溶性苯二氮䓬类药物,pH 值为 3.5,静脉或肌内注射刺激轻微。处于生理 pH 值环境中时,出现分子内重排,理化特性改变,脂溶性更高。

2.药理学作用

（1）苯二氮䓬类药物与苯二氮䓬受体结合,促进 GABA 与 GABA 受体的结合而使 Cl^- 通道开放的频率增加,使更多的 Cl^- 内流,产生超极化和突触后神经元的功能性抑制。

（2）苯二氮䓬类降低 $CMRO_2$ 和 CBF,类似于巴比妥类和丙泊酚,但没有证据表明此类药物对人类具有脑保护活性。①与其他化合物相比,咪达唑仑不产生等电位 EEG。②与其他镇静-催眠药一样,苯二氮䓬类为强效抗惊厥药,常用于治疗癫痫持续状态。③有中枢性肌松作用,可缓解局部病变引起的骨骼肌反应性痉挛、脑性瘫痪、手足抽动症以及僵人综合征引起的肌痉挛和风湿性疼痛。④不产生明显镇痛作用。

（3）苯二氮䓬类产生剂量依赖性呼吸抑制,慢性呼吸疾病患者更为严重,与麻醉性镇痛药合用时出现协同抑制效应。

（4）咪达唑仑和安定大剂量用于麻醉诱导时,均降低周围血管阻力和全身血压（血容量不足可加重）,但封顶效应显示影响达一定程度时,动脉血压很难进一步变化。

3.药物代谢动力学

苯二氮䓬类经由氧化和与葡糖醛酸结合而在肝内代谢,氧化反应易受肝功能障碍和 H_2 受体拮抗剂等合用药物的影响。

（1）静脉注射咪达唑仑和地西泮后 2～3 分钟中枢神经系统的作用达峰值。

（2）咪达唑仑的肝清除率为地西泮的 10 倍。地西泮的消除半衰期为 25～50 小时,而咪达唑仑的消除半衰期为地西泮的 1/10,仅为 2～3 小时,因此,仅咪达唑仑可用于静脉持续输注。

（3）地西泮的代谢产物有药理活性,能延长其残余镇静效应。而咪达唑仑的主要代谢产物 1-羟基咪达唑仑有一定 CNS 抑制作用。

（4）地西泮的消除半衰期随着年龄的增长而延长,因而老年人应用时应减少剂量,延长用药间隔。肥胖患者应用苯二氮䓬类药物初始剂量要加大,但清除率无显著性差异。

4.临床应用

（1）麻醉前用药,可有效消除焦虑和恐惧。地西泮 5～10mg 口服,咪达唑仑肌内注射 5～10mg,静脉注射 2.5mg,或口服均有效。小儿还可采用直肠注入,剂量为 0.3mg/kg。

（2）全麻诱导和维持。①地西泮静脉注射可用于全麻诱导,对心血管影响轻微,但因其起效慢,效果不确切,现已不常用。②咪达唑仑复合丙泊酚、麻醉性镇痛药以及肌松药,是目前临床上常用的全麻诱导方法之一。全麻诱导时其用量为 0.05～0.2mg/kg,年老、体弱及危重患者应适当减少剂量。咪达唑仑可采用分次静脉注射或持续静脉输注的方式用于静脉复合或静吸复合全麻的维持。

（3）局麻和部位麻醉时作为辅助用药,可产生镇静、松弛、遗忘作用,并可提高局麻药的惊厥阈。

(4)可用于控制肌痉挛和抽搐以及心脏电复律治疗。

(5)ICU 患者镇静：咪达唑仑可用于需机械通气治疗的患者，保持患者镇静，控制躁动。

5.不良反应

(1)中枢神经反应：小剂量连续应用可致头昏、乏力、嗜睡及淡漠等，大剂量可致共济失调。

(2)静脉注射速度过快时易发生呼吸及循环抑制。地西泮静脉注射时可发生血栓性静脉炎。

(3)剂量过大时可引起急性中毒，出现昏迷及呼吸、循环衰竭，可用苯二氮䓬受体阻断药氟马西尼救治。

(4)长期服用可产生耐受性及依赖性。

(5)可通过胎盘屏障，有致畸作用。

6.禁忌证

精神分裂症、抑郁症和妊娠妇女禁用。

（二）氟马西尼

1.理化性质

氟马西尼是苯二氮䓬受体阻断药，为可溶于水的白色粉末。

2.药理学作用

(1)与所有其他镇静-催眠药相比，苯二氮䓬类有特异性拮抗剂，氟马西尼对 CNS 苯二氮䓬类受体有高度亲和力，但内源性活性轻微。①苯二氮䓬类激动剂存在时，氟马西尼起竞争性拮抗剂的作用。②对巴比妥类及羟丁酸钠引起的中枢抑制则无拮抗作用。③静脉注射单次剂量氟马西尼后，由于消除缓慢的激动剂的残余作用，苯二氮䓬类 CNS 效应可重新出现。

(2)氟马西尼对呼吸和循环无明显影响。①氟马西尼并不完全拮抗苯二氮䓬类药引起的呼吸抑制作用。②对巴比妥类和麻醉性镇痛药引起的呼吸抑制无拮抗作用。

3.药物代谢动力学

(1)氟马西尼静脉注射后 5 分钟，血药浓度达峰值，消除半衰期为 48～70 分钟，短与常用的苯二氮䓬类药物，故必要时应重复使用。

(2)氟马西尼在肝脏内迅速代谢为无活性的代谢物，仅 0.12% 以原形从尿中排出。

4.临床应用

(1)麻醉后拮抗苯二氮䓬类药的残余作用，促使手术后早期清醒。首次剂量 0.1～0.2mg 静脉注射，以后 0.1mg/min，直至患者清醒或总量达 1mg。

(2)用于苯二氮䓬类药物过量中毒的诊断与救治。每次 0.1mg，每分钟 1 次，直至苏醒或总量达 2mg。

(3)用于 ICU 患者。

5.不良反应

氟马西尼常见的不良反应有恶心、呕吐、烦躁和焦虑不安。有癫痫病史者可诱发癫痫发作，长期应用苯二氮䓬类药的患者使用氟马西尼可诱发戒断症状。

6.禁忌证

应用三环抗抑郁药过量和应用苯二氮䓬类药治疗癫痫或颅内高压的患者禁用。

三、巴比妥类药物

巴比妥类药主要产生中枢神经系统抑制作用,小剂量镇静,中剂量催眠,大剂量抗惊厥或引起麻醉,过量则呈呼吸、循环抑制状态。硫喷妥钠、硫戊巴比妥钠和甲己炔巴比妥均为巴比妥类药物。

硫喷妥钠和硫戊巴比妥钠均为硫喷妥类静脉麻醉药,它们的药理性能和作用强度基本相同。甲己炔巴比妥是一种 oxybarbiturate,其作用强度大于硫喷妥类,药理作用与硫喷妥钠基本相似。

(一)理化性质

这些药物为外消旋混合物,呈碱性,2.5%硫喷妥钠的 pH 值>9,加入酸性溶液(林格液)时,将产生沉淀。

(二)药理学作用

(1)巴比妥类麻醉药作用于中枢神经系统 GABA 受体,增强 GABA 的抑制活性。

(2)脑电图呈等电位时,巴比妥类降低脑代谢率最高达 55%,同时伴有相应的脑血流减少和颅内压降低。①硫喷妥钠 $4\sim6mg/(kg \cdot h)$ 持续静脉输注可维持等电位脑电图。②尽管颅脑损伤后常用巴比妥类控制颅内压,但治疗结果的研究发现其并不优于其他抗颅内高压治疗方法。③巴比妥类不用于心搏骤停患者的复苏治疗。④巴比妥类可改善大脑对不完全缺血的耐受性,颈动脉内膜切除术、深度控制性降压或体外循环期间,常用于脑保护。中度低温(33~34℃)可提供良好的脑保护作用,而并不延长苏醒时间。⑤巴比妥类具有强效抗惊厥活性,但甲己炔巴比妥用于癫痫患者可诱发癫痫发作。

(3)巴比妥类产生剂量依赖性呼吸抑制,减慢呼吸频率和减少潮气量,甚至出现呼吸暂停。支气管痉挛和喉痉挛通常为麻醉不完善时气道管理的结果。

(4)巴比妥类的心血管作用包括血压下降(静脉回流减少、直接心肌抑制)和代偿性心率增快。容量不足可加重低血压。

(三)药物代谢动力学

(1)单次静脉注射后能快速产生意识消失,然后通过药物再分布又快速苏醒。

(2)主要在肝脏代谢,甲己炔巴比妥的清除率高于硫喷妥钠。甲己炔巴比妥在肝内代谢为无活性产物,硫喷妥钠代谢为半衰期较长的活性代谢产物戊巴比妥。①老年人中央室容积较普通成人低,硫喷妥钠从血流灌注丰富的组织再分布于肌肉组织亦较慢,因而,老年人用药需减量 30%~40%。②硫喷妥钠即时半衰期长、苏醒慢,很少用于麻醉维持。

(四)临床应用

(1)硫喷妥钠目前主要用于全麻诱导、抗惊厥和脑保护。

全麻诱导:成人诱导剂量为静脉注射 $3\sim5mg/kg$。

短小手术麻醉:可用于切开引流、烧伤换药及心脏电复律等短小手术。但有镇痛不全,易发呼吸抑制和喉痉挛等危险,现已少用。

控制痉挛和惊厥:可快速控制局麻药中毒、破伤风、癫痫和高热引起的痉挛或惊厥。

颅脑手术:可抑制脑代谢,减少脑耗氧量,降低颅内压,对缺氧性脑损害有一定的防治作用。

(2)甲己炔巴比妥成人诱导剂量为 1.5mg/kg 静脉注射,阵挛样肌颤和呃逆等其他兴奋性活动的发生率高,目前已基本不用。

(五)不良反应

(1)变态反应或类变态反应:硫喷妥钠偶可致过敏样的反应(荨麻疹、面部水肿、低血压)。

(2)巴比妥类药物可引起卟啉症患者急性发作。

(3)硫喷妥钠误注入动脉,可导致小动脉和毛细血管内结晶形成,引起强烈的血管收缩、血栓形成,甚至组织坏死。处理方法为动脉应用罂粟碱、臂丛神经阻滞和肝素化。

(4)应用甲己炔巴比妥时肌痉挛和呃逆较常见。

(六)禁忌证

(1)呼吸道梗阻或难以保证呼吸道通畅的患者。

(2)支气管哮喘者。

(3)卟啉症(紫质症)者。

(4)严重失代偿性心血管疾病和其他心血管功能不稳定的患者,如未经处理的休克、脱水等。

(5)营养不良、贫血、电解质紊乱、氮质血症者。

(6)肾上腺皮质功能不全或长期使用肾上腺皮质激素者。

四、其他静脉麻醉药

(一)依托咪酯

依托咪酯 1964 年合成,1972 年 3 月试用于临床。该药有两种异构体,但只有其右旋异构体有镇静、催眠作用。化学结构中的咪唑基团与咪达唑仑一样,在酸性 pH 值条件下为水溶性,而在生理 pH 值条件下则成为脂溶性。以前依托咪酯的针剂是含丙二醇的溶液,因此常常有注射部位疼痛和静脉炎发生。现有的依托咪酯制剂为乳剂,是以 20% 中长链甘油三酯为溶剂,发生注射痛的概率明显降低。其作用是抑制大脑皮层的网状系统,也有可能作用于 GABA 受体,增加受体亲和力表现出中枢抑制作用。

1.药代特性

依托咪酯的药代模型呈三室开放模型,即迅速到中央室(脑和血供丰富的器官),然后到周围室。成人静脉注射后 1 分钟内脑组织即达最高浓度,最大效应发生在注药 3 分钟时。然后很快从脑向其他组织转移,患者一般 7～14 分钟即可迅速苏醒。其脑内浓度与催眠效应呈直线关系。血浆蛋白结合率为 76.5%,在肝脏和血浆中主要被酯酶迅速水解,最初 30 分钟内水解最快,排泄迅速。初始半衰期为 2.7 分钟,再分布半衰期为 29 分钟,消除半衰期为 2.9～5.3 小时。分布容积为 2.5～4.5L/kg。

2.药理作用

(1)中枢神经系统:依托咪酯是目前常用的静脉麻醉药,催眠剂量可产生皮层下抑制,出现新皮层样睡眠,脑干网状结构激活和反应处于抑制状态。作用强度强于巴比妥类药物。诱导剂量 0.3mg/kg 经过一次臂-脑循环即可产生催眠作用。可减少脑血流量,降低脑氧代谢率,0.7mg/kg 可使颅内压升高的患者 ICP 急剧下降,对缺氧引起的脑损害有保护作用,并可制止脑缺氧引起的抽搐。

(2)心血管系统:依托咪酯最大的优势在于其麻醉后血流动力学非常稳定,周围血管阻力和冠状动脉血管阻力明显降低,心指数增加,且不增加心肌耗氧量,可使左心室耗氧量降低,是心血管疾患良好的麻醉诱导药物。

(3)呼吸系统:依托咪酯对呼吸的影响也较小,只要不注速过快,对呼吸频率和幅度均无明显影响。对气管平滑肌有舒张作用,对哮喘等气管高反应的患者可安全地选用依托咪酯作为静脉全麻药,并有可能起到一定的治疗作用。术前复合给予芬太尼等阿片类药的患者易发生呼吸抑制。依托咪酯诱导时可发生呃逆或咳嗽。

(4)其他:依托咪酯无镇痛作用。不影响肝、肾功能,不释放组胺,能快速降低眼压,对眼科手术有利。有报道依托咪酯能抑制肾上腺皮质功能。但围术期诱导剂量的依托咪酯所引起的肾上腺皮质抑制,表现为皮质醇水平通常仍在正常低限范围,此为暂时性且并无临床意义。

3.临床应用

依托咪酯属于短效静脉麻醉药。因缺乏镇痛、肌松作用,故主要用于麻醉诱导及人流等门诊诊断性检查与小手术麻醉,用于麻醉维持须与麻醉性镇痛药、肌松药复合应用。

(1)麻醉诱导:常用量 0.15～0.3mg/kg,重危患者可减至 0.1mg/kg,约 10 秒即可使眼睑反射消失而入睡,因无镇痛作用需要增大阿片类药物的用量,以减少或减轻气管插管时升压反应。

(2)麻醉维持:由于考虑到依托咪酯对肾上腺皮质功能的抑制作用,麻醉维持尚有争议。通常麻醉诱导后的维持剂量为 0.12～0.2mg/(kg·h),同时复合其他阿片药物及吸入麻醉药。多次用药无明显蓄积,睡眠持续时间稍有延长。

(3)有创检查:如内镜检查、介入治疗、人工流产、电击除颤和拔牙等,可单次给药或追加。

(4)危重患者:心血管疾病、反应性气道疾病、颅高压或合并多种疾病的患者最适合选择依托咪酯诱导。

(5)需要注意的是依托咪酯诱导可出现注射部位痛,发生率约 20%,可于注药前 1～2 分钟先静脉注射芬太尼,或于药液内加少量利多卡因可减轻疼痛。给药剂量过大或推药速度过快,可发生肌震颤或阵挛。另外,依托咪酯也是引起术后恶心呕吐的重要因素,呕吐发生率约 30%～40%。

(二)右美托咪定

右美托咪定是 α_2 肾上腺能受体激动剂,对于 α 肾上腺能受体,右美托咪定对 α_2 的选择性远高于 α_1,具有中枢性的镇静、抗焦虑、催眠和镇痛效应。最早用于 ICU 机械通气患者的短期镇静。

1.药代特性

右美托咪定是外消旋混合物美托咪定的右旋异构体,易溶于水。其蛋白结合率高达 94%,全血和血浆的浓度比约 0.66。药代模型可以用三室模型来描述,对于肾损害的患者不改变其药代动力学,但镇静效能会由于血浆蛋白结合率降低而明显增强。右美托咪定的起效时间为 10～15 分钟,但需要连续 10 分钟给予负荷剂量。消除半衰期为 2～3 小时。从 10 分钟到 8 小时的输注其时量半衰期可以从 4 分钟变化到 250 分钟。

2.药理作用

(1)中枢神经系统:右美托咪定与蓝斑核上产生去甲肾上腺素的神经元细胞膜 α_2 肾上腺素受体结合,抑制腺苷酸环化酶的活性,减少细胞中 cAMP 的含量,增加细胞内合成代谢过程。神经末梢钙激活的钾离子通道开放,钾离子外流,同时,通过钙通道的钙离子内流减少,导致细胞膜超极化,发生突触后抑制;突触前膜钙离子内流减少,抑制前膜上去甲肾上腺素的释放,发生突触前抑制。上述两种机制抑制蓝斑核神经元发出冲动,阻断蓝斑核至皮层下的上行去甲肾上腺素通路的兴奋传导,从而产生镇静催眠作用。简言之,右美托咪定通过作用内源性的睡眠激发通路产生自然睡眠模式,患者容易被唤醒而且能够按照指令配合,没有干扰时又可以进入睡眠状态,且不影响睡眠时的脑血流量。

(2)心血管系统:右美托咪定对心血管系统呈现短暂的两相心血管反应,尤其在输注早期且呈剂量依赖性。1μg/kg 的剂量引起短暂的血压升高和反射性的心率减慢,在年轻患者或健康志愿者则更常见。血压升高的原因可能是血管平滑肌上的 α_{2B} 受体受到激动。慢速输注或避免一次性大剂量用药可避免血压升高的发生。右美托咪定也能引起低血压,通常在输注 10 分钟之后,可能与中枢交感抑制有关。需要关注的是交感神经兴奋减少,迷走神经活动相对增强而引起心动过缓,虽然大多数可以自行缓解,但如果采用适当稀释、减缓输注、补充足够的血容量并加以严密的监护等措施,可以提高使用右美托咪定的安全性。

(3)呼吸系统:右美托咪定对呼吸的影响较小,即使在比较深的镇静状态下,仅表现分钟通气量减少,而动脉氧分压及二氧化碳通气反应等并未受到影响,即机体对高碳酸血症的觉醒反应维持正常。

(4)其他:右美托咪定具有一定的镇痛作用,但机制尚未明确,可能与刺激脊髓背角的 α_{2C} 和 α_{2A} 受体,减少促伤害性介质传递,减少 P 物质和谷氨酸盐以及介导神经元间超极化等方式直接抑制疼痛传递。临床上可以见到右美托咪定具有节省阿片类药量的作用,作为神经阻滞技术的辅助药物能够延长镇痛时效,可能与抑制 C 纤维和 Aδ 纤维上神经信号的传导有关。

3.临床应用

(1)全身麻醉辅助镇静:右美托咪定具有镇静催眠作用,可以用于麻醉诱导期及麻醉维持期,甚至可以用于全麻苏醒期的辅助镇静。麻醉诱导前静脉泵注右美托咪定 0.5～1.0μg/kg,维持 10 分钟以上,可以减轻插管反应。但需注意低血压和心动过缓的发生。麻醉维持时可辅助 0.2～0.5μg/kg 右美托咪定,可以使麻醉过程更加平稳,术后恢复质量更高。特别是在手术结束前 40 分钟,给予右美托咪定 0.2～0.5μg/kg,使患者在全麻苏醒过程血流动力学更加平稳,拔管过程减少呛咳、躁动等反应。但是苏醒时间会延长。

(2)区域阻滞辅助镇静镇痛:在区域阻滞操作前给予右美托咪定 0.2～0.7μg/kg,泵注 10～15 分钟,可使患者镇静满意,提高舒适度,且不影响呼吸。同时可以增强区域阻滞的镇痛效果。

(3)有创检查及 ICU 患者的辅助镇静:有创检查包括胃肠镜检查、介入治疗和支气管镜检查等。可给予 $0.2\sim1.0\mu g/kg$ 的负荷剂量,泵注时间不少于 10 分钟,之后以 $0.2\sim0.8\mu g/(kg\cdot h)$ 维持。ICU 患者机械通气镇静可给予 $0.4\mu g/(kg\cdot h)$ 泵注,并根据镇静深度调整。可以使患者获得满意的镇静,解除焦虑和烦躁,同时可以被唤醒配合检查。

(4)其他:由于右美托咪定产生的镇静类似自然睡眠,且对呼吸不抑制。对于困难气道的患者可以保留自主呼吸镇静下纤支镜引导插管;清醒开颅、保留功能区手术也是右美托咪定较好的适应证,在开颅后泵注右美托咪定负荷剂量 $0.5\mu g/kg$(15 分钟),然后 $0.2\sim0.5\mu g/(kg\cdot h)$ 维持,调整麻醉深度使患者能够被唤醒。另外,脑部深部电极植入术也可以使用右美托咪定维持镇静。

(三)氯胺酮

氯胺酮是苯环利定的衍生物。同时氯胺酮是 N-甲基-D-天门冬氨酸(NMDA)受体的非竞争性拮抗剂。目前认为氯胺酮产生有效麻醉和镇痛作用与 NMDA 受体被阻滞有关,选择性阻断脊髓网状结构束对痛觉信号的传入,阻断疼痛向丘脑和皮质区传导,产生镇痛作用。同时还激活边缘系统。有研究报道氯胺酮能够激动阿片受体,产生镇痛作用。

临床所用的氯胺酮是右旋与左旋氯胺酮两对映异构体的消旋体。右旋氯胺酮的麻醉效价为左旋氯胺酮的 4 倍。

1.药代特性

氯胺酮的药代模型可以用二室模型来描述。其脂溶性很高,极易通过血-脑屏障,加之脑血流丰富,脑内浓度迅速增加,其峰浓度可达血药浓度的 $4\sim5$ 倍,所以起效很快。肌内注射后 $5\sim10$ 分钟,静脉注射后 30 秒意识即可消失,血药浓度即达峰值,作用时间 $5\sim10$ 分钟。但是氯胺酮在体内再分布的速率也很快,所以药效作用也很快消退,即给药后苏醒很快,但患者完全清醒的时间并不短,停药后 $15\sim30$ 分钟定向力恢复,完全苏醒需 $0.5\sim1$ 小时。其分布半衰期 $7\sim17$ 分钟,消除半衰期 $2\sim3$ 小时。

氯胺酮主要经肝微粒体酶转化为去甲氯胺酮,其麻醉效价相当于氯胺酮的 $1/5\sim1/3$,消除半衰期更长,因此氯胺酮麻醉苏醒后仍有一定镇痛作用。反复应用氯胺酮可因自身诱导作用而产生对此药的耐受性。口服氯胺酮的生物利用度仅为 16.5%,由于去甲氯胺酮也有一定的镇痛作用,故可作为小儿麻醉前用药。小儿直肠灌注氯胺酮 $10mg/kg$ 加氟哌利多 $0.0125mg/kg$,可达到较好的麻醉作用。

2.药理作用

(1)中枢神经系统:氯胺酮是唯一具有确切镇痛作用的静脉麻醉药。该药的分子量小,脂溶性高,故能很快透过血-脑脊液屏障。

氯胺酮的麻醉体征与传统的全麻药不同。单独注射后不像其他全麻药呈类自然睡眠状态,而呈木僵状。表现为意识消失但眼睛睁开凝视,眼球震颤,对光反射、咳嗽反射、吞咽反射存在,肌张力增加,少数患者出现牙关紧闭和四肢不自主活动,这种现象曾被称为"分离麻醉"。氯胺酮虽有良好的镇痛作用,但对内脏的镇痛效果差,腹腔手术时牵拉内脏仍有反应。

氯胺酮能增加脑血流量和脑耗氧量,颅内压随脑血流量增加而增高。由于其在大脑皮层的活动呈现抑制和兴奋的双重效应,因此与其他静脉麻醉药相比在脑电图的表现上明显不同。虽然临床上表现遗忘和意识消失,但脑电图依然出现有很多快波的成分。由于氯胺酮兴奋边缘系统,可导致苏醒期患者出现精神运动性反应。

(2)心血管系统:氯胺酮与其他静脉麻醉药相比是目前唯一能增加动脉压,增快心率和提高心排血量的药物。但对心血管系统有双重作用,一方面可兴奋交感神经中枢,使内源性儿茶酚胺释放增加,同时对心肌有直接抑制作用。因此,对交感神经系统活性正常的患者,主要表现为心率增快、血压升高和心排出量增加。而对危重患者和交感神经活性减弱的患者,则主要表现为心血管系统抑制作用、心肌收缩力减弱、心排出量降低和血压下降,例如重症脓毒血症和低血容量患者给予氯胺酮,会出现每搏量降低、心排出量、平均动脉压和心指数降低。因此,氯胺酮对心脏储备能力欠佳的患者不一定能改变其心血管功能。氯胺酮可以维持缺氧性肺血管收缩反应。

(3)呼吸系统:临床麻醉剂量的氯胺酮对呼吸产生轻度抑制,且很快恢复,除非静脉注射过快或剂量过大,但与麻醉性镇痛药复合应用时,则引起显著的呼吸抑制。对婴儿和老年人的呼吸抑制作用更为明显。

氯胺酮具有支气管平滑肌松弛作用,麻醉时肺顺应性增加,呼吸道阻力降低,并能使支气管痉挛缓解,故适用于支气管哮喘患者。氯胺酮这种支气管松弛作用可能与其有拟交感神经作用,对抗组胺、乙酰胆碱和5-羟色胺引起的支气管收缩有关。氯胺酮增加唾液腺和支气管的分泌,小儿尤为明显,不利于保持呼吸道通畅,且喉头分泌物的刺激可能诱发喉痉挛,咳嗽、呃逆在小儿较成人常见。虽然氯胺酮可保持咽喉气道反射,但术中仍需注意保护患者的气道,防止发生误吸。

(4)其他:氯胺酮可使眼压轻度增高,可能是由于眼外肌张力失去平衡所致。1～2mg/kg氯胺酮可增加子宫的张力和子宫收缩的强度。产科急诊麻醉时可使用氯胺酮麻醉诱导,以维持血管以及子宫的张力。

3.临床应用

氯胺酮最大的优势在于具有显著镇痛作用,且对呼吸和循环系统影响较轻,因此主要适用于短小手术、清创、植皮、更换敷料和小儿麻醉,尤其适用于支气管痉挛性气道疾病或因低血容量或心肌病(非冠心病)而导致血流动力学不稳定的患者的麻醉诱导。氯胺酮可经静脉、肌内注射、口服途径给药,全麻诱导剂量为静脉注射0.5～2mg/kg,特别适合于休克等低血容量的患者的麻醉诱导。单独使用一般用于短小浅表手术,清创或有创检查等,包括小儿基础麻醉,适于手术室外儿科患者的镇静,小儿剂量氯胺酮(0.1～0.5mg/kg)有一定的镇痛作用。

但需要注意的是氯胺酮增加颅内压,所以颅内压升高及颅内占位的患者不应使用氯胺酮。开放性眼外伤或其他眼内压升高的患者也禁用氯胺酮。严重的高血压、动脉硬化、肺心病、肺动脉高压、心功能代偿不全、精神病病史、甲状腺功能亢进及酒后不宜使用。

(四)羟丁酸钠

羟丁酸钠又名γ-羟丁酸钠,在我国曾是常用的镇静剂。γ-羟基丁酸是γ-氨基丁酸的中间代谢物,是内源性具有镇静安定作用的中枢神经系统物质。除用于治疗失眠、抑郁症等外,还是常用麻醉药物。但因其睡眠时间长、抑制呼吸、明显减少呼吸次数和可控性较差,目前已较少应用。

羟基丁酸在中枢神经系统中有两个特异性结合位点,除了作用于GABA产生中枢抑制作用外,还可以作用于羟基丁酸受体从而产生兴奋作用,能产生性心理和生理的反应。目前已受到严格控制和监管其生产与使用。

1.药代特性

静脉注射羟丁酸钠后 3～5 分钟即可出现嗜睡,10 分钟能进入睡眠,15 分钟血药浓度达到峰值,药效作用持续 90 分钟以上,甚至可持续数小时。羟丁酸钠通过血-脑屏障的速度较慢,因此起效偏慢,达峰时间偏长,约 45 分钟。之后很长时间血药浓度维持较低水平。大部分药物代谢成 CO_2 和水排出体外。

2.药理作用

羟丁酸钠所致催眠作用类似自然睡眠,是一种催眠性静脉麻醉辅助药。

羟丁酸钠可使血压升高,尤其是老年人。心率可减慢,心排出量无改变或略减少。对心肌无明显影响。羟丁酸钠对呼吸系统的影响主要为呼吸频率减慢,呼吸加深,潮气量稍增加。对 CO_2 的敏感性不变,因此发生呼吸抑制的情况较少。在麻醉后因咽反射抑制,下颌较松弛,表面麻醉后即能顺利施行气管内插管,且能较好地耐受气管内导管。

3.临床应用

羟丁酸钠曾经是常用的静脉麻醉药,常用于麻醉维持。临床剂量 50～80mg/kg,但苏醒期较长,且严重减慢呼吸频率。严重高血压病患者,低钾患者禁用。主要缺点是其诱导起效缓慢,并有锥体外系等不良反应,只能作为全麻的辅助药。

五、丙 泊 酚

(一)特点

为新型的快速、短效、无蓄积的静脉全麻药。强效镇静效价为硫喷妥钠的 1.8 倍,其主要的中枢作用是镇静、催眠和遗忘,镇痛作用不明显。本药可降低 CBF、ICP 和 $CMRO_2$,与硫喷妥钠一样,有脑保护作用。无抗惊厥、无中枢性抗胆碱能作用。无蓄积、无毒性症状。持续时间短、苏醒快而完全,无兴奋现象。快速静脉注射可抑制心血管,外周血管扩张、阻力下降,使心脏指数、CVP、PCWP 和血压降低。对呼吸抑制明显,频率减慢,潮气量下降,有时呼吸暂停,心肌耗氧量可下降。对喉反射有一定抑制,喉痉挛少见。$t_{1/2\alpha}$ 2.5 分钟,$t_{1/2\beta}$ 54 分钟,停药后 6～10 分钟清醒,在体内代谢完全、迅速,87.7%药物代谢产物经肠道及肾排出。

(二)用法与用量

主要用于全麻诱导、维持全麻,区域麻醉辅助用药,门诊短小手术和内镜检查、ICU 或 PCA 镇静等。

1.诱导

2～2.5mg/kg,静脉注射 2 分钟血药浓度达峰值;>60 岁或体弱者,1.5～1.8mg/kg,小儿 1～3mg/kg。

2.维持

负荷量 9～12mg/(kg·h),10 分钟;维持量 6～8mg/(kg·h),或 200mg+芬太尼 0.1～0.3mg 稀释至 50mL 微泵输注。负荷量 100μg/(kg·min),10～20 分钟,维持量 40～80μg/

（kg·min）。小儿（1～7岁），负荷量150～200μg/（kg·min），维持量在10～20分钟后100～120μg/（kg·min）。TCI血浆浓度2.0～2.5μg/mL清醒镇静或催眠，3.0～3.5μg/mL意识消失。因本药镇痛作用不强，常需与麻醉性镇痛药、肌松药合用。

3.辅助用药

25～30μg/（kg·min）输注，吸氧。

4.内镜检查

2～2.5mg/kg，静脉注射。3～5分钟，追加1～2mL，给氧，必要时辅助呼吸。

5.ICU或术后镇静

200mg加芬太尼0.1mg稀释至50mL，微泵输注，25～80μg/（kg·min）。

第三节　阿片类药物

阿片类药主要作用于中枢神经系统，选择性的消除或缓解痛觉，并改变因疼痛导致的情绪反应。阿片类药物的主要效应为镇痛，因而常作为全身麻醉诱导和维持的辅助用药，并用于术后镇痛，但阿片类药物反复应用可导致耐受性和成瘾性。

一、内源性阿片样物质和阿片受体

（一）阿片受体的分布

阿片受体分布在痛觉传导区以及与情绪相关的区域，其中脊髓角质区、中央导水管周围灰质、丘脑内侧、边缘系统、蓝斑核、纹状体和下丘脑等区域阿片受体分布较密集。

（二）阿片受体的分类

阿片受体主要分为μ、κ、δ和σ型，其中μ、κ受体又可分为1、2、3三种亚型，δ受体可分为1、2两种亚型。孤儿阿片受体是结构与阿片受体结构类似，但功能特性不同的阿片样受体。孤儿阿片受体与经典阿片受体有许多相似之处，但其与经典阿片受体的各种配体的结合能力均很弱。

（三）内源性阿片肽

内源性阿片样物质均为激素原，每一前体被分离基因编码。至今发现的内阿片肽主要有：①脑啡肽，包括甲硫氨酸脑啡肽和亮氨酸脑啡肽；②内啡肽，包括α-内啡肽、β-内啡肽和γ-内啡肽；③强啡肽，包括强啡肽A和强啡肽B；④内吗啡肽，包括内吗啡肽-1和内吗啡呔-2；⑤孤啡肽（OFQ）。

（1）内啡肽、脑啡肽和强啡肽是可与阿片类受体结合的内源性多肽，这三种阿片类多肽的差异在于其蛋白质前体、解剖学分布和受体亲和力的不同。

（2）内啡肽的合成源自主要位于腺垂体的激素原，在脑内与阿片受体结合后产生吗啡样作用，这种作用可被吗啡拮抗药所拮抗。

（3）亮氨酸脑啡肽及强啡肽分别为δ及κ受体的内源性配体，内吗啡肽是μ受体的内源性配体。

（4）孤啡肽是孤儿阿片受体的内源性配体,其结构与强啡肽 A 相似,但对经典阿片受体无高亲和力。

（四）阿片受体的功能

（1）内阿片肽与其他神经肽或神经递质、调质共存于中枢及外围神经系统中,作为神经递质、神经调质或神经激素与阿片受体形成内源性痛觉调制系统,对心血管活性、胃肠功能、内分泌功能等具有重要的调节功能。

（2）μ 受体激动剂的镇痛作用最强;δ 受体参与吗啡的镇痛作用;κ 受体与内脏化学疼痛及吗啡成瘾性有关;OFQ 参与执行痛觉调制、学习记忆和运动调控等功能,其中 OFQ 对痛觉调制的作用可表现为双重效应,在脑内 OFQ 可产生痛觉过敏和异常疼痛作用,在脊髓内具有镇痛作用。

（3）阿片受体的活化可抑制突触前的释放和抑制兴奋性神经递质的突触后效应。

（4）阿片类药物的药效动力学特性取决于其与何种受体结合、亲和力大小和受体是否被激活。阿片受体的激动剂和拮抗剂都可与其受体结合,但只有激动剂可激活受体。激动-拮抗剂是作用于不同类型受体可产生相反效应的药物。

（5）阿片类药物的最大效应主要在中枢神经系统,但躯体和交感外周神经中也分离出了阿片受体。

二、阿片类药物分类

阿片类药物的分类可以按药物的来源进行分类,也可以按照阿片类药物与阿片受体的关系进行分类。

（一）按药物的来源分类

阿片类药物按其药物来源可分为天然型、半合成形和合成形三类,其中天然型又可分为两类,合成形阿片类药物又可分为 4 类。

1.天然的阿片生物碱

按化学结构分为:①烷基菲类,如吗啡、可待因;②苄基异喹啉类,如罂粟碱。

2.半合成的衍生物

如二醋吗啡(海洛因)、双氢可待因。

3.合成的麻醉性镇痛药

按其化学结构不同,又分为:①苯基哌啶类,如哌替啶、苯哌利定、芬太尼族;②吗啡南类,如羟甲左吗南;③苯并吗啡烷类,如喷他佐辛;④二苯甲烷类,如美沙酮。

（二）按药物与阿片受体的相互作用分类

按照药物与阿片受体的相互作用可将阿片类药物分为:阿片受体激动药、阿片受体激动-拮抗药和阿片受体拮抗药。

（1）阿片受体激动药主要激动 μ 受体,如吗啡、哌替啶等。

（2）阿片受体激动-拮抗药又称部分激动药,主要激动 κ 受体和 σ 受体,对 μ 受体有不同程度的拮抗作用,如喷他佐辛等。

(3)阿片受体拮抗药:主要拮抗 μ 受体,对 κ 受体和 δ 受体也有一定的拮抗作用。

三、阿片类药物药理学作用

(一)中枢神经系统

(1)产生剂量依赖性的镇静和镇痛作用,大剂量时可使患者的意识消失,产生遗忘作用,但其遗忘作用不可靠。

(2)在保持二氧化碳分压正常的前提下,阿片类药可降低脑血流量和脑代谢率。

(3)大部分阿片类药物对脑电图的影响很小,但哌替啶可引起脑电图兴奋。

(4)可刺激延髓化学感受器触发带,引起恶心、呕吐。

(5)反复给予阿片类药物,身体可产生依赖性。

(6)可通过对副交感神经支配的瞳孔产生兴奋作用而引起瞳孔收缩。

(二)呼吸系统

(1)可产生剂量依赖性呼吸抑制先是呼吸频率的减少,增大剂量时潮气量明显减少,当与其他呼吸抑制药物合用时,呼吸抑制作用加强。

(2)降低通气对高碳酸血症和低氧血症的反应。

(3)阿片类药物可有效抑制气管插管等气道刺激引起的支气管收缩反应。敏感患者给予吗啡和哌替啶可出现组胺诱发的支气管痉挛。

(4)阿片类药物(特别是芬太尼、舒芬太尼和阿芬太尼)可引起胸壁强直,严重时可以阻止有效的通气。其发生率与药物的效价、剂量、注射速度等有关。给予肌松药可有效缓解肌强直,镇静剂量的苯二氮䓬类药物或丙泊酚预处理,可减少发生率。

(三)心血管系统

(1)对心肌收缩力的影响较小,除哌替啶外,其他阿片类药物不抑制心肌收缩力。但阿片类药物和其他麻醉药(如氧化亚氮、苯二氮䓬类、巴比妥类药物和吸入麻醉药)复合应用可引起严重的心肌抑制。

(2)除哌替啶外可引起剂量依赖性心动过缓,哌替啶引起心率增快。

(3)由于心动过缓、静脉血管扩张和交感反射降低,可引起血管阻力降低,血压下降。大剂量的吗啡和哌替啶可引起组胺释放,引起体循环血管阻力和血压下降。

(四)内分泌系统

(1)可通过减弱伤害性感受以及影响中枢介导的神经内分泌反应来降低应激反应,并抑制垂体-肾上腺素轴的分泌。

(2)内源性阿片肽除自身发挥应激性激素的作用外,还可作为其他激素分泌的调节剂。

(3)芬太尼及其同类药物可呈剂量依赖性的控制应激反应引起的激素水平变化。

(五)消化系统

(1)减慢胃排空,减少肠分泌,增加胃肠平滑肌张力,减少胃肠蠕动。

(2)收缩 Oddi 括约肌,增加胆道压力诱发胆绞痛。

（六）泌尿系统

抑制膀胱括约肌和降低排尿意识,可发生尿潴留。

四、临床应用

阿片类药物静脉注射后起效快,镇痛效果好,广泛应用于各种手术的麻醉和疼痛治疗,尤其适用于严重创伤、急性心肌梗死等引起的急性疼痛,以及手术后疼痛。

（一）阿片类药物在临床麻醉中的应用

(1)阿片类药单独应用或复合镇静药、抗胆碱药等其他药物,可作为术前用药。

(2)全身麻醉诱导:芬太尼及其衍生物舒芬太尼、阿芬太尼、瑞芬太尼可有效抑制伤害性刺激引起的血流动力学反应,在临床麻醉中与静脉全麻药、镇静药和肌肉松弛药复合,麻醉诱导后行气管内插管。常用剂量芬太尼 $2\sim6\mu g/kg$,阿芬太尼 $25\sim50\mu g/kg$,舒芬太尼 $0.3\sim0.5\mu g/kg$,瑞芬太尼 $2\sim4\mu g/kg$,可有效抑制气管插管时的应激反应。

(3)全身麻醉维持:用于全凭静脉麻醉或静吸复合麻醉的镇痛,根据药物的药代动力学特点,采用分次静脉注射或持续输注的方式给药。在中小手术,芬太尼可于手术开始前及手术过程中每 $15\sim30$ 分钟间断静脉注射 $25\sim50\mu g$,或以 $0.5\sim5.0\mu g/(kg\cdot h)$ 的速度持续输注;舒芬太尼间断静脉注射 $0.1\sim0.25\mu g/kg$,或以 $0.5\sim1.5\mu g/(kg\cdot h)$ 的速度持续输注;瑞芬太尼 $0.25\sim2.0\mu g/(kg\cdot min)$,阿芬太尼 $0.5\sim2.0\mu g/(kg\cdot min)$ 用于麻醉维持。

(4)大剂量阿片类药物的麻醉:是目前临床上心脏和大血管手术的主要麻醉方法。吗啡最先被用于大剂量阿片类药物麻醉,随后推荐使用芬太尼和舒芬太尼。

(5)监测下麻醉管理:常用于手术刺激小,维持时间短的门诊手术,如人工流产、脓肿切开引流术等。

（二）阿片类药物用于患者镇痛

(1)在麻醉性监护和区域麻醉中常用阿片类药物缓解疼痛。单次应用阿片类药可缓解疼痛。吗啡起效慢,不能快速静滴以产生作用。哌替啶 $50\sim100mg$,可产生不同程度的镇痛作用。单次静脉注射芬太尼($1\sim3\mu g/kg$)、阿芬太尼($10\sim20\mu g/kg$)或舒芬太尼($0.1\sim0.3\mu g/kg$),能产生强效的、持续时间较短的镇痛作用。

(2)手术后镇痛、癌性患者镇痛。阿片类药物是治疗术后急性疼痛最常用、最有效的药物。这类药物对各种疼痛均有效。但对持续性钝痛的镇痛效力大于间断性锐痛,同时具有镇静、抗焦虑作用,能显著提高患者对疼痛的忍耐力。给药途径有:肌内注射、静脉注射、经胃肠道给药、患者自控镇痛、椎管内镇痛等。依照癌性疼痛的三阶梯治疗原则,阿片类药物可用于癌症患者镇痛。

五、耐受、成瘾与依赖

（一）药物的耐受性与依赖性

(1)药物依赖性是指药物与机体相互作用所造成的一种精神状态,有时也包括身体状态,表现出一种强迫性地要连续或定期使用该药的行为和其他反应,为的是要感受它的精神效应,有时也是为了避免由于戒断引起的不适。

（2）耐受性是指机体对药物的敏感性降低，需增大药物剂量才能达到原有效应。

（3）同一个人可以对一种以上药物产生依赖性。产生依赖性的过程多数伴有耐受性产生，少数可不产生耐受性。产生耐受性的药物不一定引起依赖性。

（二）依赖性物质的分类

1.麻醉药品

①阿片类，阿片 μ 受体激动药，如吗啡、海洛因、哌替啶、美沙酮等；②可卡因类，包括可卡因、古柯叶等；③大麻类。

2.精神药品

①镇静催眠药和抗焦虑药，如巴比妥类、苯二氮䓬类等；②中枢兴奋药，如苯丙胺类，咖啡因等；③致幻剂，如麦角二乙胺等。

3.其他

烟草、乙醇、挥发性有机溶剂等。

（三）阿片类药物依赖性的发生机制

长期接受阿片类药后，G 蛋白-cAMP 系统发生适应，逐渐上调，形成稳态。当骤然撤药时，上调的 G 蛋白-cAMP 系统失去阿片类药的抑制而导致稳态失衡，G 蛋白-cAMP 系统急剧增高，引发 cAMP 依赖蛋白激酶（PKA）的活性升高；随之一些 PKA 底物蛋白（如儿茶酚胺生物合成的限速酶酪氨酸羟化酶）的磷酸化增加，从而出现一系列的戒断症状，尤以去甲肾上腺素能系统紊乱为明显。

（四）药物依赖的临床表现

长期使用依赖性药物，可造成精神和身体上的严重损害，临床表现包括精神、心理障碍、戒断症状和其他相关并发症。

1.精神、心理障碍

（1）精神障碍是吸毒所致的最主要和最严重的身心损害，可表现为幻觉、思维障碍、人格低落等。

（2）渴求与强迫性觅药行为。是精神依赖的特征性表现。

（3）人格改变和社会功能丧失。

2.戒断综合征

是指突然停止或减量使用依赖性药物，或使用依赖性药物的拮抗剂引起的一系列心理、生理功能紊乱的临床症状和体征。主要变现为流涕、流泪、打哈欠、恶心、呕吐、腹痛、出汗、冷热交替出现、血压升高、脉搏增快、抽搐等，严重者可出现自残行为。

3.中毒反应

一次性过量使用可引起急性中毒反应，严重者如不及时治疗可导致死亡。

（五）药物依赖的治疗原则

（1）预防：减少药物的供应和降低对药物的需求。

（2）临床脱毒治疗。临床上常用的治疗方法有依赖性药物递减疗法、其他药物替代疗法、中西医结合疗法、针刺疗法等。

（3）康复治疗。

（4）复吸预防和回归社会。

六、阿片受体激动药

阿片受体激动药是指主要作用于 μ 受体的激动药。其典型代表是吗啡。自从哌替啶合成以来，又相继合成了一系列药物，其中在临床麻醉应用最广的是芬太尼及其衍生物。

（一）吗啡

吗啡是最古老而具有代表性的麻醉性镇痛药物。

1.镇痛原理

主要通过模拟内源性抗痛物质脑啡肽作用于中枢神经系统的大脑、脑干和延脑。激动中枢神经阿片受体而产生强大的镇痛作用。作用于大脑时表现为精神状态的改变，脑干为镇痛，延脑可抑制呼吸、催吐等。吗啡镇痛原理是最主要的、最强大的中枢性作用，具有高度的选择性。小量吗啡，在不影响意识下就可以出现明显的镇痛作用。镇痛原理的途径如下。

（1）改变疼痛的耐受性：疼痛存在，患者易接受，为其广泛抑制皮质联合区的缘故。

（2）提高痛阈：对持续性疼痛效果好，对锐痛加大药量也可抑制。作用于吗啡受体。

（3）改变机体对痛反应的形式：镇痛的同时有明显的镇静作用，缓解疼痛患者的紧张情绪，减少恐惧、消除疼痛引起的紧张、恐惧、退缩等。是作用于高级神经系统的结果。

（4）抑制边缘系统的某些部位：从而减少因疼痛而引起的交感、副交感神经系统的反应。

（5）对脊髓的作用复杂为抑制突触的传导途径，抑制和单突触的传导途径兴奋性升高，而增加脊髓反射的活动度和肌张力度。经蛛网膜下隙或硬膜外腔注入 0.5～2mg（全身药量的 1/10～1/2）吗啡后，镇痛效果显著，迅速并且持续时间长。纯粹抑制感受伤害的传入神经冲动。镇痛范围可以节段控制。给药量少、全身不良反应少。

2.作用与用途

吗啡的作用与用途详见表1-2。

表 1-2　四种镇痛药作用和不良反应比较

作用	吗啡	芬太尼	哌替啶	喷他佐辛
镇痛	++	++～+++	+	+
镇静	++	+	+～++	-～+
呼吸抑制	++	++～+++	++	+
咳嗽抑制	+++	+	-～+	-
收缩支气管	+	+～±	-	-
心血管抑制	+	+	+++	+
中枢兴奋	+	++	+	+～++
呕吐	++	-	++	+
肌紧张	-	++	-	-～±
脑压升高	+++	+	+	-～±
成瘾	+++	+	++	-
缩瞳	+	++	+～±	-～±
释放组胺	++	+	-	-

注：＋.作用及作用强度；－.无作用；±,作用可疑。

（1）对呼吸的影响：其对呼吸中枢、咳嗽中枢有高度的选择性及剂量依赖性抑制作用。小量可降低呼吸中枢的兴奋，大剂量可导致呼吸衰竭而死亡。提高呼吸中枢的兴奋阈值，使之对CO_2的敏感度降低，兴奋肺的伸展感受器而抑制了呼吸中枢。表现为呼吸减慢、幅度增大，随着呼吸抑制加深，潮气量锐减，乃至呼吸停止。呼吸麻痹是吗啡中毒死亡的直接原因。吗啡增加肌张力，使肺顺应性降低，及咳嗽反射受抑制，产生镇咳作用，但手术后期可能发生支气管阻塞。吗啡的组胺释放及对支气管平滑肌张力的直接兴奋作用，可引起支气管痉挛，阿托品可部分对抗。

（2）对心血管系统的影响：非常轻微。用量大时对中枢迷走神经兴奋和对窦房结、房室结的直接抑制作用，出现心动过缓，可用阿托品对抗。吗啡促进内源性组胺释放而导致对周围血管有明显的扩张作用，血压下降，脑血管扩张，颅内压增高；使脑血流和脑脊液压力增高，同时冠状血管和皮肤血流也增多，肾血流量略减少。

（3）催吐作用：兴奋延脑的催吐化学感应区，又直接作用于胃，增加胃肠道平滑肌及其括约肌张力，使胃排空延缓，并便秘。有明显的催吐作用。阿托品不能缓解。增加胆道压力，加重胆绞痛。

（4）对肾的影响：刺激脑垂体后叶利尿激素的分泌，减少肾小球滤过率，增加肾小管的再吸收，形成少尿。增加泌尿道括约肌的张力，加重肾绞痛或引起尿潴留。

（5）对血糖的影响：引起高血糖，是糖原分解的结果。

（6）对肝脏的影响：常用量对肝功能无影响，大量时可暂时抑制肝功能。

（7）大量可引起体温降低：是抑制体温调节中枢，降低肌肉活动度、扩张周围血管的结果。

（8）对瞳孔的影响：有强烈缩瞳作用：称"针尖样"瞳孔，是中枢性的，程度与镇痛平行。

（9）释放组胺：诱发过敏。

3.不良反应

吗啡过量易产生急性中毒，其毒性包括：①呼吸抑制：吗啡对呼吸中枢有显著的呼吸抑制作用，大剂量时可致呼吸停止；②成瘾性，对本药有依赖性，并产生欣快感，口服中毒量60mg，致死量250mg；③大剂量可产生喉痉挛，迷走神经过度兴奋的结果；④诱发哮喘发作；⑤增加颅内压；⑥术后延迟苏醒，有恶心、呕吐；⑦可使外周血管扩张，发生直立性低血压、心动过缓；⑧透过胎盘，使胎儿呼吸抑制。

4.影响时效的因素

（1）给药途径：影响最大。一般情况下，皮下或肌内注射30分钟后迅速吸收60%，45～90分钟达高峰，持续4～6小时。静脉注射1分钟后起作用，3～6分钟达顶峰，作用持续1～2小时。蛛网膜下隙或硬膜外腔给药，起效作用快，效果充分，镇痛作用可持续9～34小时。吸收或直接注入血液内的吗啡，很快进入肾、肺、肝、脾及肌肉内。

（2）转归：24小时后组织内吗啡深度已很低。少量进入中枢（通过血-脑屏障）；主要通过肝脏解毒，过程缓慢，60%～70%在肝内和葡萄糖醛酸结合，排泄于尿中，24小时内，90%的游离或结合的吗啡可以从肾小球滤过，排入尿中；7%～10%脱甲基为去甲基吗啡，经胆汁入肠排泄于粪中；少量从乳汁排泄。吗啡通过胎盘，进入胎儿循环，使胎儿产生呼吸抑制。

5.用途及用量

(1)麻醉前给药:消除疼痛,减轻患者紧张及恐惧情绪。加深麻醉,使诱导平稳,减少患者苏醒期发生烦躁,安静进入嗜睡状态。减弱咳嗽反射,保持有效通气量的作用。多用于心血管手术,成人用量 5～15mg/次,极量 20mg/次,60mg/d。小儿 0.1～0.2mg/kg。用皮下注射,术前有剧痛及恐惧的患者可采用肌内注射或静脉注射。静脉注射剂量宜减 0.1mg/kg。

(2)静脉复合麻醉:吗啡麻醉特别适应于心血管患者手术的麻醉。

(3)镇痛:5～10mg/次,静脉注射,重度癌痛患者,首次剂量可较大,3～6 次/d;单次 0.1～0.3mg 注入蛛网膜下隙或硬膜外腔注入吗啡常用量的 1/10～1/2,作为术中辅助用药、术后止痛或癌痛的止痛。

(4)治疗急性心衰:左心衰、心源性哮喘及急性心肌梗死的急性肺水肿,8～10mg,静脉注射,必要时追加 5～10mg,或 4～6 小时重复,暂时缓解肺水肿症状。

6.禁忌证

(1)COPD:支气管哮喘、肺气肿、肺源性心脏病和慢性阻塞性肺疾病(COPD)等禁用。

(2)危重患者:肝功能严重减退、甲状腺功能不足(黏液性水肿)、出血性休克、颅内手术、婴儿、孕妇及哺乳期妇女禁用。

(3)高龄与虚弱者:应减量。

(二)哌替啶和苯哌利定

哌替啶和苯哌利定都是苯基哌啶的衍生物。哌替啶的商品名杜冷丁,化学名 1-甲基-4-苯基哌啶-4-羧酸乙酯,苯哌利定又名菲诺哌啶,化学名 1-(3-羟基-3-苯基丙基)-4-苯基哌啶-4-羧酸乙酯,两药的化学结构很相似。

1.药理作用

哌替啶和苯哌利定的作用都与吗啡相似。哌替啶的镇痛强度约为吗啡的 1/10。肌内注射哌替啶 50mg,可使痛阈提高 50%;肌内注射 125mg,使痛阈提高 75%,相当于吗啡 15mg 的效应,其作用持续时间约为吗啡的 1/2～3/4。苯哌利定的镇痛强度约为哌替啶的 50～100 倍,静脉注射后作用持续约 30～60 分钟,但其残存的镇痛作用可持续 4～6 小时。这两药的镇静作用较吗啡稍弱,也可产生轻度欣快感。反复使用也容易产生依赖性。

这两药对呼吸都有明显的抑制作用,其程度与剂量相关。哌替啶有奎尼丁样作用,降低心肌的应激性。对心肌有直接的抑制作用,尤其在代偿机制受到削弱的情况下更为明显。对血压一般无明显影响,但有时可因外周血管扩张和组胺释放而血压下降,甚至引起虚脱。心率可增加,可能与其阿托品样作用有关。苯哌利定也使血压轻度下降,心率轻度增快或减慢。两药的其他作用,如引起呕吐、抑制胃肠蠕动、增加胆道内压力等,与吗啡相似,但较弱。

2.体内过程

哌替啶可经肠道吸收,但其生物利用度仅为肌内注射的一半。肌内注射后 5～15 分钟血浆浓度达峰值。与血浆蛋白结合率为 60%,其余迅速分布至各脏器和肌肉组织,分布容积达 3.8L/kg。此药也可透过胎盘。哌替啶主要在肝脏进行生物转化,约 90% 的水解而成为哌替啶酸,再脱去甲哌基成为去甲哌替啶,后者再经水解而成为去甲哌替啶酸,然后随尿排出。少量以原形从尿中排出,其排出的量与尿 pH 值有关:当尿 pH 值正常时,一般不到 5%;当尿 pH

降至 5 以下时,则可增加到 25% 左右。哌替啶清除率 10.4～15.1mL/(kg·min),消除半衰期 2.4～4.4 小时,也有报告长达 6～8 小时。苯哌利定进入体内后约有 50% 在肝内进行生物转化,形成哌替啶和哌替啶酸,哌替啶再按上述方式转化,然后随尿排出,另有 50% 以原形从肾脏排出,其清除率为(13±0.9)mL/(kg·min),消除半衰期为 193 分钟。

3.临床应用

哌替啶和苯哌利定的临床用途和禁忌证与吗啡基本相同。在临床麻醉中哌替啶较吗啡更常作为辅助用药。最初实施神经安定镇痛时是采用苯哌利定与氟哌啶醇合用,组成所谓Ⅰ型神经安定镇痛(NLA),现已少用。苯哌利定分次静脉注射可用于心脏手术的复合全麻,效果与芬太尼相似。

4.不良反应

大剂量哌替啶常先引起中枢神经系统兴奋现象,表现为谵妄、瞳孔散大、抽搐等,可能是由于其代谢物去甲哌替啶大量蓄积所致。

接受单胺氧化酶抑制药(如异烟肼等)的患者应用哌替啶,可产生严重反应,表现为严重的高血压、抽搐、呼吸抑制、大汗和长时间昏迷,甚或致死,其原因可能是单胺氧化酶抑制药抑制体内单胺氧化酶活力,使哌替啶及其代谢物去甲哌替啶的降解受到抑制,从而引起毒性反应。

(三)芬太尼类

1.芬太尼

芬太尼合成于 1960 年,属于苯基哌啶类药物,是当前临床麻醉中最常用的麻醉性镇痛药。临床所用的制剂为其枸橼酸盐。

(1)药理作用:临床上芬太尼的镇痛强度约为吗啡的 75～125 倍,作用时间约 30 分钟。芬太尼对呼吸有抑制作用,主要表现为频率减慢。静脉注射后 5～10 分钟呼吸频率减慢至最大限度,抑制程度与等效剂量的哌替啶相似,持续约 10 分钟后逐渐恢复。剂量较大时潮气量也减少,甚至停止呼吸。

芬太尼对心血管系统的影响很轻,不抑制心肌收缩力,一般不影响血压。可引起心动过缓,此种作用可被阿托品对抗。小剂量芬太尼可有效地减弱气管插管的高血压反应,其机制可能是孤束核以及第 9 和第 10 脑神经核富含阿片受体,芬太尼与这些受体结合后可抑制来自咽喉部的刺激。

芬太尼也可引起恶心、呕吐,但没有释放组胺的作用。

(2)体内过程:芬太尼的脂溶性很强,故易于透过血,脑脊液屏障而进入脑,也易于从脑重新分布到体内其他组织,尤其是肌肉和脂肪组织。单次注射的作用时间短暂,与其再分布有关。如反复多次注射,则可产生蓄积作用,其作用持续时间延长。注药后 20～90 分钟血药浓度可出现第二个较低的峰值,与药物从周边室转移到血浆有关。除肌肉和脂肪组织外,胃壁和肺组织也是贮存芬太尼的重要部位。静脉注射后 20 分钟,胃壁内含量约为脑内的 2 倍。胃壁释放出的芬太尼到肠道碱性环境中被再吸收而进入循环;贮存于肺组织的芬太尼,当肺通气灌注比例关系改善后,也被释放到循环中,从而形成第二个峰值。

芬太尼主要在肝内经广泛的生物转化,通过去甲基、羟基化和酰胺基水解,形成多种无药理活性的代谢物,随尿液和胆汁排出。不到 8% 以原形从尿中排出。

(3)临床应用:芬太尼主要用于临床麻醉,作为复合全麻的组成部分;与氟哌利多合用,组成所谓氟芬合剂 NLA。由于此药对心血管系统的影响很小,常用于心血管手术麻醉。

(4)不良反应:快速静脉注射芬太尼可引起胸壁和腹壁肌肉僵硬而影响通气,可用肌松药处理。由于其药代动力学特点,芬太尼反复注射或大剂量注射后,可在用药后 3～4 小时出现延迟性呼吸抑制,临床上应引起警惕。

芬太尼也可产生依赖性,但较吗啡和哌替啶轻。

2.舒芬太尼和阿芬太尼

舒芬太尼和阿芬太尼都是芬太尼的衍生物,分别合成于 1974 年和 1976 年。

(1)药理作用:舒芬太尼和阿芬太尼的作用与芬太尼基本相同,只是舒芬太尼的镇痛作用更强,约为芬太尼的 5～10 倍,作用持续时间约为其 2 倍,阿芬太尼的镇痛强度较芬太尼小,为其 1/4,作用持续时间为其 1/3。

此两药对呼吸也有抑制作用,其程度与等效剂量的芬太尼相似,只是舒芬太尼持续时间更长,阿芬太尼持续时间较短。它们对心血管系统的影响很轻,也没有释放组胺的作用。舒芬太尼也可引起心动过缓。此两药引起恶心、呕吐和胸壁僵硬等作用也与芬太尼相似。

(2)体内过程:舒芬太尼的亲脂性约为芬太尼的两倍,更易透过血-脑脊液屏障;与血浆蛋白结合率较芬太尼高,而分布容积则较芬太尼小。虽然其消除半衰期较芬太尼短,但由于与阿片受体的亲和力较芬太尼强,故不仅镇痛强度更大,而且作用持续时间也更长。舒芬太尼在肝内经广泛的生物转化,形成 N-去烃基和 O-去甲基的代谢物,然后随尿和胆汁排出。不到 1% 以原形从尿中排出。其代谢物去甲舒芬太尼有药理活性,效价约为舒芬太尼的 1/10,亦即与芬太尼相当,这也是舒芬太尼作用持续时间长的原因之一。

阿芬太尼的亲脂性较芬太尼低,与血浆蛋白结合率却较高,分布容积不及芬太尼的 1/4,消除半衰期为芬太尼的 1/3～1/2。尽管阿芬太尼的亲脂性低,但由于其 pKa 为 6.8,低于生理 pH 值,故在体内 pH 值 7.4 条件下,85% 阿芬太尼呈非解离状态(芬太尼仅为 9%),因而透过血-脑脊液屏障的比例也大,起效更迅速。阿芬太尼在肝内迅速转化为无药理活性的代谢物,主要为去甲阿芬太尼,不到 1% 以原形从尿中排出。

阿芬太尼曾被认为是"短效阿片类药",因为单次注射 10～20 μg/kg 只持续 10～20 分钟,但近年研究表明,长时间输注后其作用持续时间迅速延长。Hughes 等近年提出一个药代动力学新概念-时量相关半衰期(以下称 $t_{1/2c-s}$,即随输注持续时间变化的血药浓度减少 50% 的时间。芬太尼、阿芬太尼和舒芬太尼输注 4 小时后,其 $t_{1/2c-s}$ 分别为 262.5 分钟、58.2 分钟和 33.9 分钟。这表明阿芬太尼长时间输注后作用持续时间反而比舒芬太尼长。

(3)临床应用:舒芬太尼和阿芬太尼在临床麻醉中也主要用作复合全麻的组成部分。舒芬太尼的镇痛作用最强,心血管状态更稳定,更适用于心血管手术麻醉。阿芬太尼曾被认为可用于持续静脉输注,但长时间输注后其作用时间可延长,故今后可能被瑞芬太尼取代。

3.瑞芬太尼

瑞芬太尼为芬太尼族中的最新成员,最初的代号为 GI87084B,是有酯键的芬太尼衍生物,由于其独特的性能被誉为 21 世纪的阿片类药。

(1)药理作用:瑞芬太尼是纯粹的 μ 受体激动药。以抑制电诱发豚鼠回肠收缩的半数有效量剂量（ED_{50}）作为激动 μ 受体的效价指标，瑞芬太尼的 ED_{50} 为 (2.4 ± 0.6) nmol/L，与芬太尼 $[ED_{50}(1.8\pm0.4)$ nmol/L]大致相当，活性高于阿芬太尼$[ED_{50}(20.1\pm1.2)$ nmol/L]，而低于舒芬太尼$[ED_{50}(0.3\pm0.09)$ nmol/L]。临床上其效价与芬太尼相似，为阿芬太尼的 $15\sim30$ 倍。注射后起效迅速，药效消失快，是真正的短效阿片类药。可增强异氟烷等吸入麻醉药的麻醉效能，降低 MAC，其程度与年龄相关。对 40 岁患者，瑞芬太尼血药浓度 $1.2\mu g/L$ 时异氟烷 MAC 降低 50%，$32\mu g/L$ 时产生封顶效应。对脑电图的影响与阿芬太尼相似，表现为频率减慢，幅度降低，最大效应时产生 δ 波。

对呼吸有抑制作用，其程度与阿芬太尼相似，但停药后恢复更快，停止输注后 $3\sim5$ 分钟恢复自主呼吸。可使动脉压和心率下降 20% 以上，下降幅度与剂量不相关，不引起组胺释放。也可引起恶心、呕吐和肌僵硬，但在缓慢输注时发生率较低。

（2）体内过程：其稳态分布容积 $0.39L/kg$，清除率 $41.2mL/(kg \cdot min)$，终末消除半衰期 9.5 分钟。其作用消失快主要是由于代谢清除快，而与再分布无关。即使输注 4 小时，也无蓄积作用，其 $t_{1/2C\text{-}s}$ 仍为 3.7 分钟。

瑞芬太尼在体内的代谢途径是被组织和血浆中非特异性酯酶迅速水解。其酯链裂解后大部分（$>98\%$）成为酸性代谢物（GR90291），极小部分（1.1%）成为去羟基代谢物（GR94219）。其代谢物 GR90291 的效价仅为瑞芬太尼的 $0.1\%\sim0.3\%$。代谢物经肾排出，清除率不受体重、性别或年龄的影响，也不依赖于肝肾功能。即使在严重肝硬化患者，其药代动力学与健康人相比无显著差别，只是对通气抑制效应更敏感，可能与血浆蛋白含量低、不结合部分增加有关。

（3）临床应用：由于其独特的药代动力学特点，瑞芬太尼更适用于静脉输注。控制速率输注时，可达到预定的血药浓度。临床初步研究表明，消除切皮反应的 ED_{50} 为 $0.03\mu g/(kg \cdot min)$，消除各种反应的 ED_{50} 为 $0.52\mu g/(kg \cdot min)$。用于心血管手术患者，其清除率在心肺转流后无改变。其缺点是手术结束停止输注后没有延续的镇痛效应，可在手术后改用镇痛剂量输注。

制剂为每小瓶含瑞芬太尼（冻干制剂）5mg 和甘氨酸 15mg，由于甘氨酸对脊髓有一定的毒性，禁用于椎管内注射。

七、阿片受体激动-拮抗药

阿片受体激动-拮抗药是一类对阿片受体兼有激动和拮抗作用的药物。这类药主要激动 κ 受体，对 σ 受体也有一定的激动作用，而对 μ 受体则有不同程度的拮抗作用。由于对受体的作用不同，这类药与纯粹的阿片受体激动药相比有以下一些区别：镇痛强度较小；呼吸抑制作用较轻；很少产生依赖性；可引起烦躁不安、心血管兴奋等不良反应。根据其拮抗作用的程度不同，这类药中有些药物（如喷他佐辛、丁丙诺啡、纳布啡等）主要用作镇痛药，另一些药物（如烯丙吗啡）主要用作拮抗药。

（一）喷他佐辛

喷他佐辛商品名镇痛新，为苯吗啡烷类合成药。

喷他佐辛的镇痛强度为吗啡的 $1/4\sim1/3$，即此药 $30\sim40$ mg 相当于吗啡 10mg。肌内注射后 20 分钟起效,持续约 3 小时。此药不产生欣快感,剂量较大时反可激动 σ 受体而产生焦虑、不安等症状。由于它兼有弱的拮抗效应,很少产生依赖性。

此药的呼吸抑制作用与等效吗啡相似,主要也是使呼吸频率减慢。对心血管的影响不同于吗啡,可使血压升高,心率增快,血管阻力增高和心肌收缩力减弱,故禁用于急性心肌梗死时镇痛。对胃肠道的影响与吗啡相似,但较少引起恶心、呕吐,升高胆道内压力的作用较吗啡弱。没有缩瞳作用。

口服后容易吸收,但通过肝脏的首过消除大,生物利用度仅 20%。口服后 1～3 小时、肌内注射后 15～45 分钟达血浆峰浓度,与血浆蛋白结合率 35%～64%。此药亲脂性较吗啡强,在体内分布广泛,分布容积 3L/kg。容易透过血-脑脊液屏障,也可透过胎盘。此药主要在肝内经受生物转化,其甲基氧化成醇,再与葡萄糖醛酸结合,代谢物随尿排出。5%～25% 的以原形从尿排出,不到 2% 的随胆汁从粪便排出。消除半衰期 2～3 小时。

对大剂量喷他佐辛引起的呼吸抑制和中毒症状,不能用烯丙吗啡对抗,但可用纳洛酮对抗。

喷他佐辛主要用于镇痛。临床麻醉中与地西泮合用,可实施改良法神经安定镇痛,但由于此药可引起烦躁不安、血压升高、心率增快等不良反应,已很少应用。

(二)地佐辛

地佐辛主要通过激动 κ 受体产生镇痛作用,其镇痛强度、起效时间和作用持续时间与吗啡相当。对 μ 受体具有激动和拮抗双重作用,使呼吸抑制和成瘾的发生率降低。

地佐辛在人体内吸收、分布迅速,表观分布容积大、半衰期长、清除慢。当稳态血药浓度超过 5～9ng/mL 时,产生缓解术后疼痛的作用;当平均峰浓度达到 45ng/mL 时则出现不良反应。出现最大镇痛作用的时间比血药浓度达峰时间晚 11～60 分钟。肌内注射 10mg 达峰时间为 10～90 分钟,平均血药浓度为 19(10～38)ng/mL。5 分钟内静脉注射 10mg,平均终末半衰期为 2.4(1.2～7.4)小时,平均分布体积为 10.1(4.7～11.1)L/kg,平均全身清除率为 55(28～111)mL/(kg·min)。剂量超过 10mg 时,呈非线性代谢。静脉注射 5mg,10mg,剂量与血药浓度成正比,但静脉注射大于 11mg 后与 5mg,10mg 相比,血清浓度时间曲线下面积(AUC)大 25%,全身清除率低 11%。所用剂量的 2/3 是由尿排泄,其中有 1% 为原形药,剩余的是葡萄糖苷酸的共轭物。静脉注射 10mg 后肝硬化患者的全身清除率没有变化,但分布容积与半衰期比正常者增加 30%～50%。因为地佐辛主要是以葡萄糖苷酸的共轭物由尿排泄,肾功能不全者应减量和谨慎使用。

地佐辛可用于需要阿片类镇痛药治疗的各种疼痛。应根据患者的体重、年龄、疼痛程度、身体状况及服用其他药物的情况调整剂量。肌内注射:推荐成人单剂量为 5～10mg,必要时每隔 3～6 小时给药一次,最高剂量每次 10mg,最多不超过 100mg/d。静脉注射:初剂量为 5mg,以后 2.5～10mg/2～4 小时。地佐辛也可用于麻醉镇痛和术后镇痛。

主要的不良反应为:①恶心、呕吐、镇静及注射部位反应,发生率为 3%～9%。②头晕发生率在 1%～3%。③单次用药组:轻度恶心发生率为 1.4%。④用药一周:轻至中度的呕吐、恶心和头晕发生率 29.4%。⑤出汗、寒战、脸红、低血压、便秘、尿潴留、瘙痒、红斑等发生率＜1%。未明确因果关系的不良事件有:碱性磷酸酶及血清谷丙转氨酶升高、耳充血、耳鸣。

使用时注意事项：地佐辛含有焦亚硫酸钠，硫酸盐对于某些易感者可能引起致命性过敏反应和严重哮喘。具有阿片拮抗剂的性质，对麻醉药有躯体依赖性的患者不推荐使用。对于脑损伤、颅内损伤或颅内压高的患者，如有呼吸抑制，可能会升高脑脊液压力。患有呼吸抑制、支气管哮喘、呼吸道梗阻的患者要减量。经过肝脏代谢和肾脏排泄，肝、肾功能不全者应用本品应减量。18 岁以下患者用药的安全性和有效性尚未确定。老年人应减少最初剂量，随后剂量个体化。

（三）布托啡诺

布托啡诺为吗啡喃的衍生物，作用与喷他佐辛相似。其激动强度约为喷他佐辛的 20 倍，而拮抗强度约为其 10～30 倍。由于对 σ 受体的亲和力低，很少产生烦躁不安等不适感。其镇痛效价约为吗啡的 4～8 倍，哌替啶的 30～40 倍。其作用持续时间与吗啡相似，肌内注射 2mg 可维持镇痛 3～4 小时。

此药也有呼吸抑制作用，但较吗啡为轻，且在 30～60μg/kg 剂量范围内并不随剂量加大而加重。对心血管的影响轻微，很少使血压下降，有时反使血压升高。

肌内注射后吸收迅速完全。与血浆蛋白结合率为 65%～90%。在肝内经生物转化，形成羟基布托啡诺，大部分随胆汁排出，部分从尿中排出。清除率 3.8L/(kg·min)，消除半衰期 2.5～3.5 小时。

此药口服后生物利用度仅 5%～17%。最近提出可采用经鼻给药途径，生物利用度可增加到 48%～70%。经鼻给药后的血药浓度-时间曲线与静脉注射和肌内注射后的曲线相似，表明不经过肝脏首关代谢，也不在鼻黏膜代谢。经鼻给药后吸收迅速，15 分钟内产生镇痛效应，30～60 分钟达峰浓度。每 6 小时给药一次，48 小时达稳态浓度，相当于单次给药的 1.8 倍。

临床上主要用于手术后中度至重度疼痛。经鼻给药的剂量为 1～2mg，以喷雾法经一个鼻孔给 1mg；严重疼痛时经另一鼻孔再给 1mg。其效果与肌内注射哌替啶相比，无显著差别。一般以不超过 3 天为宜，以免鼻黏膜受刺激而充血。

（四）丁丙诺啡

丁丙诺啡商品名 Temgesic，为蒂巴因的衍生物。

丁丙诺啡是真正的 μ 受体部分激动药，可产生封顶效应。此药为长效和强效镇痛药，其镇痛强度约为吗啡的 30 倍，即此药 0.3mg 相当于吗啡 10mg。由于对 μ 受体亲和力强（约为吗啡的 50 倍），从 μ 受体释出慢，故其作用持续时间长，至少维持 7～8 小时，甚至可长达 18 小时。由于对 μ 受体有很强的亲和力，可置换结合于 μ 受体的麻醉性镇痛药，从而产生拮抗作用。此药不引起烦躁、不安等不适感。

此药的呼吸抑制作用与吗啡相似，但出现较慢，肌内注射后 3 小时出现最大呼吸抑制效应，持续时间也较吗啡为长。纳洛酮对其呼吸抑制只有部分拮抗作用。对心血管的影响与吗啡相似，使心率减慢，血压轻度下降，对心排出量和外周血管阻力无明显影响。

此药肌内注射后吸收迅速，注射后 5 分钟血药浓度与静脉注射后相似。由于亲脂性强，进入体内后迅速分布到脑和其他组织，分布容积 1.5～2.8L/kg，与血浆蛋白结合率为 96%。在体内只有 1/3 在肝内经受生物转化，代谢物随尿和胆汁排出，约 2/3 未经代谢以原形随胆汁由粪便排出。清除率 13～19mL/(kg·min)，消除半衰期约 3 小时。

此药主要用于手术后镇痛,肌内注射 0.3mg 可维持镇痛效果 6～8 小时。临床麻醉中有人试用此药替代芬太尼施行复合全麻,但并无突出的优点,故未得到广泛应用。

(五)烯丙吗啡

烯丙吗啡又名 N-烯丙去甲吗啡,商品名 Lorfan,其化学结构是吗啡的 N-甲基被烯丙基($-CH_2CH=CH_2$)取代。

此药的镇痛强度与吗啡相似,但不产生欣快感,而且由于对 σ 受体有强的激动效应,反可引起烦躁不安等不适感,故临床不将它作为镇痛药应用。此药也有呼吸抑制作用,相当于等效吗啡的 74%,使分钟通气量减少约 36%,但持续时间较吗啡短。

烯丙吗啡可拮抗阿片受体激动药的作用,包括镇痛、欣快感、呼吸抑制、瞳孔收缩等作用,但对镇痛作用拮抗不完全,其拮抗效价大体是烯丙吗啡 1mg 拮抗吗啡 3～4mg。对于麻醉性镇痛药成瘾者,烯丙吗啡激发戒断症状,故可用于麻醉性镇痛药成瘾的诊断。对于喷他佐辛和其他阿片受体激动-拮抗药引起的呼吸抑制,烯丙吗啡不仅无拮抗作用,反可使之加重。对于巴比妥类和全身麻醉药所致的呼吸抑制,烯丙吗啡也无拮抗作用,而且由于其本身的呼吸抑制作用,还可使之加重。

此药经皮下注射后吸收迅速,15～30 分钟血药浓度即达峰值。易于透过血-脑脊液屏障,皮下注射后 90 分钟脑内浓度为相同剂量吗啡的 3～4 倍。其药效持续时间为 1～4 小时。此药也在肝内经生物转化,大部分与葡萄糖醛酸结合后随尿排出,小部分以原形从尿中排出。

此药主要用于阿片受体激动药急性中毒的解救。临床麻醉上用于复合全麻结束时拮抗阿片受体激动药的残余作用以恢复自主呼吸。一般先静脉注射 10mg 或 150μg/kg,10 分钟后再注射首次剂量的一半。由于此药兼有激动阿片受体的效应,近年来已被纳洛酮取代。

八、阿片受体拮抗药

阿片受体拮抗药本身对阿片受体并无激动效应,但对 μ 受体有很强的亲和力,对 κ 受体和 δ 受体也有一定的亲和力,可移除与这些受体结合的麻醉性镇痛药,从而产生拮抗效应。当前临床上应用的阿片受体拮抗药,主要是纳洛酮,其次是纳曲酮和最近合成的纳美芬。

(一)纳洛酮

纳洛酮又名 N-烯丙去甲羟基吗啡酮,与羟基吗啡酮的关系恰如烯丙吗啡和吗啡的关系。

纳洛酮拮抗麻醉性镇痛药的强度是烯丙吗啡的 30 倍,不仅可拮抗吗啡等纯粹的阿片受体激动药,而且可拮抗喷他佐辛等阿片受体激动-拮抗药,但对丁丙诺啡的拮抗作用较弱。静脉注射后 2～3 分钟即可产生最大效应,作用持续时间约 45 分钟;肌内注射后 10 分钟产生最大效应,作用持续时间约 2.5～3 小时。

此药的亲脂性很强,约为吗啡的 30 倍,易于透过血-脑脊液屏障。静脉注射后脑内药物浓度可达血浆浓度的 4.6 倍,而吗啡脑内浓度仅为血浆浓度的 1/10。因此纳洛酮起效迅速,拮抗作用强。此药的分布容积为 1.81L/kg,与血浆蛋白结合率为 46%。主要在肝内经生物转化,与葡萄糖醛酸结合后随尿排出,清除率 14～30mL/(kg·min),消除半衰期 30～78 分钟。由于在脑内的浓度下降迅速,故药效维持时间短。

纳洛酮是目前临床上应用最广的阿片受体拮抗药,主要用于:①拮抗麻醉性镇痛药急性中毒的呼吸抑制;②在应用麻醉性镇痛药实施复合全麻的手术结束后,用以拮抗麻醉性镇痛药的残余作用;③娩出的新生儿因受其母体中麻醉性镇痛药影响而致呼吸抑制,可用此药拮抗;④对疑为麻醉性镇痛药成瘾者,用此药可激发戒断症状,有诊断价值。

由于此药的作用持续时间短暂,用于解救麻醉性镇痛药急性中毒时,单次剂量拮抗虽能使自主呼吸恢复,一旦作用消失,可再度陷入昏睡和呼吸抑制。为了维持药效,可先静脉注射 0.3～0.4mg,15 分钟后再肌内注射 0.6mg,或继之以静脉输注 $5\mu g/(kg \cdot h)$。

应用纳洛酮拮抗大剂量麻醉性镇痛药后,由于痛觉突然恢复,可产生交感神经系统兴奋现象,表现为血压升高、心率增快、心律失常,甚至肺水肿和心室纤颤,须注意。

近年来的研究提出,创伤应激可引起 β-内啡肽释放,并认为休克时心血管功能障碍与 β-内啡肽的作用有关,因而提出了应用纳洛酮治疗休克的可能性。动物实验虽有支持这一理论的报道,但临床效果并不满意。

最近还有人用纳洛酮解救酒精急性中毒,取得突出的效果。静脉注射 0.4～0.6mg 后几分钟即可使意识恢复。其作用机制可能是酒精的某些代谢物具有阿片样作用,而纳洛酮可拮抗这些代谢物。

(二)纳曲酮

纳曲酮的化学结构与纳洛酮相似,只是 N 上烯丙基被环丙甲基取代。

此药基本上是纯粹的阿片受体拮抗药,其拮抗强度在人体中约为纳洛酮的 2 倍,作用持续时间可长达 24 小时。

口服后吸收迅速,1 小时血浆浓度达峰值,生物利用度为 50%～60%。与血浆蛋白结合率 20%。分布容积 16.1L/kg。生物转化途径主要是还原后再与葡萄糖醛酸结合,最后从尿中排出。口服后消除半衰期 4～10 小时,其差别与个体之间肠肝再循环的变异有关。

此药主要用于阿片类药成瘾者的治疗,先停用阿片类药 7～10 天,再试用纳洛酮证实不再激发戒断症状后可开始用纳曲酮治疗。由于此药目前只有口服制剂,临床麻醉中无应用价值。

(三)纳美芬

纳美芬是纳曲酮的衍生物,与后者的区别是 6 位的氧被亚甲基取代。

纳美芬是纯粹的阿片受体拮抗药,与阿片受体激动药竞争中枢神经系统中 μ、δ、κ 受体的作用位点,本身无激动作用。其 6 位的亚甲基基团不仅增加其效价和延长其半衰期,而且增加其口服的生物利用度。其效价在狝猴中为纳洛酮的 16 倍,在大鼠中为纳曲酮的 12 倍,纳洛酮的 28 倍。临床观察表明,纳美芬0.4mg拮抗吗啡的呼吸抑制效应与纳洛酮 1.6mg 的效果相同或更佳。其作用持续时间约为纳洛酮的 3～4 倍。作用持续时间与剂量相关:0.5mg 至少维持 2 小时,1mg 维持 4 小时,2mg 维持 8 小时以上。

此药对小鼠、大鼠和兔的毒性很低,治疗指数约为 5000。人对纳美芬的耐受良好,即使剂量增至 12～24mg,也只产生头沉、视力模糊、讲话费力等轻度不良反应,而临床最大剂量为 1～2mg,表明此药的安全性很大。

静脉注射后,血浆浓度呈三相方式下降。先经数分钟的快分布相,再经慢分布相(0.9～2.5 小时),最后经终末相,其消除半衰期约 8.2～8.9 小时。稳态分布容积甚大,达 485L±

123L,表明其分布广泛。清除率为 60～65L/h,相当于肝血流量的 70%,表明口服后首过代谢明显。口服后生物利用度为 40%～56%。其主要代谢途径是在肝脏与葡萄糖醛酸或硫酸结合后从尿中排出,约 5% 的以原形由尿排出。

此药在临床上尚处于试用阶段,主要用于拮抗麻醉性镇痛药。临床麻醉时为拮抗麻醉性镇痛药的残余作用,可先静脉注射 $0.25\mu g/kg$(心脏病患者可从 $0.1\mu g/kg$ 剂量开始),每 2～5 分钟注射一次,直到出现疗效为止,总量一般不超过 $1\mu g/kg$。用于麻醉性镇痛药急性中毒的救治,先静脉注射 0.5mg/70kg,2～5 分钟后增至 1mg/70kg,总量不超过 1.5mg/70kg。临床上还将此药试用于酒精中毒及酒精成瘾的治疗。

九、非阿片类中枢性镇痛药

近年来合成的新型镇痛药曲马朵和 α_2 受体激动药属于非阿片类中枢性镇痛药。它们的镇痛作用机制与阿片类药不完全相同。

(一)曲马朵

1.药理作用

曲马朵虽然也可与阿片受体结合,但其亲和力很弱,对 μ 受体的亲和力相当于吗啡的 1/6000,对 κ 和 δ 受体的亲和力则仅为对 μ 受体的 1/25。可以完全拮抗吗啡抗伤害效应的剂量的纳洛酮,只能使曲马朵抗伤害效应减少 45%。因此对曲马朵的镇痛作用不能完全用阿片受体机制来解释。现知曲马朵具有双重作用机制,除作用于 μ 受体外,还抑制神经元突触对去甲肾上腺素和 5-羟色胺的再摄取,并增加神经元外 5-羟色胺浓度,这归因于曲马朵是一消旋混合体,其(+)对映体对 μ 受体有较强的亲和力,并抑制单胺下行性抑制通路,影响痛觉传递而产生镇痛作用。此双重作用机制对 5-羟色胺再摄取有更强的抑制作用,而(-)对映体对去甲肾上腺素的再摄取有更强的抑制作用。

临床上此药的镇痛强度约为吗啡的 1/10。口服后 20～30 分钟起效,维持时间约 3～6 小时,肌内注射后 1～2 小时产生峰效应,镇痛持续时间约 5～6 小时。其镇痛作用可被纳洛酮部分地拮抗。此药不产生欣快感,镇静作用较哌替啶稍弱,其镇咳作用约为可待因的 50%。治疗剂量不抑制呼吸,大剂量则可引起呼吸频率减慢,但程度较吗啡轻。

对心血管系统基本无影响,静脉注射后 5～10 分钟产生一过性心率增快和血压轻度增高,不引起缩瞳,也不引起括约肌痉挛,无组胺释放作用。

动物实验证明,此药仅产生轻微耐受性和依赖性。临床观察表明,产生依赖性的危险很小,约为 1/10 万。

2.体内过程

曲马朵口服后可迅速而几乎完全吸收(至少 90%)。口服后 2 小时血药浓度达峰值。单次服药后生物利用度 65%～68%,显著高于吗啡;多次服用后增至 90%～100%。对组织的亲和力高,表观分布容积 203L(静脉注射)～306L(口服),与血浆蛋白结合率约为 20%。

此药在肝脏内降解,口服后约 85% 被代谢,先经 N- 或 O-脱甲基,然后与硫酸或葡萄糖醛酸结合。代谢物中只有一个(O-去甲曲马朵)有药理活性,对 μ 受体的亲和力约为曲马朵的

200 倍。口服后约 90％代谢物经肾脏排出,其余随粪便排出。消除半衰期为 5～6 小时。肝、肾功能障碍时,消除半衰期延长约 1 倍。同时服用卡马西平,消除半衰期缩短约 50％。

3.临床应用

曲马朵主要用于急性或慢性疼痛。用于手术后中度至重度疼痛,可达到与吗啡相似的镇痛效果;由于不产生呼吸抑制作用,尤其适用于老年人、心肺功能差的患者以及日间手术患者。口服后效果几乎与胃肠道外给药相等。成人常用剂量为口服 50mg;必要时可增加到 100mg。由于维持时间长,每日 2～3 次即可。静脉注射针剂 100mg,每次 50～100mg。术后镇痛负荷剂量 50mg,持续静脉输注 20～40mg/h。

(二)α₂ 受体激动剂

近年来,α₂ 肾上腺素能受体激动剂是发展最快的药物之一,并在临床麻醉中开始广泛使用。其早期的代表药为合成于 1962 年的可乐定。20 世纪末,Orion Pharma(芬兰)公司和 Abott(美国)公司合作研制开发了新型 α₂ 肾上腺素能受体激动药-盐酸右美托咪定(DEX)注射液,于 2000 年 3 月在美国首次上市,其为 α₂ 肾上腺素能受体激动药美托咪定的右旋异构体。

1.药理作用

α₂ 肾上腺素能受体激动药具有镇静、抗焦虑、催眠、镇痛和解交感作用,临床上常用于增强麻醉药的作用,稳定血流动力学。

脑与脊髓的阿片受体和 α₂ 肾上腺素能受体是疼痛调节的主要位点,α₂ 肾上腺素能受体激动药的镇痛作用机制与 μ 受体激动药类似,二者可激活相同的信号转导通路,引起神经细胞膜钾通道开放,使突触后神经元细胞超极化,从而对伤害性刺激无应答,有效阻止疼痛通路的传导。此外,还抑制脊髓 P 物质释放,并可与胆碱能、嘌呤及 5-羟色胺疼痛系统相互作用。许多研究表明,全身和椎管内应用 α₂ 受体激动药具有抗伤害性刺激作用,能减轻动物对强刺激的行为反应。脊髓中有肾上腺素能和 5-羟色胺能下行抑制系统,该抑制系统起源于脑干,其神经细胞体有下行轴索直达脊髓背角表面层,当激活则释放去甲肾上腺素,去甲肾上腺素主要激活突触后 α₂ 肾上腺素能受体从而抑制伤害细胞的冲动释放。实验证明椎管内应用可乐定能加强全身或椎管内应用阿片类药的抗伤害刺激作用,而且纳洛酮仅能拮抗阿片类药物的镇痛作用,而对可乐定的镇痛作用无影响。同样在脊髓以上部位应用可乐定就不能产生抗伤害刺激或镇痛作用,由此说明,可乐定的镇痛作用局限于脊髓,且仅能用相应的 α₂ 受体拮抗剂拮抗。在硬膜外腔注射可乐定后并不降低脊髓血流,因此,可乐定的镇痛作用与脊髓缺血无关。因此,将 α₂ 肾上腺素能受体受体激动药用于治疗疼痛时,硬膜外和鞘内注射较静脉给药更为可取。

与阿片类药物不同,右美托咪定不引起动物痛觉过敏,停药后也无异常疼痛。已发现,阿片成瘾者在戒断期间蓝斑核肾上腺素能神经元发放冲动速度加快,每次冲动引起的去甲肾上腺素释放量增加,去甲肾上腺素外溢也增加。可乐定能通过激活蓝斑核神经元突触前膜的 α₂ 受体,反馈性抑制去甲肾上腺素释放,从而抑制高度活动的蓝斑核肾上腺素能神经元,使阿片戒断综合征得以安全有效治疗,而且无欣快感。因此,α₂ 肾上腺素能受体激动药可用于阿片类药物快速脱毒、可卡因戒断症状以及长时间镇静引起的医源性苯二氮䓬类药和阿片类药物的耐受。

2.体内过程

该药具有广泛的首关效应,口服生物利用度很低,肌内或静脉注射生物利用度为73%,透皮贴剂生物利用度为88%。经皮下或肌内注射给药后快速吸收,达峰时间为1小时。

静脉输注右美托咪定后镇痛效应的起效时间为30分钟,用药后15~30分钟血浆肾上腺素水平达到最大限度降低,最大心血管效应时间为60~90分钟。

肌内注射右美托咪定后镇痛效应维持时间为2.5小时,静脉注射后降压与镇静作用持续时间达4小时。

右美托咪定几乎完全被生物转化,极少以原形从尿和粪便中排出。右美托咪定的终末清除半衰期($T_{1/2}$)大约为2小时,清除率大约为39L/h。持续输注10分钟的时量相关半衰期为4分钟,输注8小时为250分钟。肾功能受损者清除半衰期延长。

3.临床应用

右美托咪定一般不单独应用提供镇痛,常与其他镇痛药物联合应用,右美托咪定与不同的阿片类药物联合应用可以减少阿片类药物的消耗量,降低疼痛强度,延长术后首次使用镇痛药的时间。

(1)超前镇痛:多数研究认为,麻醉前10分钟静脉输注右美托咪定0.5~1μg/kg,能够产生明显的超前镇痛作用,减少术后阿片类镇痛药物的消耗量,减少恶心、呕吐及寒战等不良反应。

(2)术中镇痛:右美托咪定术中持续输注可以减少麻醉性镇静药及镇痛药的用量,对抗阿片类药物引起的肌肉强直、减轻气管插管及拔管的应激反应,可明显改善麻醉苏醒过程。根据不同的手术刺激及患者的个体差异,推荐输注速度0.2~0.7μg/(kg·h),负荷剂量可依据患者情况。需要注意的是,长时间输注此药可产生体内蓄积,引起苏醒延迟,应于手术结束前30~40分钟停止输注以避免出现苏醒延迟情况。接受全凭静脉麻醉(TIVA)的患者,术中右美托咪定持续输注,明显降低手术的应激反应,可以与硬膜外联合全身麻醉的效应相媲美。另外,脊麻下进行膝关节置换术的患者术中应用右美托咪定进行镇静,能够产生术后镇痛效应,对此类患者实施多模式镇痛管理提供了又一种选择。

(3)术后镇痛。

静脉镇痛:研究发现,使用静脉装置进行术后镇痛的患者,右美托咪定与阿片类药物联合应用,采取不同的药物配比方案,均取得了明显的镇痛效果。联合用药术后24小时额外镇痛药的用量比单药组降低,同时自术后2小时起,复合组患者的VAS评分明显降低,术后恶心、呕吐的发生率也低于单药组。

硬膜外阻滞:1.5μg/kg的右美托咪定混合150mg左布比卡因于100mL生理盐水,用于剖宫产术后患者自控硬膜外镇痛(PCEA),右美托咪定组PCEA药液消耗量与补救镇痛率明显降低,镇痛满意度升高,头晕和尿潴留的发生率降低,未见硬膜外镇痛有关低血压、心动过缓和呼吸抑制。在儿童骶管阻滞时加入0.5~2μg/kg不等的右美托咪定,与不同的长效局部麻醉药联合,可降低局麻药的EC_{50}和EC_{95},延长麻醉的镇静和镇痛时间,未见明显不良反应和神经系统并发症。

区域阻滞：拟行肩关节手术的患者进行臂丛神经阻滞，将 $0.5\mu g/kg$ 右美托咪定，无论与长效局麻药罗哌卡因联合应用于臂丛或溶于 50mL 生理盐水中静脉输注，与生理盐水对照组相比，均能够延长臂丛阻滞的镇痛时间，不影响运动阻滞时间。之前的研究也发现将 $1\mu g/kg$ 右美托咪定与 2%利多卡因及 0.75%罗哌卡因混合液进行锁骨上臂丛神经阻滞，可降低 VAS 评分，显著延长上肢手术后镇痛时间，提高镇痛效果，未见不良反应发生。

皮下镇痛：加拿大学者报道了一位晚期宫颈癌患者，随着病情进展出现顽固的盆腔神经性疼痛和精神错乱，使用美沙酮、加巴喷丁、氯胺酮、极量羟吗啡酮及舒芬太尼，均不能缓解，经持续皮下输注右美托咪定，滴定至疼痛缓解，患者安静地度过了生命的最后时期。国内学者将右美托咪定 $200\mu g$ 复合芬太尼0.5mg用于腹腔镜结直肠癌根治术后皮下镇痛，不仅减少了阿片类药物的用量及恶心呕吐的发生率，还提高了术后睡眠质量。

右美托咪定作为一种新型高选择性 α_2 受体激动剂，作用于脑和脊髓的 α_2 受体，具有中度的镇痛作用。术前术中应用可以减轻麻醉手术引起的应激反应，维持循环稳定，减少麻醉药用量。与阿片类药物或局部麻醉药联合应用对疼痛有很好的治疗效果。但右美托咪定的相关不良反应也不容忽视，其在疼痛治疗方面中应用的有效性和安全性还需要更多的临床研究予以证实。

第四节　局部麻醉药

局部麻醉药(简称局麻药)能可逆地阻断神经冲动的发生和传导，使其相应的分布区域暂时失去感觉，尤其是痛觉，运动和自主神经功能消失，从而为外科手术创造了手术条件。其临床应用极为广泛，临床麻醉中，局麻药的用法有多种，包括直接注入组织、表面应用和静脉注射，可产生临床效应的部位有椎管内、周围神经、黏膜、皮肤、心脏和气道。

一、局麻药作用机制

(一)神经解剖
(1)周围神经是包含传入和传出纤维的混合神经，可分为髓鞘神经纤维(直径>1μm)和无髓鞘神经纤维(直径<1μm)。

(2)若干单条神经汇聚为神经束，由神经束膜包绕。

(3)围绕髓鞘神经纤维和无髓鞘神经纤维的保护层为阻止局麻药浸入的重要屏障。

(4)神经纤维根据直径、传导速率、有无髓鞘和功能进行分类。一般而言，有髓鞘和神经纤维直径大者，传导速率快。

(二)神经传导的电生理
(1)离子通过半透膜的不均衡性为神经元静息电位的电生理基础，为发动和维持电冲动提供了必需的势能。

(2)神经膜静息电位平均为$-70 \sim -60 \mathrm{mV}$,内负外正。细胞内钾离子浓度为细胞外的10倍,从而维持了细胞内外的钾离子梯度。

(3)相对于静息电位主要依靠细胞内外钾离子的不均衡分布,动作电位的产生主要由于电压依从性钠通道的激活。

(4)动作电位产生和扩布后,由于细胞内外钠离子均衡性增加、时间控制性钠离子传导减弱和电压控制性钾离子传导增强,则出现复极化。

(三)局麻药作用的分子机制

(1)受体调节学说:局麻药通过阻止钠离子内流,与钠通道直接相互作用而发挥局部麻醉作用,此为局麻药作用机制的最恰当解释。关于局麻药如何阻止钠离子内流的学说目前公认的是受体学说,即局麻药直接作用细胞膜电压门控钠通道,从而抑制钠内流,阻断动作电位的产生。而且局麻药主要是可逆地阻断钠通道的内口,而不是外口,并且与钠通道上一个或更多的受体结合。

局麻药阻滞钠离子内流的作用具有使用依赖性,也就是频率依赖性,神经组织受到的刺激频率越高,开放的通道数目越多,受阻滞就越明显,局麻药作用也越强。也就是说局麻药的作用与神经状态有关,局麻药对静息状态下的神经作用较弱,增加电刺激频率则使局麻药的作用加强。

(2)局麻药通过改变围绕钠通道的膜脂质,从而间接影响钠通道,或直接与其蛋白结构相互作用而发挥效应。

(3)钠通道阻滞减弱了神经元动作电位的形成和扩布。

(四)周围神经阻滞机制

(1)局麻药通过数种机制阻滞周围神经功能,包括钠通道阻滞和由此产生的神经元动作电位形成和扩布减弱等。

(2)临床上可观察到感觉阻滞差别,如温觉丧失后,尖锐痛觉丧失,其后为轻微触觉丧失。

曾错误地认为感觉阻滞顺序可反映无髓鞘神经纤维传导温觉的敏感性强于髓鞘神经纤维传导触觉的敏感性。

对感觉阻滞差别的解释非常复杂,主要与局麻药接触神经纤维的长度、膜刺激频率和局麻药特性有关。相对于粗神经纤维,细神经纤维仅需与局麻药接触一小段($<1\mathrm{cm}$),即可出现感觉阻滞。

(五)神经根阻滞机制

(1)局麻药阻滞脊髓后角的离子通道,如钠、钾、钙通道。

(2)除阻滞离子通道外,局麻药还可影响痛觉通路和伤害性神经递质的突触后效应。

二、药理学和药效动力学

(一)化学特性及其与药物活性和效能的关系

(1)临床常用的局麻药主要由芳香基团、中间链和氨基团这三部分组成,芳香基团为苯核,是局麻药亲脂疏水性的主要结构,这部分结构不同,也就一决定了不同脂溶性的局麻药。中间链长 0.6～0.9nm,由酯键或酰胺键组成,这部分决定了局麻药的代谢途径并影响其作用强度,在一定范围内,链增长则麻醉强度也增加。氨基大部分为叔胺,少部分为仲胺;氨基团决定了局麻药的亲水疏脂性,主要影响药物分子的解离度。

(2)根据中间链的不同,局麻药可分为酯类局麻药和酰胺类局麻药两大类,中间链为酯键者为酯类局麻药,常用的有普鲁卡因、氯普鲁卡因和丁卡因;中间链为酰胺键者为酰胺类局麻药,常用的有利多卡因、布比卡因(丁哌卡因)、丙胺卡因、罗哌卡因和依替卡因等。

按局麻药作用时效分为:①短效局麻药:有普鲁卡因、氯普鲁卡因;②中效局麻药:有利多卡因、甲哌卡因和丙胺卡因;③长效局麻药:有丁卡因、布比卡因、罗哌卡因和依替卡因。

(3)临床应用的局麻药多为弱碱性的叔胺或仲胺,铵基不溶于水且不稳定,为了临床应用,必须与酸结合形成可溶于水的盐。在水溶液中盐可解离为带电荷、可溶于水的阳离子和不带电荷、可溶于脂的碱基。碱基与阳离子的比例取决于局麻药本身的 pKa 与其周围的 pH 值。pKa 为各局麻药所固有。

大多数的局麻药的 pKa 处于 7.5～9.0。pH 值升高,碱基浓度增加,增强局麻药透过神经膜的能力。这就可以解释为什么酸中毒的患者使用局麻药时作用较差,尤其是作用较弱的局麻药。将局麻药的 pH 值和 pKa 结合起来,可决定局麻药每一形式的存在数量。

(4)脂溶性的大小与局麻药的作用强度相关,脂溶性高其麻醉作用强度也大。增加局麻药的脂溶性,可增强局麻药通透神经膜和其他脂溶性隔室的能力,麻醉作用强度就增加,但减缓了局麻药的起效速度。

(5)蛋白结合影响局麻药活性,蛋白结合率越高,药物作用时间越长,因为局麻药仅非蛋白结合形式方有药理活性。

(6)局麻药的分子结构决定其理化性质和药理性质,立体异构体不同,其在麻醉效能、药代动力学和全身毒性方面也有所不同。

(二)局麻药混合应用

(1)局麻药混合应用旨在利用不同药物的优缺点相互补偿,以便于获得较好的临床效果。一般将起效快的短效局麻药与起效慢的长效局麻药混合应用,临床中多先注入起效快的药物,而后在适当时机注入长效药物。例如利多卡因与丁卡因;布比卡因或罗哌卡因合用于硬膜外阻滞。

(2)局麻药混合应用其全身毒性是叠加的。

(三)局麻药的快速耐药性

(1)系指反复注射相同剂量的局麻药之后,出现神经阻滞效能减弱,时效缩短,连续硬膜外阻滞时甚至有缩小阻滞节段范围的趋势。尤其当上次局麻药消退的第一次体征出现后 15 分钟才追加局麻药,更容易出现快速耐药性。反复注药的次数越多,就越容易出现。

(2)快速耐药性与局麻药的 pKa 直接相关,如 pKa 接近于 7.4 的局麻药(如甲哌卡因)更易于出现。

(3)可能与注射部位的局部组织反应有关,例如组织水肿和纤维蛋白沉淀可阻碍药物的弥散。

(4)局麻药的快速耐药性可被用药间隔时间影响。及时追加局麻药、混合使用局麻药可有效延缓快速耐药性的发生。痛觉尚未恢复即追加用药,则不易引起快速耐药。

(四)增强局麻药活性的附加药物

(1)局麻药中加入适量肾上腺素,肾上腺素的收缩血管作用可以减慢局麻药在作用部位的吸收,降低血内局麻药的浓度,延长局麻药的作用时间,增强神经阻滞效能,减少全身的不良反应。

肾上腺素与脊髓和大脑内的 α_2 肾上腺素受体相互作用,可产生镇痛效应。肾上腺素加入局麻药液中,也可发挥镇痛效应。

(2)阿片类药加入局麻药液中,用于硬膜外和蛛网膜下隙阻滞,可产生协同镇痛和麻醉作用,而不增加毒性反应。

周围阿片受体使注入关节腔内和手术切口周围的阿片类药-局麻药合液发挥镇痛效应。

阿片类药-局麻药混合液不增强周围神经阻滞效果。

(3)可乐定等 α_2 肾上腺素受体激动剂系通过激活脊髓后角突触后 α 受体,而产生协同镇痛效应。可乐定还直接抑制周围神经(A 和 C 神经纤维)传导。

三、局麻药的药代动力学

(一)局麻药从神经组织和体内的清除,决定其时效和潜在毒性
(1)局麻药的血药浓度决定了其毒性大小。
(2)吸收入血少的局麻药临床安全范围广。

(二)影响局麻药吸收的因素
影响局麻药吸收的因素包括剂量大小,注药的部位,是否加用血管收缩药。还有理化特性,如脂溶性、血浆蛋白结合率等。在不同部位注射局麻药后,局麻药吸收速率按下列顺序递减:肋间>骶管>硬膜外>臂丛>蛛网膜下隙>皮下浸润;在同一部位注药时,局麻药的吸收速率与该部位血流灌注是否充足有关。大多数局麻药加入血管收缩药后可明显降低吸收速率,比如利多卡因、甲哌卡因等。

(三)分布
(1)局麻药吸收后的局部分布取决于各药理化性质、组织血液灌注量、局麻药在房室间的分配系数和蛋白结合率。时效较短的局麻药(如利多卡因、普鲁卡因)在体内呈二室模式分布;时效较长、脂溶性较高的局麻药(如丁卡因、布比卡因)则属于三室模式。
(2)局麻药毒性反应主要表现为中枢神经系统和心血管系统毒性。

(四)消除
(1)酯类局麻药主要通过血浆胆碱酯酶清除,也有小部分以原形排出。
(2)酰胺类局麻药主要通过肝微粒体酶、酰胺酶分解。不同局麻药在肝脏内代谢速率各不相同,代谢产物主要经肾脏排出,还有小部分通过胆汁排出。

(五)临床药代动力学
(1)掌握局麻药药代动力学知识,有助于了解局麻药最高麻醉浓度(C_{max}),减少了应用中毒剂量的可能。
(2)一些特定情况下,药代动力学难以预测,因为生理和病理生理特点可影响局麻药的药

代动力学。

四、局麻药的临床应用

局麻药临床上主要用于局部麻醉和镇痛，静脉局部麻醉，周围神经阻滞（单次注射或持续输注），表面麻醉和抑制气管插管的不良反应。局麻药的浓度、剂量与用法（表 1-3）。

表 1-3　局麻药的浓度、剂量与用法

局麻药	浓度(%)	用法	起效	作用时效(小时)	推荐单次最大剂量(mg)
酰胺类					
布比卡因	0.25	局部浸润	快	2～8	175/225＋肾上腺素
	0.25～0.5	神经阻滞	慢	4～12	175/225＋肾上腺素
	0.5～0.75	硬膜外麻醉	中	2～5	175/225＋肾上腺素
	0.5～0.75	脊麻	快	1～4	20
利多卡因	0.5～1	局部浸润	快	2～8	300/500＋肾上腺素
	0.25～0.5	静脉局部麻醉	快	0.5～1	300
	1～1.5	神经阻滞	快	1～3	300/500＋肾上腺素
	1.5～2	硬膜外麻醉	快	1～2	300/500＋肾上腺素
	1.5～2	脊麻	快	0.5～1	100
	4	表面麻醉	快	0.5～1	300
甲哌卡因	0.5～1	局部浸润	快	1～4	400/500＋肾上腺素
	1～1.5	神经阻滞	快	2～4	400/500＋肾上腺素
	1.5～2	硬膜外麻醉	快	1～3	400/500＋肾上腺素
	2～4	脊麻	快	1～2	100
丙胺卡因	0.25～0.5	静脉局部麻醉	快	0.5～1	600
罗哌卡因	0.2～0.5	局部浸润	快	2～6	200
	0.5～1	神经阻滞	慢	5～8	250
	0.5～1	硬膜外麻醉	中	2～6	200
酯类					
氯普鲁卡因	2～3	硬膜外麻醉	快	0.5～1	800/1000＋肾上腺素
丁卡因	2	表面麻醉	快	0.5～1	20
	0.5	脊麻	快	2～6	20

五、局麻药的毒性

（一）中枢神经系统毒性反应

（1）局麻药易于通过血-脑屏障，全身性吸收或误注入血管后，即可产生中枢神经系统毒性反应,多表现为先兴奋后抑制。

(2)局麻药的中枢神经系统毒性反应很可能与局麻药种类有关,毒性反应征象呈剂量依赖性。

(3)增加中枢神经系统毒性反应的因素有血浆蛋白结合率降低、酸中毒、血管收缩和肾上腺素加入局麻药液引起的循环高动力。

(4)减少中枢神经系统毒性反应的因素有应用巴比妥类、苯二氮䓬类等药物和肾上腺素加入局麻药液导致局麻药吸收减少。

(5)局麻药用于硬膜外阻滞,中枢神经系统毒性反应的发生率估计为 3/10000;而用于周围神经阻滞,其发生率则为 11/10000。

(二)心血管毒性反应

(1)一般而言,局麻药产生心血管毒性反应所需剂量大于中枢神经系统毒性反应。

(2)低脂溶性、低效能局麻药,如利多卡因,引起的心血管毒性症状为低血压、心动过缓和低氧血症;高脂溶性、高效能局麻药,如布比卡因,引起的毒性症状为室性心律失常和致死性室颤,且难以复苏。

(3)局麻药均呈剂量依赖性阻滞钠通道,进而阻滞心脏传导系统。

(4)布比卡因与利多卡因相比,其与静息和失活钠通道的亲和力更强,因而心脏毒性反应更严重。

(5)心脏收缩期,局麻药与钠通道结合;心脏舒张期,局麻药与钠通道离解。

心脏舒张期,布比卡因从钠通道的离解速度较利多卡因显著为慢。

心脏舒张期,布比卡因离解缓慢,以至于心率在 $60\sim180$ 次/min 时,钠通道无充足时间完全恢复,心脏阻滞作用增强。

利多卡因在心脏舒张期从钠通道充分离解,极少出现蓄积性传导阻滞。

(6)布比卡因抑制环腺苷酸(cAMP)产生,而肾上腺素的复苏效果由 cAMP 调节,因而,布比卡因逾量引起的心血管意外,复苏需用大剂量肾上腺素。

(三)局麻药毒性反应的处理

(1)预防局麻药毒性反应,关键在于防止或尽量减少局麻药吸收入血和提高机体的耐受性,包括:使用安全剂量;局麻药中加入血管收缩药;注药时注意回抽;警惕毒性反应先兆,如突然入睡、多语、烦躁、肌肉抽搐等;麻醉前尽量纠正患者的病理状态,如低血容量、高热、心衰、贫血以及酸中毒等,术中避免缺氧和二氧化碳蓄积。

(2)局麻药毒性反应的处理主要为支持疗法,包括立即停止注入局麻药;吸氧、辅助呼吸,如有必要,行气管插管和控制呼吸;用硫喷妥钠、咪达唑仑、异丙酚等控制惊厥。

(四)局麻药的神经毒性

(1)临床常用局麻药应用高浓度或时间过长时,可能产生浓度依赖性周围神经损伤。尽管动物研究已经证实所有局麻药均显示与浓度相关的对周围神经纤维的损害,但临床常用的局麻药浓度对周围神经是安全的,且引起神经组织损害的浓度通常多需大于数倍的临床使用浓度。若在神经或神经束内直接注射麻醉药,则可引起神经功能或结构上的改变,这并非单纯药物本身所致,而与物理因素(压力)有关。利多卡因和丁卡因具有典型的浓度依赖性神经毒性,理论上,临床常用浓度也可引起神经毒性反应。

(2)相对于周围神经,脊髓和神经根更易于损伤。有研究显示,脊髓和神经根直接接触局麻药后更易诱发损伤,表现为神经组织病理学、生理学或行为、临床改变,包括疼痛、运动或感觉缺陷以及肠道和膀胱功能障碍。有临床流行病学研究显示脊髓麻醉后患者术后神经损伤的发病率小于 0.7%,但局麻药椎管内阻滞后发生神经根和脊髓功能损伤的临床报道也不少,尤其在某些原发病情况下,如原有神经系统疾病、脊髓外伤或炎症等,神经细胞对麻醉药比较敏感,容易诱发或加重神经并发症。因而局麻药的潜在神经毒性应引起足够重视。

(五)脊麻后短暂神经症状(TNS)

(1)短暂神经症状系指腰部和下肢疼痛或感觉异常,所有局麻药用于脊麻后均可出现。

(2)短暂神经症状的可能病因有:浓度依赖性神经毒性;患者体位;过早下床;穿刺损伤;神经缺血和药物分布不均。

(六)局麻药的变态反应

(1)酯类局麻药引起的变态反应较酰胺类多见。合成的局麻药是低分子量物质,并不足以成为抗原或半抗原,但当它或它的降解产物和血浆蛋白等物质结合,可转变为抗原,这在酯类局麻药较多见。酰胺类局麻药制剂中的防腐剂其代谢产物对羟基苯甲酸甲酯的分子结构与对氨苯甲酸相似,也有可能引起过敏反应。

(2)酰胺类局麻药的变态反应罕见。

(3)局麻药皮试假阳性者达 40%,因此不能仅以皮试为依据。患者主诉有局麻药过敏史,应先与毒性反应或血管收缩药的反应相鉴别。同类局麻药,由于结构相似而可能出现交叉变态反应,因此对酯类局麻药过敏者可改用酰胺类局麻药。

六、常用麻醉药

(一)普鲁卡因(奴佛卡因)

1.作用与用途

普鲁卡因是常用的酯类局麻药。盐酸盐水溶液不很稳定,曝光、久贮或受热后逐渐变黄,高压消毒后可变为深黄,且降低局麻效能。离解常数 pKa 高,为 9.0。常用浓度的普鲁卡因对组织无刺激性,麻醉作用完全可逆。其局麻时效与其浓度有关,一般仅维持 45~60 分钟,局麻药加适量肾上腺素,时效可延长 20%。生理 pH 值范围呈高离解状态,故其扩散和穿透力都较差。因此临床不用于表面麻醉,都用注射给药法。局部浸润麻醉常用 0.5%~1%溶液,神经阻滞用 1.5%~2%溶液,一次用药量以 2%溶液 1g 为限。

2.特点

普鲁卡因对中枢神经产生抑制作用,呈嗜睡、痛觉迟钝。可与静脉全麻药、吸入全麻药或麻醉性镇痛药合用,施行普鲁卡因静脉复合或静吸复合全麻,具有抗心律失常和明显扩张血管作用。在血浆和组织中被假性胆碱酯酶水解,生成对氨苯甲酸。它与琥珀胆碱作用于相同的酶,输注普鲁卡因可延长琥珀胆碱的肌松时效。当普鲁卡因用量大时,即能减少琥珀胆碱的水解和结合,使琥珀胆碱时效延长。蛛网膜下隙可用 3%~5%溶液,一般剂量为 150mg。静脉复合麻醉可用 1.0%～2.0%溶液。其硬膜外麻醉及表面麻醉效果差。

3.过敏试验

应用前应做皮肤过敏试验。

（二）地卡因

地卡因（丁卡因）为酯类长效局麻药,麻醉强度大,为普鲁卡因的 16 倍,麻醉维持时间长,但起效慢,穿透性强,表面麻醉效果好,与神经组织结合迅速、牢固。

1.作用特点

(1)对周围神经细胞的作用与普鲁卡因相同;对中枢产生明显抑制,严禁静脉用药。

(2)抑制心肌收缩力强,心脏毒性大,严重时引起泵功能衰竭、室颤或心搏停止。

(3)对血管平滑肌产生直接松弛作用。

(4)在体内主要由血浆胆碱酯酶水解,速度较慢;部分地卡因经胆管排至肠道,再被吸收至血液而进行水解,代谢产物经尿排出。

2.临床应用

(1)表面麻醉:眼,0.5%～1%溶液滴眼;鼻、咽喉、气管,1%～2%溶液喷雾;尿道,0.1%～0.5%溶液,尿道灌注。表麻一次最大量,成人不超过 40～60mg,潜伏期 1～3 分钟,维持1 小时。

(2)神经阻滞麻醉:常用 0.15%～0.3%溶液,一次最大量成人 50～75mg,潜伏期 15 分钟,维持 2～5 小时。如果配制成 0.2%地卡因、1%利多卡因混合液,起效加快,毒性反应率下降,而时效仍保持较长。

(3)蛛网膜下隙阻滞麻醉:常用 0.3%～0.5%溶液,成人用量为 7～12mg。潜伏期 15 分钟,维持1.5～2 小时。

(4)硬膜外阻滞麻醉:常用 0.25%～0.3%溶液,成人一次最大量 75～90mg,潜伏期 15～20 分钟,维持1.5～3 小时。

(5)禁用于局部浸润麻醉、静脉注射或静脉滴注。

（三）氯普鲁卡因

氯普鲁卡因与普鲁卡因相似。在血内水解速度较普鲁卡因快 4 倍,因此毒性低,起效快,只需 6～12 分钟,维持 30～60 分钟。盐酸氯普鲁卡因不适于表面麻醉。1%溶液用于局部浸润麻醉,一次最大剂量 800～1000mg,加用肾上腺素后时效可达 70～80 分钟。2%～3%溶液适用于硬膜外阻滞或其他神经阻滞,具有代谢快,胎儿和新生儿血内浓度低的优点,适用于产科麻醉。特别注意的是,氯普鲁卡因溶液的 pH 为 3.3,若不慎将大量的氯普鲁卡因注入蛛网膜下隙,有可能引起严重的神经并发症。

（四）利多卡因

利多卡因为酰胺类中效局麻药,水溶液性能稳定,耐高压灭菌,可较长时间贮存。

1.作用特点

(1)麻醉效能强,起效快,扩散渗透性强。

(2)经吸收入血或静脉给药,有明显的中枢抑制作用。血药浓度较低时表现镇静、思睡,痛阈提高,并抑制咳嗽反射。

（3）在全麻药静脉诱导的基础上，允许静脉滴注利多卡因以施行全身维持麻醉，但血药浓度超过5mg/mL时可出现中毒症状，甚至惊厥。

（4）具有迅速而可靠的抗室性心律失常功效，治疗剂量时对房室传导和心肌收缩性无明显影响，但血药浓度高时可引起心脏传导速度减慢，出现房室传导阻滞和心肌收缩力减弱，心排血量下降。

2.临床应用

（1）表面麻醉：4％溶液（幼儿用2％溶液）喷雾口、咽喉、气管内黏膜，一次最大量200mg，起效时间为5分钟，维持15～30分钟。

（2）局部浸润麻醉：0.5％～1.0％溶液，成人一次最大量200mg。

（3）神经阻滞麻醉：1％～2.0％溶液，成人一次最大量350～400mg。

（4）硬膜外阻滞麻醉：1.5％～2.0％溶液，成人一次最大量400mg，起效时间5分钟，作用高峰时间15～20分钟，运动神经麻痹时间45～60分钟，完全消退时间90～120分钟。利多卡因中加用1：20万肾上腺素，可延长作用持续时间。

（5）治疗室性心律失常：2％溶液1～2mg/kg单次静脉缓慢注射；或先给负荷量1～2mg/kg静脉缓慢注射，再继以45～50mg/min静脉持续滴注。原有室内传导阻滞者慎用；完全性房室传导阻滞者禁用。

第二章　麻醉方法

第一节　全身麻醉

一、全身麻醉的基本概念

全身麻醉是指利用各种全身麻醉药的作用使人体中枢神经系统受到不规则地下行性抑制,导致意识消失的麻醉状态,这种中枢神经系统的抑制是可逆的,而且是容易控制的。

(一)全身麻醉的分类及四要素

1.分类

按全身麻醉药进入体内的途径不同,可以分为吸入麻醉及非吸入麻醉,后者以静脉注入为主称静脉麻醉,也有用肌内注射或直肠灌注达到全身麻醉状态或基础麻醉状态。全麻过程中,又分为麻醉诱导期和麻醉维持期。前者使患者从清醒状态进入意识消失,达到外科手术期深度。后者为持续保持所需要的麻醉深度,应尽量满足手术要求。

2.全麻四要素

理想的全身麻醉必须在不严重干扰机体的生理功能情况下,具备满足手术的全麻四要素:即镇痛完善、意识消失、肌肉松弛及神经反射抑制。

(二)复合麻醉

1.复合麻醉

是指用几种麻醉药或麻醉方法先后或同时并用以达到满意的外科麻醉状态,从而减少每一种麻醉药的剂量及不良反应,增强全身麻醉的特性,且避免深度麻醉的各种不利影响。复合麻醉包括:全凭静脉复合麻醉、吸入复合麻醉、静吸复合麻醉、全身局部复合麻醉。

2.注意事项

(1)麻醉医师必须熟悉各种全麻药的药理作用及相互作用,才能在复合麻醉中综合判断麻醉深度。

(2)麻醉深度的掌握主要靠麻醉者的经验,根据药物的性质、作用时间、剂量及浓度来判断深浅。

(3)为保证患者术中的安全,常常根据患者的周身情况,呼吸、血压及脉搏的变化以及吸入麻醉药的 MAC 来调整麻醉深度。

(4)使用肌松药时必须行气管插管,以便于呼吸管理。

（5）复合麻醉时一定要防止术中患者知晓，尤其在使用肌松药时一定要给以足够量的镇痛药和镇静药，以免患者遭受痛苦。否则，患者于麻醉后可能会控告麻醉医师，麻醉未达足够的深度，给患者带来危害。

二、静脉全身麻醉

直接将麻醉药注入静脉内而发生全身麻醉作用称静脉麻醉。早在 19 世纪末法国人静脉注射水合氯醛取得麻醉效果，但真正开始推广还始于速效巴比妥类药的出现。多因麻醉诱导及苏醒迅速而舒适，易为患者所接受；由于静脉麻醉药入血后不能及时消除，控制困难，难以满足复杂、长时间手术的要求，所以单一静脉麻醉只能适用于简单体表手术麻醉诱导、心律转复及门诊患者的处置等。但高效镇静、镇痛、安定类药及肌松药的出现，均可辅助静脉麻醉药进行复合麻醉，以满足各种复杂手术，使静脉麻醉的应用日益扩大。近年来，新型静脉麻醉药丙泊酚的出现，由于显效快，消除迅速，又无蓄积作用，有利于麻醉控制，接近吸入麻醉效应，更扩大了静脉麻醉的适应范围。

（一）静脉麻醉方法

1.硫喷妥钠静脉麻醉

（1）适应证：临床上广泛用于复合麻醉。常配合肌松药做静脉快速诱导进行气管插管术，也可配合吸入麻醉诱导，以降低脑压或眼压。单独应用只适于不需肌肉松弛的小手术。静脉滴入多用于辅助局部麻醉或硬膜外阻滞麻醉。

由于迅速使咬肌松弛，导致舌后坠，易引起或加重呼吸困难，对麻醉后气道可能有阻塞的患者，如颈部肿瘤压迫气道、颏胸粘连、咽喉壁脓肿及开口困难等，禁忌使用。为了避免激发喉痉挛，对口咽部或盆腔、肛门、阴道、尿道内手术，在无气管插管时，也应避免应用此药。此外，对呼吸、循环功能障碍的患者，如肺水肿、心力衰竭及严重休克的患者，也不宜应用。严重肝、肾功能障碍的患者要慎重应用。对巴比妥类药有过敏史和支气管喘息的患者，可加重哮喘发作，应禁忌。

（2）实施方法

①单次注入法：是把一定量的硫喷妥钠，经静脉一次注入的方法，可使患者在短时间内意识消失，并使某些反射与呼吸受到一时性抑制，多与肌肉松弛药并用行气管插管术。

②分次注入法：是经静脉间断分次注药的方法，即单纯用硫喷妥钠麻醉进行手术。当术者将手术准备工作完成后，开始静脉穿刺，用 2.5％硫喷妥钠溶液先缓缓注入 4～5mL，待患者意识消失（睫毛反射消失）时，再缓缓注入同等剂量，密切观察呼吸情况。切皮时患者有反应，如手指屈曲活动或肌肉张力增加时，再追加首次剂量的 1/3～2/3 量。总剂量应在 1.0～1.5g 左右，最多不超过 2g。否则将引起术后清醒延迟。此法多用于短时间（30 分钟以内）的手术，如脓肿切开或清创等不需肌肉松弛的小手术。由于硫喷妥钠早期使下颌关节松弛，容易发生舌后坠现象，所以麻醉前应垫高患者肩部，使头部后仰。由于喉反射较为敏感，一般禁用口咽通气管。当需要短时间肌肉松弛时，如关节脱位手法复位，可并用加拉碘铵 20～40mg 溶于2.5％硫喷妥钠溶液 10mL 内，缓慢注入后，再准备 2.5％硫喷妥钠溶液 10mL，根据入睡程度适

量增加,这样肌松药作用集中,硫喷妥钠也不易过量,效果满意。加拉碘铵对呼吸抑制虽差,但用量较大时(成人达 80mg),也可使呼吸抑制,应予注意。

(3)注意事项:硫喷妥钠静脉麻醉时,其深、浅变化较为迅速,应严密观察,以免发生意外。常见的意外为呼吸抑制,主要决定于注射速度。所以麻醉时应准备麻醉机,以便进行人工呼吸或辅助呼吸。对心血管功能不良者可引起血流动力学改变,可使用小浓度(1.25%)、小剂量缓慢注入或改用其他静脉麻醉药。

虽然麻醉过程极平稳,但偶尔可出现反流或舌后坠造成窒息,所以,麻醉中头部不应垫枕头。此麻醉本身不会产生喉痉挛,但却使副交感神经处于敏感状态,一旦给以局部或远隔部位如直肠刺激,可造成严重喉痉挛导致窒息,应高度警惕。如药液漏至皮下,可引起局部皮肤坏死,一旦发生药液外漏时,应迅速用 1% 普鲁卡因溶液 10mL 进行局部浸润,并做热敷,使局部血管扩张,加速药液吸收,以免皮肤坏死。如误注入动脉内,可造成动脉痉挛和肢体缺血性挛缩或坏死,临床表现为剧烈疼痛,注射的肢体末梢苍白、发冷,应立即停止注药,改用 2% 普鲁卡因溶液 5mL 动脉注入,并做臂神经丛阻滞等。

2.羟丁酸钠静脉麻醉

(1)适应证:临床上可与吸入或其他静脉麻醉药进行复合麻醉,适用于大部分需要全身麻醉的手术。因其对循环、呼吸干扰较小,更适合小儿或体弱及休克患者的麻醉。单独应用镇痛效果太差,常需辅以硫喷妥钠基础麻醉或给一定剂量的哌替啶或吩噻嗪类药强化麻醉。也可与局部麻醉或硬膜外麻醉复合应用。对精神过度紧张的患者,还可在入手术室前给药,达到基础麻醉的效果。近年来还用于重危患者或心脏病患者手术的麻醉诱导。更适宜于气管插管困难不能用肌松药,并需保持自主呼吸的患者麻醉插管。用表面麻醉配合羟丁酸钠,既可松弛咬肌,又能避免患者插管痛苦。如患者嗜酒已显示乙醇慢性中毒、肌肉不时抽搐、癫痫患者及原因不明的惊厥患者,皆应禁忌。恶性高血压、心动徐缓、低钾血症、完全性房室传导阻滞或左束支传导阻滞的患者应慎用。

(2)实施方法:麻醉前用药多选用哌替啶 1~2mg/kg 及阿托品 0.5mg 肌内注射。羟丁酸钠首次用量成人 0.06~0.08g/kg,小儿 0.1~0.125g/kg,缓慢滴注后 5 分钟左右患者逐渐入睡,10 分钟左右进入睡眠状态,睫毛及角膜反射消失,瞳孔不大,眼球固定,下颌松弛,咽喉反射抑制,如配合气管黏膜表面麻醉,可顺利进行气管插管。麻醉后 20~30 分钟,血压中度升高,脉搏稍缓。由于羟丁酸钠镇痛作用微弱,疼痛刺激偶尔可引起心律失常或锥体外系反应,因此,羟丁酸钠在临床上已很少单独应用,宜与麻醉性镇痛药或氯胺酮等复合应用才能产生满意的麻醉效果。

羟丁酸钠一次用药可维持 60 分钟左右,再次用药量为首次剂量的 1/2。一般在首次用药后 1 小时左右补充为宜。如待苏醒后再予补充,需加大剂量,且易出现躁动。长时间手术可以多次反复给药,很少出现耐药现象,最大用量以不超过 10g 为宜。

(3)注意事项:起效较慢,剂量过大或注射过快,可出现屏气、呕吐、手指不自主活动和肌肉抽动现象,多可自动消失。必要时用硫喷妥钠静脉注射。也可出现呼吸抑制,需行辅助呼吸或控制呼吸。

3.氯胺酮静脉麻醉

(1)适应证:氯胺酮静脉麻醉用于各种短暂的体表手术,例如烧伤创面处置、骨折复位、脓肿切开、外伤或战伤的清创及各种诊断性检查,例如心血管、脑血管、泌尿系统造影等操作,尤其适合于小儿麻醉。也可作为局麻、区域性麻醉的辅助用药,以达到完全镇痛。近年来国内已广泛用氯胺酮、地西泮、肌松药进行复合麻醉,扩大了临床各科手术的适应证,而且不受年龄限制。还可用于心血管功能不全、休克及小儿等患者。未经控制的高血压、颅内高压患者,胸或腹主动脉瘤、不稳定性心绞痛或新近发生的心肌梗死、心力衰竭、颅内肿瘤或出血、精神分裂症等患者,均应禁忌使用。又因氯胺酮保持咽喉反射、增强肌张力,所以在口腔、咽喉、气管手术时应慎用。

(2)实施方法:麻醉前用药需用东莨菪碱抑制分泌,用地西泮或氟哌利多减少麻醉后精神异常。根据给药方式不同,可分为下列2种方法。

单次注入法:除小儿可应用肌内注射外,一般多采用静脉注射,平均剂量为 0.5~3mg/kg,30~90 秒显效,维持 5~15 分钟。肌内注射平均剂量为 4~10mg/kg,3~5 分钟后入睡,维持 10~20 分钟,镇痛效果可达 20~40 分钟,多次追加时,剂量有递减趋势。用药后先出现脉搏增快,继而血压上升,即为进入外科麻醉期的体征,有时出现无意识的活动,肌张力增强,常与手术操作无关。

连续静脉滴注法:单次注入诱导后,用 0.1% 浓度的氯胺酮溶液静脉滴注维持,滴速为 2~5mg/(kg·h),适合不需肌肉松弛的手术。氯胺酮总量不宜超过 20mg/kg,手术结束前提前停药,以免苏醒延迟。

(3)注意事项。

术前饱食患者,仍有发生误吸的可能,应予重视。

麻醉中有时出现一过性呼吸抑制,也为剂量过大所致,在重症、衰弱患者较为多见。偶尔出现喉痉挛现象,给予氧气吸入及停止刺激即可缓解。

单独应用氯胺酮,苏醒时常有精神异常兴奋现象,甚至有狂喊、躁动、呕吐或幻觉、噩梦等现象。因此,麻醉前并用适量巴比妥类、氟哌利多、吗啡或丙嗪类药,多能减轻精神异常,地西泮对减少噩梦的发生率有效。同时术后应避免机械刺激,保持安静也很重要。苏醒前偶尔有舌后坠及喉痉挛现象,均应妥善安置体位,保持气道通畅。

4.丙泊酚静脉麻醉

丙泊酚是一种新型速效静脉麻醉药,作用快,维持时间短,恢复迅速平稳,易于控制,使静脉麻醉扩大了使用范围。

(1)适应证:丙泊酚用药后起效快,苏醒迅速且无困倦感,定向能力可不受影响,故适于非住院患者手术。也可用于 2 小时以上的较长时间麻醉。丙泊酚可使颅内压、眼压下降,术后很少发生恶心、呕吐。抑制咽喉部位反射,可减轻喉部手术操作时的不良反应,且使声带处于外展位。其保护性反射在停药后可很快恢复。随着人们对丙泊酚研究的日益深入,应用领域越来越广泛。

丙泊酚用于心脏手术具有很好的效果。多采用连续静脉滴注,给药逐步达到麻醉所需深度,且多与麻醉性镇痛药合用。并且丙泊酚可降低脑的等电位,对脑的保护作用更优于硫喷妥钠。对心肌收缩性的影响也较后者为少。但尽量避免单次快速注射。

丙泊酚用于小儿麻醉中是安全有效的。但也有研究表明,小儿注药部位疼痛发生率很高,占20%～25%。选用肘部大静脉给药能明显减少这一不良反应。

颅脑手术麻醉,丙泊酚可有效地降低颅内压、脑代谢及脑血流,并可保持脑灌注量。丙泊酚还用于 ICU 的危重患者。对需长时间机械呼吸支持治疗的气管插管患者具有良好镇静效应。长时间滴注很少蓄积,停药后不像咪达唑仑延续镇静而很快清醒,必要时可迅速唤醒患者。

在危重患者应用丙泊酚可降低代谢和需氧量及增加混合静脉血氧饱和度。在高动力型患者可减少扩血管药及 G 受体阻滞药。由于镇痛效果差,常需与阿片类镇痛药伍用。恶心、呕吐患者用 10mg 丙泊酚会显著好转。孕妇及产妇禁用。

(2)实施方法。

麻醉诱导:静脉注射丙泊酚 2.5mg/kg,于 30 秒推入,患者呼吸急促;78%出现呼吸暂停。2mg/kg 于 40 秒推入,呼吸暂停明显低于上述报道,故芬太尼 5μg/kg 静脉注射后再静脉注射丙泊酚 0.8～1.2mg/kg 效果更好。同时丙泊酚对心血管系统有一定抑制作用。表现为血压下降、心率减慢,但能维持正常范围。丙泊酚对心率、动脉压的影响比等效剂量的硫喷妥钠弱,但降压作用强于硫喷妥钠,能有效抑制插管时的应激反应。

麻醉维持:丙泊酚维持麻醉滴注开始量 140～200μg/(kg·min);10 分钟后 100～140μg/(kg·min);2 小时后 80～120μg/(kg·min);手术结束前 5～10 分钟停药。如用于心脏手术,则用芬太尼 20μg/kg 诱导后,以 6mg/(kg·h) 输入丙泊酚,10 分钟后减为 3mg/(kg·h) 维持。丙泊酚的血脑平衡时间短,更便于随手术刺激的强弱随时调整镇静强度。如果整个手术过程都需要镇静,可用丙泊酚持续滴入。而当术中需患者清醒与其合作或病情需要精确控制镇静深度时,随时停药或减量,可迅速唤醒患者。这是其他镇静药所不能比拟的优点。

镇静维持:在 ICU 用于镇静时开始 5 分钟滴注 5μg/(kg·min);每 5～10 分钟逐渐增加 5～10μg/(kg·min)直至达到镇静的目的。维持轻度镇静的滴速为 25～50μg/(kg·min);深度镇静为 50～75μg/(kg·min)。

复合麻醉:丙泊酚问世以来已用于全凭静脉麻醉。如将丙泊酚与氯胺酮合用于全凭静脉麻醉,发现此种配伍能提供稳定的血流动力学状态。且患者不伴有噩梦及异常行为发生,认为丙泊酚能有效地减少氯胺酮的不良反应。此二药用于全凭静脉麻醉是一种较理想的结合。

(3)注意事项:丙泊酚虽有许多优点,但应强调它有较强的呼吸抑制作用。因此,对使用丙泊酚的患者应进行 SpO_2 监测,并由麻醉医生使用。另外,丙泊酚不应和任何治疗性药物或液体混用,可混于 5%葡萄糖溶液中行静脉滴注。在清醒状态下做静脉注射时,为减轻注射部位疼痛,可于溶液中加入 1%利多卡因溶液 1～2mL。

5.依托咪酯静脉麻醉

适应证:当患者有心血管疾病、反应性气道疾病、颅高压或合并多种疾病要求选用不良反应较少或对机体有利的诱导药物时,最适合选择依托咪酯,具有血流动力学稳定性。其主要用于危重患者的麻醉。诱导剂量 0.2～0.3mg/kg,可用到 0.6mg/kg,既无组胺释放,又不影响血流动力学和冠状动脉灌注压。对心脏外科冠脉搭桥手术、瓣膜置换手术,冠心病患者、心复律患者,神经外科手术、外伤患者体液容量状态不确定时,可用依托咪酯诱导。依托咪酯持续输注时,血流动力学稳定,可维持自主通气。

6.咪达唑仑静脉麻醉

咪达唑仑是常用的苯二氮䓬受体激动剂。可用于术前镇静用药,以及区域麻醉或局部麻醉术中镇静和术后应用。其优点是抗焦虑、遗忘和提高局麻药致惊厥阈值。但咪达唑仑更适于麻醉诱导,用量 0.2mg/kg,老年患者咪达唑仑剂量宜小,要降低 20% 以上。若与阿片类药物和(或)吸入性麻醉药合用时,先 0.05~0.15mg/kg 诱导,再以 0.25~1mg/kg 速度持续输注。足以使患者产生睡眠和遗忘作用,而且术毕可唤醒。注意事项:咪达唑仑主要问题是呼吸抑制,用于镇静或麻醉诱导时,可能发生术后遗忘及镇静过深或时间过长,可用氟马西尼拮抗。

7.右旋美托咪定

右旋美托咪定是高度选择性的 α_2 受体激动剂,具有镇静、催眠和镇痛作用。右旋美托咪定目前被批准用于短时间(<24 小时)术后镇静。它主要作用于蓝斑的 α_2 受体,对呼吸影响小。右旋美托咪定对血压有双相作用:血药浓度较低时,平均血压降低;血药浓度较高时,血压则升高。心率和心排血量呈剂量依赖性降低。镇静时先给予负荷剂量 2.5~6.μg/kg(超过10 分钟),然后以 0.1~1μg/(kg·min)输注。

8.阿片类静脉麻醉

自 20 世纪中叶大剂量吗啡静脉麻醉用于临床心脏手术以来,阿片类静脉麻醉引起普遍的重视。特别是对心血管抑制极轻,镇痛效能显著,非常适宜于严重心功能不全患者的心脏手术。20 世纪末新型强效合成麻醉性镇痛药芬太尼静脉麻醉用于心脏手术,由于不良反应较吗啡少,且国内已能生产,迅速得以推广。近年来又有不少新型强效麻醉性镇痛药也已陆续用于静脉麻醉。阿片类静脉麻醉由于肌肉紧张,术中又可能知晓及术后不遗忘,临床上多复合肌松药及镇静安定药,实际上也是静脉复合麻醉。有时也可复合吸入麻醉,明显地降低吸入麻醉药的 MAC。

(1)吗啡静脉麻醉:吗啡静脉麻醉主要指大剂量吗啡(0.5~3.0mg/kg)静脉注入进行麻醉。突出的优点为对心肌抑制较轻,术中及术后镇痛效果很强,抑制呼吸效应,便于控制呼吸或应用呼吸机。其缺点除了一般性阿片类静脉麻醉的缺点外,静脉注入过快,剂量大于 1mg/kg 容易出现周围血管阻力下降及释放组胺引起血压下降,虽持续时间不长,但对个别心功能不全患者可能引起危险,需及时输液或用缩血管药。注入过快也可能兴奋迷走神经,出现心动过缓,需用阿托品拮抗。另一个突出的缺点为剂量过大(多见于 1.5mg/kg 以上),注射后偶尔出现周围血管收缩,血压剧升,可能为代偿反应,促使去甲肾上腺素释放。且不能用追加吗啡剂量以降低血压,必须用恩氟烷或七氟烷吸入、静脉注射氯丙嗪或扩血管药来拮抗。此外,吗啡剂量超过 3mg/kg,常使术后引起暂时性精神失常、消化道功能紊乱及尿潴留等,所以,近年来已逐渐为芬太尼静脉麻醉所代替。

(2)芬太尼静脉麻醉:大剂量芬太尼静脉注入对血流动力学的影响多与剂量及心脏功能有关。睡眠剂量个体差异很大,常需要 6~40μg/kg,一般动脉压、肺动脉压及心排血量均不改变,术后 3~6 小时即可苏醒。超过 3mg 可使心率变慢,但只轻度降低心排血量、血压、体血管阻力及增加每搏量。缺血性心脏病患者给予 $20\mu g/kg$ 时可使平均压轻度下降。芬太尼 $5\mu g/kg$ 静脉注射后再注射地西泮 10mg 可引起血压显著下降，主要是由于降低体血管阻力所引起，特别对心脏病患者更明显。同样，在芬太尼静脉麻醉后再给 N_2O 吸入，也可显著减少心排血量及增加体血管阻力、肺血管阻力及心率。且其机制不明，应予注意。总之，单纯芬太尼静脉注入对血流动力学影响不大，也不释放组胺及产生扩血管作用，更不抑制心肌。还能降低心肌耗氧量。血浆中消除半衰期及维持时间也比吗啡短，遗忘作用及抗应激作用也比吗啡强，如全麻诱导时气管插管引起心动过速及高血压反应的发生率也远较吗啡为少。所以，近年来已取代吗啡麻醉。由于麻醉时间不但决定于芬太尼的药代动力学，而且还决定于剂量、注药次数及与其他药的相互作用，如辅用咪达唑仑可增强及延长芬太尼抑制呼吸的时间，因此，麻醉设计时根据不同的病情及手术方法确定剂量及复合用药。

适应证：与吗啡静脉麻醉适应证相类似。

实施方法：①基本方法以 $40\sim100\mu g/kg$ 静脉注射诱导，注入半量后即给泮库溴铵 $0.08\sim0.12mg/kg$，然后将余下芬太尼注入，进行气管插管。术中如出现瞳孔稍有变大、结膜或颜面充血、流泪、皱眉、微动或轻度血压上升、心排血量增加等麻醉变浅改变时，应随时追加芬太尼及肌松药。肌松药也可用加拉碘铵或维库溴铵代替泮库溴铵。此法最适于体外循环下心内手术，特别对心功能不全的患者术后又需要用呼吸机辅助呼吸者。②芬太尼复合神经安定药静脉麻醉，一般芬太尼剂量可以显著减少，如先用咪达唑仑 2mg 静脉注射，再用芬太尼 $10\sim30\mu g/kg$ 及琥珀胆碱或泮库溴铵静脉注射，进行气管插管，术中随时追加 $1/3\sim1/2$ 剂量或吸入七氟烷、异氟烷。如心功能良好，成人可用 2.5% 硫喷妥钠溶液 $5\sim10mL$ 代替咪达唑仑静脉注射。心功能不全者应以羟丁酸钠 $40\sim60mg/kg$ 代替地西泮。③辅助其他全身麻醉，早在20世纪中叶已有 N_2O 全身麻醉时补充静脉注射芬太尼的报道，目前广泛应用的吸入麻醉药如氟烷、七氟烷等镇痛效果稍差，更常辅用小剂量芬太尼 $0.1\sim0.2mg$ 静脉注射。各种静脉复合麻醉也常补充芬太尼 $0.1\sim0.3mg$。由于对呼吸抑制程度个体差异很大，所以术中应注意呼吸管理，术后也应注意呼吸恢复情况。

(3) 阿芬太尼静脉麻醉：阿芬太尼能够迅速穿透脑组织，所以，阿芬太尼在血浆中的浓度比舒芬太尼和芬太尼稍高即可达到血浆和中枢神经系统的平衡。这种特性可以解释在应用镇静-催眠药前或与其同时应用，小剂量阿芬太尼 $10\sim30\mu g/kg$ 静脉注射有效。阿芬太尼 $25\sim50\mu g/kg$ 静脉注射和较小睡眠剂量的镇静-催眠药伍用，常可有效预防喉镜检查及气管插管时明显的血流动力学刺激。对于短小手术，可通过阿芬太尼 $0.5\sim2.0\mu g/(kg \cdot min)$ 输注或间断单次静脉注射 $5\sim10\mu g/kg$ 补充应用。在同时应用强效吸入麻醉药的平衡麻醉中，相对较低的血浆阿芬太尼浓度可降低异氟烷 MAC 50%。为避免残余的呼吸抑制作用，在手术结束前 $15\sim30$ 分钟，应减少阿芬太尼的输注或重复给药剂量。

(4) 舒芬太尼静脉麻醉：诱导更为迅速，在术中和术后能减轻或消除高血压发作，降低左室搏功、增加心排血量且血流动力学更稳定。舒芬太尼诱导剂量 $2\sim20\mu g/kg$，可单次给药或在 $2\sim10$ 分钟内输注。在大剂量用法中，舒芬太尼的总剂量为 $15\sim30\mu g/kg$。麻醉诱导期间大剂量阿片类药引起肌肉强直，可导致面罩通气困难。这表明用舒芬太尼 $3\mu g/kg$ 行麻醉诱导期间的通气困难是由于声门或声门以上的呼吸道关闭所致。

同时补充应用的药物可显著影响对舒芬太尼的需要。如对于行冠状动脉手术的患者,丙泊酚诱导剂量(1.5 ± 1)mg/kg和总维持量(32 ± 12)mg/kg可减少舒芬太尼诱导剂量$(0.4\pm0.2)\mu$g/kg和总维持量(32 ± 12)mg/kg。依托咪酯和阿片类药联合应用能提供满意的麻醉效果,且血流动力学波动较小。应用舒芬太尼$0.5\sim1.0\mu$g/kg和依托咪酯$0.1\sim0.2$mg/kg行麻醉诱导能保持血流动力学稳定性。在平衡麻醉中,用舒芬太尼$1.0\sim2.0\mu$g/(kg·h)持续输注维持麻醉,既保持了阿片类药麻醉的优点,又避免了术后阿片作用的延长。

(5)瑞芬太尼静脉麻醉:瑞芬太尼作用时间很短,为了维持阿片类药作用,应该在初始单次给药之前或即刻,即开始输注$0.1\sim1.0\mu$g/(kg·min)。可有效抑制自主神经、血流动力学以及躯体对伤害性刺激的反应。瑞芬太尼麻醉后苏醒迅速,无不适,最具可预测性。

瑞芬太尼的应用使苏醒迅速,且无术后呼吸抑制。以$(0.1\pm0.05)\mu$g/(kg·min)的速度输注,自主呼吸及反应性可恢复,且其镇痛作用可维持$10\sim15$分钟。一项随机、双盲、安慰剂对照研究证实,在局部麻醉下进行手术的门诊患者,瑞芬太尼以$0.05\sim0.1\mu$g/(kg·min)持续输注,同时单次给予咪达唑仑2mg,可产生有效的镇静及镇痛作用。在开颅术中以瑞芬太尼$(1\mu$g/kg)静脉注射后继续以维持量0.5μg/(kg·min)输注,复合丙泊酚及66%氧化亚氮应用,可提供满意的麻醉效果及稳定的血流动力学,且术后可迅速拔管。在瑞芬太尼麻醉苏醒期,应考虑到在麻醉苏醒前或即刻应用替代性镇痛治疗。有报道用瑞芬太尼麻醉做腹部大手术,围手术期应用吗啡0.15mg/kg或0.25mg/kg静脉注射,或芬太尼0.15mg,并不能立即完全控制术后疼痛。氯胺酮0.15mg/kg静脉注射,维持2μg/(kg·min)的应用,可以减少腹部手术中瑞芬太尼及术后吗啡的应用,且不增加不良反应的发生。

小剂量瑞芬太尼输注缓解术后疼痛也已取得成功。在腹部或胸部手术,应用丙泊酚75μg/(kg·min)和瑞芬太尼$0.5\sim1.0\mu$g/(kg·min)行全身麻醉后,持续输注瑞芬太尼0.05μg/(kg·min)或0.1μg/(kg·min),可提供充分的术后镇痛。

(二)静脉复合麻醉

任何一种静脉麻醉药很难达到全身麻醉的基本要求,即神志消失、镇痛完全、肌肉松弛及抑制神经反射,且不少静脉麻醉药常有蓄积作用,不能用于长时间手术,会刺激血管引起疼痛及形成血栓,甚至还可出现过敏反应。但近年来静脉麻醉用药还出现了不少具有高选择性的强效镇痛药、速效催眠药、新型肌肉松弛药及各种抑制神经反射的神经阻滞药、神经节阻滞药,均可使麻醉者有可能充分利用各药的长处,减少其剂量,以补不足之处。这种同时或先后使用多种全麻药和辅助用药的方法统称为复合麻醉,也有称平衡麻醉或互补麻醉。所有麻醉用药全经静脉径路者,也可称为全凭静脉复合麻醉。

1.静脉复合麻醉药的选择及配方

静脉复合麻醉需要经静脉应用多种静脉麻醉药及辅助用药。静脉麻醉药进入静脉,不易迅速清除。停药后不像吸入麻醉药可经气道排出或迅速洗出。因此,应选择短效、易排泄、无蓄积的静脉麻醉药,同时满足全麻四要素的基本原则。静脉复合麻醉的配方应该因人而异。要尽量少用混合溶液滴注,以避免因不同药代动力学的麻醉药出现不同的效应,致消失时间不同,从而使调节困难,容易混淆体征。或者持续滴注一种药物,再分次给其他药物较易控制。一旦出现不易解释的生命体征改变,首先应停止静脉麻醉用药,必要时可改吸入麻醉,以明确原因,便于处理。

2.静脉复合麻醉深度的掌握

静脉复合麻醉的麻醉深度已很难按常用的全麻分期体征进行判断。需根据药代动力学、药效动力学及剂量,结合意识、疼痛、肌松及血流动力反应分别调整相关用药。首先要熟悉各药的最低有效滴速(简称 MIR),即此滴速可使半数受试者对疼痛刺激有运动反应。切忌单纯加大肌松药剂量,掩盖疼痛反应及恢复知晓。并可因手术产生过度应激反应,使患者遭受极大痛苦。这种情况已屡见不鲜,应从中吸取教训。还要避免大量应用有蓄积作用的麻醉药,如长期应用硫喷妥钠或地西泮可使术后数天不醒。所以,麻醉者必须具备丰富的全麻经验及深知用药的作用时间。

3.静脉麻醉过程中的管理

静脉复合麻醉处理得当,对机体影响极小,但麻醉管理常不比吸入麻醉简单,处理不当,同样引起较严重并发症。首先应用套管针穿刺静脉并保持静脉径路通畅。持续滴注时更应保持滴速稳定并避免输液过多。此外,应密切注意气道通畅及呼吸管理,并遵循吸入麻醉时应注意的事项。几种麻醉药复合应用还应注意交互作用。需依赖于麻醉者的经验、过硬的技术及扎实的基本功。

4.神经安定镇痛麻醉及强化麻醉

神经安定镇痛麻醉也是复合麻醉。法国学者拉波里提出一种麻醉方法,不但阻断大脑皮质,而且也阻断某些外来侵袭引起机体的应激反应,如自主神经及内分泌引起的反应,并称之为"神经节阻滞"或"神经阻滞",配合人工低温曾称之为"人工冬眠",主要应用以吩噻嗪类为主的"神经阻滞剂",即冬眠合剂。临床麻醉时并用神经阻滞剂,可增强大脑皮质及自主神经的抑制,所以称为强化麻醉。由于吩噻嗪类药对机体的作用机制过于广泛,对血流动力学影响又较大,常混淆临床体征及增加麻醉与麻醉后处理的困难。Janssen 提出神经安定镇痛术概念,并用于临床麻醉,也称神经安定麻醉。主要用神经安定药及强效镇痛药合剂,使患者处于精神淡漠和无痛状态,20 世纪中叶开始应用依诺伐(即氟哌利多、芬太尼合剂),迅速得以推广,也属于静脉复合麻醉范畴。

(1)强化麻醉:主要应用吩噻嗪类药增强麻醉效应,使全麻诱导平稳,局麻患者舒适。

适应证:强化麻醉多适于精神紧张而施行局部麻醉的患者,尤其对甲状腺功能亢进症和颅脑手术时可降低代谢,还有促进降温的优点。应用东莨菪碱麻醉或氧化亚氮麻醉时,常采用强化麻醉,以增强其麻醉效果。

实施方法:主要用药为氯丙嗪 1mg/kg 或冬眠合剂 1 号(M_1)即氯丙嗪 50mg、异丙嗪 50mg 及哌替啶 100mg(6mL),也有用二氢麦角毒碱 0.9mg 代替氯丙嗪,称冬眠合剂 2 号(M_2)。此外,还有乙酰丙嗪、二乙嗪等代替氯丙嗪者。一般多在麻醉前 1 小时肌内注射或入手术室后麻醉前将合剂或氯丙嗪置于 5%葡萄糖溶液 250mL 中快速滴入或分次从滴壶内输入。然后再进行各种麻醉。

注意事项:①强化麻醉常使全麻患者术后苏醒迟缓,而且意识清醒后保护性反射又不能同时恢复。一旦出现呕吐,可能误吸而造成窒息的危险。此外,强化麻醉后过早地翻动患者,容易引起直立性低血压,都增加麻醉后护理的困难,也是近年来应用逐渐减少的原因。②由于强化麻醉后周围血管扩张,头部受压过久,易产生麻醉后头部包块,即局部水肿,继而脱发。因此,术中、术后应不断变换头部位置,并对受压处给以按摩。③强化麻醉中氯丙嗪等用量,应不超过 2mg/kg。如麻醉失败或麻醉效果不确实时,应及时地改换麻醉方法,切不要盲目增加冬眠合剂用量而增加术后并发症或意外。④椎管内及硬膜外麻醉和腹腔神经丛阻滞时并用氯丙嗪等合剂,可使血压明显下降,偶尔遇到升压困难者,可造成死亡。主要由于氯丙嗪、乙酰丙嗪等具有抗肾上腺素作用,脊椎及硬膜外麻醉或腹腔神经丛阻滞可使交感神经阻滞,二者并用后一旦血压剧降,有可能使肾上腺素类药无效而出现意外。为安全起见,椎管内及硬膜外麻醉时禁用氯丙嗪等药。

(2)神经安定麻醉:基本上类似强化麻醉,是增强麻醉效应的辅助措施,并能减少术后的恶心、呕吐等不适反应。

适应证:类似强化麻醉,更常作为复合麻醉中重要辅助用药,偶尔也可用于创伤或烧伤换药时的镇痛措施。有帕金森病(震颤麻痹症)、癫痫史者及甲状腺功能低下患者等禁用。

实施方法:麻醉时肌内注射或静脉注射神经安定类药及强效镇痛药,目前最常用的前者为氟哌利多 0.1~0.2mg/kg 或咪达唑仑 0.1~0.2mg/kg,后者为芬太尼 0.1~0.2mg 或喷他佐辛(镇痛新)30~60mg。也有用氟哌利多芬太尼合剂依诺伐,但复合麻醉中应用仍根据需要以分开静脉注射为合理,因为氟哌利多作用时间长,而芬太尼作用时间较短。

注意事项:芬太尼注入速度过快,偶尔出现胸腹壁肌肉僵硬引起呼吸抑制,则需用琥珀胆碱配合控制呼吸拮抗之。氟哌利多用量过大时,偶尔出现锥体外系反应,可经静脉注入异丙嗪 10mg 或氯丙嗪 5~10mg 即可制止,必要时可重复给予。术后适当应用哌替啶,常可起到预防作用。

术后出现呼吸抑制或呼吸暂停,多为芬太尼用量过多,可用纳洛酮 0.2mg 静脉注入即可解除。

(三)靶控输注静脉麻醉

近年来,随着计算机技术的飞速发展和在临床医学中的广泛应用,麻醉技术也朝着更加安全、可靠,易于管理,可控精确的目标发展。靶控输注静脉麻醉就是“数字化麻醉管理”的典型代表。靶控输注的发展使静脉麻醉更加方便,易于控制。

1.靶控输注的概念及基本原理

靶控输注(TCI)是指将计算机与输液泵相连,根据以群体药代-药效动力学参数编制的软件,通过直接控制“靶部位”——血浆或效应室的麻醉药物浓度,从而控制及调节麻醉深度的静脉输注方法。TCI 与传统用药方法最大的不同是不再以剂量为调整目标,而是直接调整靶浓度,使麻醉医师能像使用吸入麻醉药挥发器那样任意调节静脉麻醉药血药浓度成为可能。

TCI 的基本原理即 BET 方案根据药物的三室模型原理,为了迅速并准确维持拟达到的血药浓度,必须给予负荷剂量,同时持续输注从中央室消除的药物剂量,并且加上向外周室转运的药物剂量,这就是著名的 BET 输注方案。很显然,如果按照上述 BET 给药模式来计算非常复杂,只能通过计算机模拟。计算机控制的药物输注能够成功地达到相对稳定的靶浓度,麻醉医师可以根据临床反应来增加或降低靶浓度。

2.TCI 系统的组成及分类

完整的 TCI 系统主要有以下几个组成部分。①药动学参数:已经证明正确的药物模型以及药动学参数;②控制单位:计算药物输注速度,如控制输注泵的软件和微处理器;③连接系统:用于控制单位和输注泵连接的设备;④用户界面:用于患者数据和靶控浓度(血浆或效应室浓度)的输入。

目前,大多数 TCI 系统仍处于临床实验阶段,主要原因在于,这些输注设备对输注药物没有进行统一的标准化设置。此外,提供 TCI 的输液泵种类和安全功能也有待进一步研究。由 Kenny 等设计的 Diprefusor 系统是首个面市的 TCI 系统,它是将计算机及其控制软件整合到输液泵的中央处理器,该系统结构紧凑、使用方便、可靠性高。但是,该系统仍具有一些缺陷:只能用于丙泊酚,不能用于 15 岁以下儿童,且只有一个适于年轻健康成年人的参数可以设定。

根据靶控部位的不同可以将 TCI 分为血浆 TCI 和效应室 TCI 两种模式。而根据是否依赖机体反馈信息还可将 TCI 系统分为开放环路系统和闭合环路系统。

血浆 TCI 模式是以药物的血浆浓度为靶控目标的输注方法,开始给予一定的负荷量,当血浆计算浓度达到预定的靶浓度时即维持在这一浓度。效应室浓度随之逐渐升高,将迟滞一定时间(相对于血浆浓度)后最终与血浆浓度平衡一致。这种方法适合于平衡时间较短的药物,同时也适合于年老体弱的患者,因其负荷量较小,循环波动较小。而对于平衡时间长的药物则会导致诱导缓慢。

效应室 TCI 模式则是以药物的效应室浓度为靶控目标的输注方法,给予负荷量后暂时停止输注,当血浆浓度与效应室浓度达到平衡一致时再开始维持输注。与血浆靶控相比,使用同一药物时平衡时间短、诱导快,负荷量较大而使循环波动较大。因此适合于年轻体健的患者。开放环路 TCI 是无反馈装置的靶控,仅由麻醉医师根据临床需要和患者生命体征的变化来设定和调节靶浓度。

闭合环路 TCI 则通过一定反馈系统自动调节靶控装置,根据反馈指标的变化自动调整输注剂量和速度。这样就提供了个体化的麻醉深度,克服了个体间在药代学和药效学上的差异,靶控目标换成了患者的药效反应而不是药物的浓度,最大限度地做到了按需给药,从而避免了药物过量或不足以及观察者的偏倚。例如通过脑电双频谱指数(BIS)指标来反馈调控丙泊酚的 TCI,是目前比较成熟的方法之一。在使用闭合环路 TCI 时要注意反馈指标是否真实、准确,不可盲目相信单一指标而忽略综合评估,避免由于干扰因素造成麻醉深度不当。

3.TCI 技术的临床应用

与传统的静脉麻醉技术相比,TCI 有如下优点。

(1)操作简单,易于控制、调整麻醉深度,安全、可靠;理论上能精确显示麻醉药物的血中或效应器(大脑)部位的浓度。

(2)提供平稳的麻醉,对循环和呼吸的良好控制,降低了麻醉意外和并发症。

(3)能预知患者的苏醒时间,降低术中知晓和麻醉后苏醒延迟的发生率。

鉴于 TCI 的给药模式,最适合应用起效时间和消退时间均很短的药物,即 $T_{1/2}keO$ 和 $T_{1/2}CS$ 值较小的药物。$T_{1/2}keO$ 是指恒速给药时,血浆和效应室浓度达平衡的时间(效应室药物浓度达到血浆浓度 50% 所需的时间),其意义是可以决定起效快慢。如果持续输注(或停止输注)5 个 $T_{1/2}keO$，可以认为效应室的药物浓度达到稳态(或药物基本消除)。

时量相关半衰期($T_{1/2}CS$)是指维持某恒定血药浓度一定时间(血药浓度达稳态后)停止输注后，血药浓度(作用部位药物浓度)下降50％所需的时间。它不是定值，而是随输注剂量、时间的变化而变化。其意义是可以预测停药后的血药浓度。采用这两个参数较短的药物才能达到诱导、恢复都十分迅速的目的，又利于在麻醉过程中根据需要迅速调节麻醉深度，真正体现出 TCI 的特点。

目前临床使用的麻醉药物中，以瑞芬太尼和丙泊酚的药代动力学特性最为适合。其他药物如咪达唑仑、依托咪酯、舒芬太尼、阿芬太尼、芬太尼也可以用于 TCI，但其效果不如前二者。至于肌肉松弛药，由于其药效与血浆浓度关系并不密切，而且药代动力学并非典型的三室模型，因此，目前不主张使用 TCI 模式，而以肌松监测反馈调控输注模式为宜。

TCI 适用的手术种类：TCI 技术可以应用于目前大多数手术的临床麻醉。TCI 的特点是起效快、维持平稳且可控性好、恢复迅速彻底，因此更加适用于时间短而刺激强度大且变化迅速的手术，例如支撑喉镜下手术、眼科手术、口腔科手术、腹腔镜检查及手术、气管镜检查及手术、胃镜检查、肠镜检查、胆管镜手术、门诊日间手术等。

TC 临床应用的注意事项。

(1)选择适合的患者和手术。

(2)尽量选择 $T_{1/2}keO$ 和 $T_{1/2}CS$ 小的药物。

(3)要结合患者的具体情况选择 TCI 模式(血浆靶控或效应室靶控)。

(4)手术过程中不要以单一靶浓度维持，而应根据手术刺激强度和患者的反应来及时调节靶控浓度。

(5)一定要从麻醉开始就使用靶控输注，而不要中途加用靶控输注(由于靶控输注有负荷量)。

(6)靶控装置具有自动补偿功能(即换药后可以自动补充换药期间的药量)，不需要手动追加或增大靶浓度。

(7)手术结束前根据手术进程和药物的 $T_{1/2}CS$ 选择停止输注的时机，不宜过早。

(8)注意静脉通路的通畅和注射泵的工作状态，一旦静脉阻塞或注射泵有故障，患者会发生术中知晓。

4.TCI 系统性能的评估

计算机预期浓度与实际血药浓度的一致性反映了 TCI 系统的性能。影响系统性能的因素如下。

(1)系统硬件：主要指输液泵的准确性。目前临床上大多数输液泵的机电化设计已经比较完善，因此来源于系统硬件的误差率很小。

(2)系统软件：主要指药代动力学模型数学化的精度。因为药代模型涉及极为烦琐的运算，运用计算机模拟运算则可以大大提高精确度，而且目前迅猛发展的计算机处理器已经完全可以精确到位。

(3)药代动力学的变异性：这是影响 TCI 系统准确性的最主要来源。包括两个部分，一是所选择的药代模型本身有其局限性，表现为所使用的药代模型(如开放型三室模型)并不能说明药物在机体中的药代学特征,即使运用个体的药代学参数也不能对浓度进行准确的估计。虽然三室模型是 TCI 系统应用最为广泛的药代模型,但是也有其应用的局限性。如模型假设药物进入房室内即均匀分布,而事实上并非如此。个体的生物学变异性或患者生理状态的不同均能改变药代学特性,从而导致模型对浓度预测值的误差。二是 TCI 系统的药代参数只是对群体的平均估计,与个体实际的药代参数之间有着相当的差距。目前已证实生物学的差异性使 TCI 系统的误差不可能低于 20%。

由于缺少静脉麻醉药物浓度的快速测定方式,缺乏广泛接受的针对不同性别、年龄及生理状态的国人的药代模型和药代参数,以及缺乏对静脉麻醉药及阿片类药物敏感而可靠的药效学监测指标,目前的 TCI 仍有诸多不足之处。但其实现了麻醉药由经验用药到定量化用药的跨越,从而提高了麻醉质量及麻醉用药的安全性和合理性。随着计算机辅助麻醉的理论基础及相关知识的发展和进一步完善,TCI 的临床应用范围必将越来越广。

三、吸入麻醉

将麻醉气体吸入肺内,经肺泡进入血液循环,到达中枢神经系统而产生麻醉的方法。全身吸入麻醉具有患者舒适药物可控性强,能满足全身各部位手术需要等优点。

(一)吸入麻醉方法的分类

1.无重复吸入法

是指系统中所有呼出气体均被排出的一种麻醉方法,这种麻醉方法也就是传统所称的开放麻醉,现在几乎不采用。

2.部分重复吸入法

是指系统中部分呼出混合气仍保留在系统中的一种吸入麻醉方法,这种麻醉方法是当今最普遍采用的麻醉方法。根据新鲜气体量(FGF)大小又将这种麻醉方法分为高流量(3~6L/min),中流量(1~3L/min),低流量(1L/min 以下),最低流量(0.5L/min 以下)。前者也就是传统意义上的半开放麻醉,其更接近于开放麻醉,而后者也就是传统意义上的半紧闭麻醉,更接近于完全紧闭麻醉。

3.完全重复吸入法

是指系统中没有呼出气排出的一种麻醉方法,这种麻醉方法也就是传统意义上的全紧闭麻醉,即现在所指的定量麻醉。循环回路中的气流经过 CO_2 吸收装置,可防止 CO_2 重复吸入,但其他气体可被部分或全部重复吸入,重复吸入的程度取决于回路的布局和新鲜气流量。循环回路系统根据新鲜气流量/分钟通气量的不同,可分半开放型、半紧闭型和紧闭型。在临床麻醉中,三种技术均有应用。

大多数医生麻醉诱导时使用高流量的新鲜气流,此时循环回路为半开放型;若新鲜气流量超过分钟通气量,则无气流被重复利用。麻醉维持时,一般会降低新鲜气流量,若流量低于分钟通气量,则部分气流重复吸入,此时称之为"半紧闭麻醉"。重复利用的气流量与新鲜气流量有关,仍有部分气流进入废气回收系统。继续降低流量,直至新鲜气流量提供的氧等于代谢需氧量水平(即患者摄氧量水平),此时的循环麻醉回路系统称为"循环紧闭麻醉"。这种情况下,回路内气流重复呼吸,无或几乎无多余气流进入废气回收系统。

(二)吸入麻醉的实施和管理

1.吸入麻醉诱导

(1)肺活量法:预先作呼吸回路的预充,使回路内气体达到设定的吸入麻醉药物浓度,患者(通常大于 6 岁)在呼出肺内残余气体后,做一次肺活量吸入 8%七氟烷(氧流量 6~8L/min),并且屏气,患者在 20~40 秒内意识消失。肺活量法诱导速度最快,且平稳。缺点是需要患者的合作,不适合效能强的吸入麻醉药(如氟烷)。

(2)浓度递增诱导法:适用于成人或合作患儿。麻醉机为手动模式,置 APL 阀于开放位,调节吸入氧浓度,新鲜气流量 6~8L/min,选择合适的面罩给患者吸氧,嘱其平静呼吸。在患者意识消失后注意保持呼吸道通畅,适度辅助呼吸(吸气压力<20cmH$_2$O,避免过度通气)。适合于效能强的吸入麻醉药(如氟烷),以及外周静脉开放困难,静脉麻醉诱导可能造成循环剧烈波动和预测为气管插管困难的成年患者。

(3)潮气量法:一般使用高浓度七氟烷进行诱导或用于术中快速加深麻醉。新鲜气体流量 8~10L/min,七氟烷浓度 8%(诱导前管道预充七氟烷起效更快)。逐渐降低收入浓度,同时行辅助或控制呼吸。潮气量法诱导速度快,过程平稳,较少发生呛咳、屏气和喉痉挛等不良反应,是吸入诱导最常用的方法。

2.影响吸入麻醉药诱导的因素

①血气分配系数小,组织溶解度低,缩短诱导时间;②新鲜气流量越大、吸入浓度越高,分钟通气量越大,麻醉诱导越快;③同时应用高浓度和低浓度气体,低浓度气体在肺泡浓度和血中浓度上升速率加快,即第二气体效应;④当肺循环血流快或心排血量大时,吸入麻醉药肺泡内分压上升缓慢;⑤联合使用静脉麻醉药、阿片类药或麻醉辅助药(如右美托咪定、咪达唑仑等)也能缩短诱导时间。

3.吸入麻醉维持

单独使用吸入麻醉药,其浓度通常要达到 1.3~1.4MAC,方可满足抑制手术应激的需要。临床常联合应用其他麻醉药。在没有脑电监测麻醉镇静深度条件下,吸入麻醉药复合麻醉性镇痛药和肌松药时,一般采用中流量气体(1~2L/min),麻醉药物吸入浓度设定为 1.0~1.5MAC。

4.苏醒期管理

包括:①适时关闭吸入麻醉,通常在手术结束前 10~15 分钟关闭挥发罐。随后以丙泊酚 2~8mg/(kg·h)输注维持适宜的麻醉深度。该法可达到苏醒期平稳,患者无躁动,恶心呕吐发生率减少的目的。②完善术后镇痛。③拮抗肌松。④适当深麻醉下拔管,即在患者意识尚未完全恢复时拔管。优点是拔管过程中循环功能稳定,不诱发恶心呕吐,不会引起心、脑血管并发症。深麻醉下拔管主要标准是自主呼吸、通气功能恢复良好,循环稳定。

(三)低流量麻醉

1.低流量麻醉的分类

(1)部分重复吸收系统:指系统中部分呼出混合气仍保留于系统的吸入麻醉方法,有 3 个特点:①CO$_2$ 吸收剂将呼出气中的 CO$_2$ 滤除;②新鲜气流量低于分钟通气量、高于氧摄取量;

③新鲜气流中的麻醉气体浓度高于吸入气中浓度(诱导、维持阶段),是目前最普遍的吸入麻醉方法。根据新鲜气体流量又分为高流量(3~6L/min)、低流量(<1L/min)和最低流量(<0.5L/min)。

(2)完全重复吸入系统:指系统中没有呼出气体排出,特点是:①O_2 新鲜气流量等于 O_2 摄取量;②N_2O 新鲜气流量等于 N_2O 摄取量;③吸入麻醉药用量等于摄取量。这样的吸入麻醉方式即全紧闭麻醉或现在所指的定量麻醉。

2.低流量麻醉实施

常规检查麻醉机,回路漏气量应<50mL/min。起始阶段,持续 1~20 分钟,高流量新鲜气流 4~6L/min 去氮。七氟烷设置 6%~8%,快速达到麻醉深度,随后调回所需浓度。整个回路系统中充入所需气体成分,新鲜气体流量必须满足个体摄氧量的需求。随后将流量减少到小于 1L/min,维持过程中应保持一定的麻醉深度并保证安全的氧浓度。当新鲜气流量非常接近患者氧摄取量时必须监测气道压、分钟通气量、吸入气氧浓度、吸入气麻醉药浓度等呼吸参数以及常规生命体征监测包括 $P_{ET}CO_2$。

定量吸入麻醉需专用的 Drager PhsioFlex 麻醉机实施。吸入麻醉药通过伺服反馈进入麻醉回路而非通过挥发罐调节;输入回路的新鲜气流量也是通过伺服反馈自动控制。因此,定量吸入麻醉将颠覆传统理念,通过计算机伺服反馈控制。

3.优点和注意事项

(1)优点:减少麻醉气体消耗,降低费用;减少环境污染;提高吸入气体的温度和湿度,改善控制呼吸的特性。

(2)注意事项:当机体因手术、失血等影响而引起代谢改变时,有可能导致缺氧、高碳酸血症或麻醉过深。因此实施麻醉时,必须严密监测。当流量低于 1L/min 时,必须增大挥发罐浓度,因为此时实际输出浓度比刻度值小。维持期调整挥发罐浓度,为加快平衡可暂时开大新鲜气体流量。麻醉维持时,如怀疑缺氧,可停止吸入麻醉药并开放回路予纯氧通气。麻醉时间较长者在手术结束前保持低流量关闭挥发罐,麻醉还可维持 10~20 分钟。拔管前应增加气流量 4~5L/min,将麻醉气体洗出。为安全起见,低流量麻醉期间必须严密监测生命体征以及各项相关的呼吸参数。

四、静吸复合麻醉

静吸复合麻醉常用药物有:①静脉麻醉药:右美托咪定、依托咪酯。②吸入麻醉药:七氟烷和地氟烷。

麻醉方法包括:①静脉诱导+静吸复合维持。②吸入诱导+静吸复合维持。③静吸复合诱导+静吸复合维持。

遵循全麻四要素,即镇静、镇痛、肌松和抑制应激反应。严格掌握所使用的静脉麻醉药和吸入麻醉药的禁忌证。药物的浓度和剂量应个体化、协调配合。有麻醉气体和氧浓度监测系统。

1.麻醉诱导

(1)静脉麻醉诱导:诱导迅速、平稳,临床最常使用。

（2）静吸复合诱导：诱导前将面罩轻柔地罩于患者面部，经静脉注入静脉麻醉药或镇静催眠药，静脉麻醉药可采用右美托咪定、依托咪酯，患者意识消失后经面罩持续吸入麻醉药（七氟烷和地氟烷）。该法可减少刺激性吸入麻醉药所致的不良反应，使麻醉诱导更为平稳。

（3）吸入麻醉诱导：不宜采用静脉麻醉、难于开放静脉通路的小儿或不愿接受清醒静脉穿刺小儿的麻醉诱导，吸入麻醉可维持自主呼吸。通常采用浓度递增法、潮气量法或肺活量法。

（4）小儿吸入诱导方法：小儿诱导期间较成人更容易缺氧，也常出现躁动、喉痉挛和喉水肿等并发症。诱导期要求平稳、快速，无疼痛等不良刺激。小儿吸入诱导常用七氟烷，呼吸回路预充麻醉气体能够加快诱导速度；诱导方法采用肺活量法或潮气量法，不能配合的小儿使用后者，意识消失后置入口咽通气道辅助通气并及时开放静脉。

（5）气管插管：需辅助小剂量的阿片类药（芬太尼 $1.5\mu g/kg$ 或舒芬太尼 $0.1\sim0.2\mu g/kg$）和非去极化肌松药。

2.麻醉维持

（1）常用方法：①吸入麻醉药-阿片类药-静脉麻醉药；②N_2O-O_2-阿片类药-静脉麻醉药；③吸入麻醉药-N_2O-O_2-阿片类药物。

（2）吸入方法：①间断吸入：麻醉减浅或不宜/不能迅速用静脉全麻药加深时，短时间吸入挥发性麻醉药；②持续吸入：维持低浓度吸入挥发性全麻药，静脉麻醉药的用量适当减少。

（3）吸入麻醉药浓度：①七氟烷 $1.5\%\sim2\%$；②地氟烷 $2.5\%\sim8.5\%$。

（4）静脉麻醉给药：持续输注右美托咪定和依托咪酯。

（5）注意事项：①需要时可加用肌松药和镇痛药；②无论何种复合方法，吸入氧浓度不得<25%新鲜气体，流量大于 $500mL/min$；③根据临床表现调节药物浓度，协调配合；④手术强刺激时可适当增加某一组分浓度或所有组分浓度或速度；⑤应强调麻醉深度监测的重要性。⑥为确保患者安全，实施静吸复合麻醉时必须行气管内插管。

3.麻醉深度判断

麻醉深度监测可以减少因麻醉医师根据患者心率、血压变异、等经验性地增减药物而致的术中知晓，是取得良好的静吸复合麻醉效果的重要保障。

4.静吸复合麻醉苏醒期

（1）手术结束前 $10\sim15$ 分钟先停吸入麻醉药，并手控呼吸，尽量洗出肺内挥发性麻醉药，此时可维持使用丙泊酚 $2\sim8mg/(kg\cdot h)$。

（2）麻醉变浅，应密切观察患者，注意预防血流动力学急剧变化等不良反应。

（3）肺内残留的挥发性麻醉药及苏醒期疼痛可能增加术后躁动，可以右美托咪定术前或术中应用，加之充分的术后镇痛可能有所帮助。

（4）肌松拮抗药可在前次给药后 $30\sim45$ 分钟给予，若有肌松监测，则应在肌松恢复 $20\sim30\%$ 时给予。

（5）使用 N_2O 麻醉时，术后保证充分氧供，严防弥散性缺氧。

（6）拔管条件：自主呼吸恢复、节律规则、呼吸频率正常、吸入空气时 $SpO_2>95\%$、$P_{ET}CO_2<40mmHg$ 且曲线正常、循环功能稳定。满足上述条件也可在"深麻醉"下拔管，拔管后应置入

通气道防止舌后坠等呼吸道梗阻的发生。

（7）相对于 TIVA,吸入麻醉或静吸复合麻醉术后疼痛较轻,但仍应重视疼痛的处理,以减少因疼痛所致的恢复延迟。

第二节　局部麻醉

一、局部麻醉技术

（一）表面麻醉

将渗透作用强的局麻药与局部黏膜接触,使其透过黏膜而阻滞浅表神经末梢所产生的无痛状态,称为表面麻醉。表面麻醉使用的局麻药,难以达到上皮下的痛觉感受器,仅能解除黏膜产生的不适,因此,表面麻醉只能对刺激来源于上皮组织时才有效果。黏膜细胞的指状突起与邻近细胞交错形成功能性表面,局麻药容易经黏膜吸收,皮肤细胞排列较密,外层角化,吸收缓慢而且吸收量少,故表面麻醉只能在黏膜上进行。但一种复合表面麻醉配方 EMLA 为 5%利多卡因和 5%丙胺卡因盐基混合剂,皮肤穿透力较强,可用于皮肤表面,可以减轻经皮肤静脉穿刺和置管的疼痛,也可用于植皮,但镇痛完善约需 45～60 分钟。

1. 表面麻醉药

目前,应用于表面麻醉的局麻药分两类:羟基化合物和胺类。临床上应用的羟基化合物类表面麻醉药是芳香族和酯类环族醇,为苯甲醇、苯酚、间苯二酚和薄荷醇等,制成洗剂、含漱液、乳剂、软膏和铵剂,与其他药物伍用于皮肤病、口腔、肛管等治疗,与表面麻醉用于手术、检查和治疗性操作镇痛的目的并不一致。胺类表面麻醉药,分为酯类和酰胺类。酯类中有可卡因、盐酸已卡因、对氨基苯甲酸酯和高水溶性的丁卡因。酰胺类包括地布卡因和利多卡因。另外尚有既不含酯亦不含酰胺的达克罗宁和盐酸丙胺卡因,达克罗宁为安全的可溶性表面麻醉药,刺激性很强,注射后引起组织坏死,只能作表面麻醉用。混合制剂 TAC 可通过划伤皮肤而发挥作用,由 0.5%丁卡因,10%～11.8%可卡因,加入含 1：200000 肾上腺素组成,在美国广泛用于儿童皮肤划伤须缝合时表面麻醉,成人最大使用安全剂量为 3～4mL/kg,儿童为 0.05mL/kg。TAC 不能透过完整皮肤,但能迅速被黏膜所吸收而出现毒性反应。为避免毒性反应及成瘾性,研究不含可卡因的替代表面麻醉剂,发现丁卡因-苯肾上腺素的制剂与 TAC 一样可有效用于皮肤划伤。

2. 操作方法

（1）眼科手术:角膜的末梢神经接近表面,结合膜囊可存局麻药 1～2 滴,为理想的给药途径。具体方法为患者平卧,滴入 0.25%丁卡因 2 滴,令患者闭眼,每 2 分钟重复滴药 1 次,3～5 次即可。麻醉作用持续 30 分钟,可重复应用。

（2）鼻腔手术:鼻腔感觉神经来自三叉神经的眼支,它分出鼻睫状神经支配鼻中隔前 1/3;筛前神经到鼻侧壁;蝶腭神经节分出后鼻神经和鼻腭神经到鼻腔后 1/3 的黏膜。筛前神经及鼻神经进入鼻腔后都位于黏膜之下,可被表面麻醉所阻滞。

　　方法:用小块棉布先浸入 1:1000 肾上腺素中,挤干后再浸入 2%～4%利多卡因或0.5%～1%丁卡因中,挤去多余局麻药,然后,将棉片填贴于鼻甲与鼻中隔之间约 3 分钟。在上鼻甲前庭与鼻中隔之间再填贴第二块局麻药棉片,待 10 分钟后取出,即可行鼻息肉摘除,鼻甲及鼻中隔手术。

　　(3)咽喉、气管及支气管表面麻醉:声襞上方的喉部黏膜,喉后方黏膜及会厌下部的黏膜,最易诱发强烈的咳嗽反射。喉上神经侧支穿过甲状舌骨膜,先进入梨状隐窝外侧壁,最后分布于梨状隐窝前壁内侧黏膜上,故梨状隐窝处施用表面麻醉即可使喉反射迟钝。软腭、腭扁桃体及舌后部易引起呕吐反射,此处可以使用喷雾表面麻醉,但应控制局麻药用量,还应告诫患者不要吞下局麻药,以免吸收后发生毒性反应。咽喉及声带处手术,施行喉上神经内侧支阻滞的方法是:用弯喉钳夹浸入局麻药的棉片,慢慢伸入喉侧壁,将棉片按入扁桃体后梨状隐窝的侧壁及前壁 1 分钟,恶心反射即可减轻,可行食管镜或胃镜检查。咽喉及气管内喷雾法是施行气管镜、支气管镜检查,或施行气管及支气管插管术的表面麻醉方法。先令患者张口,对咽部喷雾 3～4 下,2～3 分钟后患者咽部出现麻木感,将患者舌体拉出,向咽喉部黏膜喷雾 3～4 下,间隔 2～3 分钟,重复 2～3 次。最后用喉镜显露声门,于患者吸气时对准声门喷雾,每次 3～4 下,间隔 3～4 分钟,重复 2～3 次,即可行气管镜检或插管。另一简单方法是在患者平卧头后仰时,在环状软骨与甲状软骨间的环甲膜做标记。用 22G 3.5cm 针垂直刺入环甲膜,注入2%利多卡因 2～3mL 或 0.5%丁卡因 2～4mL。穿刺及注射局麻药时嘱患者屏气、不咳嗽、吞咽或讲话,注射完毕鼓励患者咳嗽,使药液分布均匀。2～5 分钟后,气管上部、咽及喉下部便出现局麻作用。

　　(4)注意事项。

　　浸渍局麻药的棉片填敷于黏膜表面之前,应先挤去多余的药液,以防吸收过多产生毒性反应。填敷棉片应在头灯或喉镜下进行,以利于正确安置。

　　不同部位的黏膜吸收局麻药的速度不同。一般说来在大片黏膜上应用高浓度及大剂量局麻药易出现毒性反应,重者足以致命。根据 Adriani 及 Campbell 的研究,黏膜吸收局麻药的速度与静脉注射相等,尤以气管及支气管喷雾法,局麻药吸收最快,故应严格控制剂量,否则大量局麻药吸收后可抑制心肌,患者迅速虚脱,因此,事先应备妥复苏用具及药品。

　　表面麻醉前须注射阿托品,使黏膜干燥,避免唾液或分泌物妨碍局麻药与黏膜的接触。

　　涂抹于气管导管外壁的局麻药软膏最好用水溶性的,应注意其麻醉起效时间至少需1 分钟,所以不能期望气管导管一经插入便能防止呛咳,于清醒插管前,仍须先行咽、喉及气管黏膜的喷雾表面麻醉。

(二)局部浸润麻醉

　　沿手术切口线分层注射局麻药,阻滞组织中的神经末梢,称为局部浸润麻醉。

1.常用局麻药

　　根据手术时间长短,选择应用于局部浸润麻醉的局麻药,可采用短时效(普鲁卡因或氯普鲁卡因);中等时效(利多卡因、甲哌卡因或丙胺卡因)或长时效局麻药(布比卡因或依替卡因)。

2.操作方法

　　具体操作方法为取 24～25G 皮内注射针,针头斜面紧贴皮肤,进入皮内以后推注局麻药液,造成白色的橘皮样皮丘,然后取 22G 长 10cm 穿刺针经皮丘刺入,分层注药,若需浸润远方组织,穿刺针应由上次已浸润过的部位刺入,以减少穿刺疼痛。注射局麻药液时应加压,使其在组织内形成张力性浸润,与神经末梢广泛接触,以增强麻醉效果。

3.注意事项

(1)注入局麻药要深入至下层组织,逐层浸润,膜面、肌膜下和骨膜等处神经末梢分布最多,且常有粗大神经通过,局麻药液量应加大,必要时可提高浓度。肌纤维痛觉神经末梢少,只要少量局麻药便可产生一定的肌肉松弛作用。

(2)穿刺针进针应缓慢,改变穿刺针方向时,应先退针至皮下,避免针干弯曲或折断。

(3)每次注药前应抽吸,以防局麻药液注入血管内。局麻药液注毕后须等待4~5分钟,使局麻药作用完善,不应随即切开组织致使药液外溢而影响效果。

(4)每次注药量不要超过极量,以防局麻药毒性反应。

(5)感染及癌部位不宜用局部浸润麻醉。

(三)区域阻滞

围绕手术区,在其四周和底部注射局麻药,以阻滞进入手术区的神经干和神经末梢,称为区域阻滞麻醉。可通过环绕被切除的组织(如小囊肿、肿块活组织等)做包围注射,或在悬雍垂等组织(舌、阴茎或有蒂的肿瘤)环绕其基底部注射。区域阻滞的操作要点与局部浸润法相同。主要优点在于避免穿刺病理组织,适用于门诊小手术,也适于健康状况差的虚弱患者或高龄患者。

(四)静脉局部麻醉

肢体近端上止血带,由远端静脉注入局麻药以阻滞止血带以下部位肢体的麻醉方法称静脉局部麻醉。静脉局部麻醉首次由 August Bier 介绍,故又称 Bier 阻滞,主要应用于成人四肢手术。

1.作用机制

肢体的周围神经均有伴行血管提供营养。若以一定容量局麻药充盈与神经伴行的静脉血管,局麻药可透过血管而扩散至伴行神经而发挥作用。在肢体远端缚止血带以阻断静脉回流,然后通过远端建立的静脉通道注入一定容量局麻药以充盈肢体静脉系统即可发挥作用,通过这种方法局麻药主要作用于周围小神经及神经末梢,而对神经干作用较小。

2.适应证

适用于能安全放置止血带的远端肢体手术,受止血带限制,手术时间一般在1~2小时内为宜,如神经探查、清创及异物清除等。如果并发有严重的肢体缺血性血管疾患则不宜选用此法。下肢主要用于足及小腿手术,采用小腿止血带,应放置于腓骨颈以下,避免压迫腓浅神经。

3.操作方法

(1)在肢体近端缚2套止血带。

(2)肢体远端静脉穿刺置管。据有学者统计,选择静脉部位与麻醉失败率之间关系为肘前>前臂中部、小腿>手、腕、足。

(3)抬高肢体2~3分钟,用弹力绷带自肢体远端紧绕至近端以驱除肢体血液。

(4)先将肢体近端止血带充气至压力超过该侧肢体收缩压 13.3kPa,然后,放平肢体,解除弹力绷带。充气后严密观察压力表,谨防漏气使局麻药进入全身循环而导致局麻药中毒反应。

（5）经已建立的静脉通道注入稀释局麻药，缓慢注射（90秒以上）以减轻注射时疼痛，一般在3～10分钟后产生麻醉作用。

（6）多数患者在止血带充气30～45分钟以后出现止血带部位疼痛。此时可将远端止血带（所缚皮肤已被麻醉）充气至压力达前述标准，然后，将近端止血带（所缚皮肤未被麻醉）放松。无论在何情况下，注药后20分钟内不可放松止血带。整个止血带充气时间不宜超过1～1.5小时。若手术在60～90分钟内尚未完成，而麻醉已消退，此时须暂时放松止血带，最好采用间歇放气，以提高安全性。恢复肢体循环1分钟后，再次充气并注射1/2首次量的局麻药。

4.局麻药的选用与剂量

利多卡因为最常用的局麻药，为避免药物达到极量又能使静脉系统充盈，可采用大容量稀释的局麻药。以70kg患者为例，上肢手术可用0.5%利多卡因50mL，下肢手术可用0.25%利多卡因60～80mL，一般总剂量不要超过3mg/kg。丙胺卡因和布比卡因也成功用于静脉局部麻醉。0.25%利比卡因用于Bier阻滞，松止血带后常可维持一定程度镇痛，但有报道因心脏毒性而致死亡的病例。丙胺卡因结构与利多卡因相似，且入血后易分解，故其0.5%溶液亦为合理地选择。氯普鲁卡因效果亦好，且松止血带后氯普鲁卡因可被迅速水解而失活，但约10%患者可出现静脉炎。

5.并发症

静脉局部麻醉主要并发症是放松止血带后或漏气致大量局麻药进入全身循环所产生的毒性反应。所以应注意：①在操作前仔细检查止血带及充气装置，并校准压力计；②充气时压力至少达到该侧收缩压13.3kPa以上，并严密监测压力计；③注药后20分钟以内不应放松止血带，放止血带时最好采取间歇放气法，并观察患者神志状态。

二、神经（丛）阻滞麻醉

（一）颈神经丛阻滞

1.解剖

颈神经丛由$C_{1\sim4}$脊神经前支组成。第1颈神经主要是运动神经，支配枕骨下角区肌肉，后3对颈神经均为感觉神经，出椎间孔后，从后面横过椎动脉及椎静脉，向外延伸，到达横突尖端时分为升支及降支，这些分支与上下相邻的颈神经分支在胸锁乳突肌之后连接成网状，称为颈神经丛。颈神经丛分为深丛及浅丛，还形成颈袢，与颈$_5$部分神经纤维形成膈神经。颈浅神经丛在胸锁乳突肌后缘中点形成放射状分布，向前即颈前神经，向下为锁骨上神经，向后上为耳大神经，向后为枕小神经，分布于颌下、锁骨、整个颈部及枕部区域的皮肤浅组织，呈披肩状。颈深神经丛主要支配颈前及颈侧面的深层组织。

2.药物及药物配制

由于颈部供血丰富，颈神经丛阻滞较其他部位神经阻滞持续时间短，因此在局麻药安全剂量范围内选用中效或长效局麻药。采用两种局麻药混合液以求达到起效迅速，维持时间长，如1%利多卡因与0.15%丁卡因混合液，1%利多卡因与0.25%布比卡因混合液。颈深神经丛阻滞常采用较高浓度局麻药，如1.5%利多卡因或0.5%布比卡因，以取得较好的运动阻滞。亦可在局麻药中加用 1：200000 肾上腺素,延长作用时间。

3.适应证

颈浅神经丛阻滞可用于锁骨上颈部表浅手术,而颈部较深手术,如甲状腺手术、颈动脉内膜剥脱术等,尚需行颈深神经丛阻滞。但由于颈部尚有后四对脑神经支配,故单纯行颈神经丛阻滞效果不完善,可用辅助药物以减轻疼痛。

4.标志

第 6 颈椎横突结节(又称 Chassaignac 结节)是颈椎横突中最突出者,位于环状软骨水平,可以扪及。由乳突尖至第 6 颈椎横突作一连线,在此连线上乳突下约 1.5cm 为第 2 颈椎横突,第 2 颈椎横下约 3cm 为第 4 颈横突,位于颈外静脉与胸锁乳突肌后缘交叉点附近,第 3 颈椎横突位于 $C_{2,4}$ 横突之间。

5.操作步骤

(1)颈深神经丛阻滞。

患者仰卧去枕,头偏向对侧,分别在第 2,3,4 颈椎横突处做标记,常规消毒皮肤后在横突标记处做皮丘。

先从第 4 颈椎横突开始,用 22G 长 3.5cm 穿刺针从颈椎侧面经皮丘垂直穿刺,方向轻微偏尾侧以避免损伤椎动、静脉,若遇有坚实骨质感而进针深度在 2～3cm 表明已触及横突,此时患者有酸胀感,回抽无血或脑脊液,即可注入 3～4mL 局麻药。

以同样方法在第 2,3 颈椎横突面上各注 3～4mL 局麻药,若手术不涉及颈上部和颌下部可不阻滞第 2 颈神经。

(2)颈浅神经丛阻滞。

于第 4 颈椎横突处做标记,或采取颈外静脉与胸锁乳头肌后缘交点,常规消毒后在标记处做皮丘。

由标记处垂直刺入皮肤,缓慢进针,遇一刺破纸样落空感后表明针尖已穿过颈阔肌,将局麻药注射至颈阔肌和皮下,亦可在颈阔肌表面向横突、锁骨和颈前方做浸润注射,以阻滞颈浅丛各分支,一般每侧药量 10mL 左右。

(3)肌间沟阻滞法:体位同颈前阻滞法,在甲状软骨上缘平面,扪及胸锁乳突肌外侧缘,手指下滑至前斜角肌上缘,再向外即可摸及前中斜角肌的肌间沟。穿刺针由肌间沟垂直刺入,方向略向后向下,遇异感即可停止进针,若无异感,调整方向再行探刺,但穿刺方向不宜超过横突水平。出现异感后回抽无血或脑脊液即可注入局麻药,为促使药液向上扩散而阻滞颈神经丛,可采取头低位或压迫穿刺针下方的肌间沟。

6.并发症

(1)局麻药毒性反应。主要是穿刺针误入颈部血管而未及时发现所致,因此注药前应抽吸,证明针尖深度在横突部位;如果注药压力过大,速度过快,亦会因局麻药迅速大量吸收而导致中毒。

(2)高位硬膜外阻滞或全脊麻。穿刺针进针过深或进针方向偏内,均可致针尖进入硬膜外腔,甚至蛛网膜下隙。使用短针,进针切勿过深,注药 2～3mL 后观察无脊麻反应后再注入余液,即可预防。

（3）膈神经阻滞。膈神经主要由第 4 颈神经组成，同时接受第 3、5 颈神经的小分支。颈深丛阻滞常易累及膈神经，双侧受累时可出现呼吸困难及胸闷，故应避免进行双侧颈深丛阻滞。

（4）喉返神经阻滞。针刺过深，注药压力太大均可使患者迷走神经阻滞，而致患者声音嘶哑、失声，甚至呼吸困难，此症状一般在 1 小时内缓解。

（5）Horner 综合征。颈交感神经被阻滞后出现同侧眼睑下垂、瞳孔缩小、眼球内陷、眼结膜充血、鼻塞、面微红及不出汗等症状，短期内可自行缓解。

（6）椎动脉刺伤后引起出血，血肿形成。

（二）臂神经丛阻滞

1.解剖

（1）臂丛神经组成：臂神经丛由 $C_{5\sim8}$ 及 T_1 脊神经前支组成，有时亦接受 C_4 及 T_2 脊神经前支发出的小分支，主要支配整个手、臂运动和绝大部分手、臂感觉。组成臂丛的脊神经出椎间孔后在锁骨上部，前、中斜角肌的肌间沟分为上、中、下干。上干由 $C_{5\sim6}$ 前支，中干由 C_7 前支，下干由 C_8 和 $T_{1,2}$ 脊神经前支构成。三支神经干从前中斜角肌间隙下缘穿出，伴锁骨下动脉向前、向外、向下方延伸，至锁骨后第 1 肋骨中外缘每个神经干分为前、后两股，通过第 1 肋和锁骨中点，经腋窝顶进入腋窝。在腋窝各股神经重新组合成束，三个后股在腋动脉后方合成后束，延续为腋神经及桡神经；上干和中干的前股在腋动脉的外侧合成外侧束，延续为肌皮神经和正中神经外侧根；下干的前股延伸为内侧束，延续为尺神经、前臂内侧皮神经、臂内侧皮神经和正中神经内侧根。

（2）臂丛神经与周围组织的关系：臂丛神经按其所在的位置分为锁骨上、下两部分。

锁骨上部：主要包括臂丛的根和干。①臂丛各神经根分别从相应椎间孔穿出走向外侧，其中 $C_{5\sim7}$ 前支沿相应横突的脊神经沟走行，通过椎动脉的后方。然后，臂丛各根在锁骨下动脉第二段上方通过前、中斜角肌间隙，在穿出间隙前后组成三干。②臂丛三干在颈外侧的下部，与锁骨下动脉一起从上方越过第 1 肋的上面，其中上、中干行走于锁骨下动脉的上方，下干行于动脉的后方。臂丛三干经过前中斜角肌间隙和锁骨下血管一起被椎前筋膜包绕，故称为锁骨下血管周围鞘，而鞘与血管之间则称为锁骨下血管旁间隙。臂丛干在颈外侧区走行时，表面仅被皮肤、颈阔肌和深筋膜覆盖，有肩胛舌骨肌下腹、颈外静脉、颈横动脉和肩胛上神经等经过，此处臂丛比较表浅，瘦弱者可在体表触及。臂丛三干至第 1 肋外侧缘时分为六股，经锁骨后进入腋窝，移行为锁骨下部。

臂丛锁骨下部：臂丛三束随腋动脉行于腋窝，在腋窝上部，外侧束与后束位于腋动脉第一段的外侧，内侧束在动脉后方。到胸小肌深面时，外侧束、内侧束与后束分别位于第二段的外、内侧面和后面。三束及腋动脉位于腋鞘中，腋鞘与锁骨下血管周围鞘连续，腋鞘内的血管旁间隙与锁骨下血管旁间隙相连通。

臂丛鞘：解剖上臂丛神经及颈丛神经从颈椎至腋窝远端一直被椎前筋膜及其延续的筋膜所围绕，臂丛神经实际上处于此连续相通的筋膜间隙中，故从腋鞘注入药液，只要量足够便可一直扩散至颈神经丛。

2.药物

$1\%\sim1.5\%$ 利多卡因可提供 $3\sim4$ 小时麻醉，若手术时间长，布比卡因或罗哌卡因可提供

4～8小时麻醉,若加用1：200000肾上腺素,麻醉时间可延长至8～12小时。臂丛阻滞药物不必用太高浓度,而较大容量(40～50mL)便于药物鞘内扩散,50mL 1%利多卡因或0.5%布比卡因是成人可用最大量。

3.经颈路臂丛阻滞法

(1)体位:仰卧去枕,头偏向对侧,手贴体旁。

(2)定位:令患者抬头,暴露胸锁乳突肌,在锁骨上4cm及胸锁乳突肌外缘2cm交叉点,为穿刺点。经此穿刺点垂直皮肤刺入即可探及异感,若未出现异感,则调整方向在该穿刺点四周环外半径0.5cm范围内可探到异感。

(3)探及异感,回抽无血即可注入30mL局麻药。注药后患者可诉整个上肢发麻、无力,麻醉范围包括肩及肱骨上段区。

(4)优缺点。

优点:①易于掌握;②小容量药液可阻滞上臂及肩部;③异感表浅;④不易出现中毒反应;⑤不会出现气胸;⑥不会引起硬膜外及蛛网膜下隙阻滞;⑦颈下部手术也可应用。

缺点:①尺神经有时阻滞起效延迟;②不宜同时双侧阻滞;③可出现一过性Horner综合征;④少数患者可出现膈神经阻滞。

4.肌间沟阻滞法

(1)体位:仰卧去枕,头偏向对侧,手臂贴体旁,手尽量下垂以暴露颈部。

(2)定位:颈神经丛肌间沟阻滞法关键是要找到前、中斜角肌间的肌间沟,肌间沟上窄下宽,沿沟向下触摸于锁骨上约1cm可触及细条横向走行肌肉即肩胛舌骨肌,该肌与前、中斜角肌共同构成一个三角,该三角靠肩胛舌骨肌处即为穿刺点。遇有肥胖颈短肩胛舌骨肌不清楚,可以锁骨上2cm的肌间沟为穿刺点或经环状软骨水平线与肌间沟交点为穿刺点。若沿沟下摸,在锁骨上窝触及锁骨下动脉搏动,并向间沟内深压,患者诉手臂麻木、酸胀或异感,进一步证实定位无误。

(3)操作:常规消毒,穿刺点处做皮丘,以3～4cm 22G穿刺针垂直刺入,略向脚侧推进,直至出现异感或触及横突为止,回抽无血和脑脊液,注入25～30mL局麻药。注药时压迫穿刺点上部肌间沟,可促使药液向下扩散,则尺神经阻滞可较完善。

(4)优缺点:优点:①易于掌握,对肥胖或不合作小儿也适用;②上臂、肩部及桡侧阻滞良好;③高位阻滞不会引起气胸。

缺点:①尺神经阻滞起效迟,有时需增加药液容量才被阻滞;②有误入蛛网下腔或硬膜外间隙的危险;③有损伤椎动脉可能;④不宜同时双侧阻滞,以免双侧膈神经或喉返神经被阻滞。

5.锁骨上臂丛阻滞法

(1)传统锁骨上阻滞法。

定位:仰卧位患侧肩下垫一薄枕,头偏向对侧,上肢紧贴体旁并尽量下垂,锁骨中点上方1～1.5cm处即穿刺点。

操作:穿刺针刺入皮肤后水平进针直到上肢出现异感或触及第1肋,然后穿刺针沿第1肋面前后移动寻找异感,出现异感后回抽无血、气体,即可注入20mL局麻药。由于臂丛在此处神经干最粗大,故阻滞完善但起效迟。

优缺点:定位简单,但血胸、气胸发生率高。

(2)锁骨下血管旁阻滞法:该法为 winnie 于 1964 年根据臂丛鞘解剖对传统锁骨上入路的改进。Winnie 认为:①传统锁骨上入路经锁骨中点上 1cm 进针,在第 1 肋面上寻找异感,容易产生气胸(发生率可达 1%);②传统方法针刺方向为向内、向脚端及向后,从臂丛鞘的解剖关系分析也不尽合理,因为锁骨下血管旁间隙在第 1 肋上方为一扁三角腔,传统方法进针正好经过该腔最狭窄处,注射过程中只轻微移动,便会使穿刺针脱出鞘外,使麻药阻滞膈神经、迷走神经及喉返神经;③传统方法利用穿刺针沿第 1 肋不同部位寻找异感也不合理,因为臂丛神经于是上下重叠越过第 1 肋,并不是水平排列在第 1 肋面上。

定位:体位同传统方法,摸及前中斜角肌间隙向下移动于锁骨上窝处可及锁骨下动脉搏动。

操作:从锁骨下动脉搏动点外侧朝下肢方向直刺,方向不向内也不向后,沿中斜角肌内侧缘缓慢推进可体会到刺破臂丛鞘感觉并可探及异感。若无异感,可调整方向,使针稍偏内偏后,即针刺方向偏向对侧足跟,常易获异感。回抽无血或气体即可注药。

优缺点:可以较小剂量局麻药取得较高水平臂丛阻滞;并有上肢外展困难者穿刺中不必移动上肢;误注入血管可能性小;不致发生误入硬膜外间隙或蛛网膜下隙。但该方法仍有气胸可能,不能同时进行双侧阻滞,穿刺时若无异感,失败率可高达 15%。

(3)铅锤法(Plumb-bob 法):该法是根据臂神经丛经过第 1 肋时位于锁骨下动脉后上方及肺尖上方,这样经锁骨上方向垂直于水平面穿刺,往往在触及第 1 肋或肺尖前先探及异感。体位同传统锁骨上入路,以锁骨上胸锁乳突肌外侧缘为穿刺点,垂直缓慢刺入,即可找到异感,因形成铅锤重力线故得名。若未探及异感,可调整方向,偏头侧约 20°刺入,仍无异感可将穿刺针偏脚侧约 20°刺入探及异感,若未探及异感而触及第 1 肋,则可用传统锁骨上径路。

6.锁骨下臂丛阻滞法

(1)体位:仰卧去枕,头偏向对侧,阻滞侧上肢外展 90°。

(2)定位:第 6 颈椎横突结节(Chassaignac 结节)与腋动脉连线代表臂神经丛在锁骨下部的走向,此连线多经过锁骨中点附近。

(3)操作:以锁骨中点下缘 2.5cm 为穿刺点,用 10cm 长 22G 穿刺针往穿刺点刺入,然后沿臂丛神经走向,向外、向后,稍向脚侧刺入,直至探及异感或用神经刺激仪定位。穿刺深度与患者体型及针方向有关。若体型瘦小且穿刺针与皮肤角度大,深度 2.5~3cm;若身材高大肥胖或穿刺针角度小,深度可达 10cm。一旦定位准确,回抽无血,可注入局麻药 25~30mL,亦可放置留置针或导管行连续阻滞。

7.喙突下臂丛阻滞法

臂丛神经出第 1 肋后,从喙突内侧走向外下,成人臂丛距喙突最近处约 2.25cm,儿童约 1.19cm,于喙突内下方通过胸小肌深面时,迂回绕腋动脉行于腋鞘,位置较集中,走行方向与三角肌、胸大肌间沟基本一致。

(1)定位:测量喙突至胸外侧最近距离(通常为第二肋外侧缘),并作一连线为喙胸线。喙胸距离(mm)×0.3+8 所得数值即为喙突下进针点。

(2)操作:由上述穿刺点垂直刺入,刺破胸大、小肌可有二次突破感,当针尖刺入胸小肌与肩胛下肌,患者可感有异感向肘部传导。小儿则以突破感及针头随动脉搏动为指征。

（3）优缺点:避免损伤肺及胸膜,但穿刺角度过于偏内或肺气肿患者亦有可能发生气胸;可用于上臂、肘及肘以下手术。由于穿刺部位较深,有误入血管可能。

8.腋路臂丛阻滞法

（1）体位:仰卧头偏向对侧,阻滞侧上肢外展90°,肘屈曲,前臂外旋,手背贴床且靠近头部作行军礼状,以充分暴露腋窝。

（2）定位:先在腋窝触摸腋动脉搏动,再沿动脉上行摸到胸大肌下缘动脉搏动消失处,略向下取动脉搏动最高点作穿刺点。

（3）操作:取4.5cm长22G穿刺针在腋动脉搏动最高点与动脉呈10°～20°夹角刺入皮肤,然后缓慢进针直至出现刺破鞘膜的落空感。松开持针手指,针随动脉搏动而摆动,即认为针已入腋鞘内。此时患者若有异感可更明确,但不必强求异感。注射器回抽无血后可注入30～35mL局麻药。若穿刺针刺入动脉,此时可继续进针穿过动脉后壁直至回吸无血,注入局麻药20～40mL,每注入5mL应回抽一次,此法易致血管痉挛及血肿形成。经腋路阻滞时肌皮神经和肋间臂神经常不能阻滞。故在上述注药完毕后,改变穿刺针方向,使针头位于腋动脉上方并与皮肤垂直进针,直至触及肱骨,然后针尖向上移动30°,呈扇形注入局麻药5mL,以阻滞喙肱肌内的肌皮神经;或注药时应用橡胶止血带扎于腋鞘的远端,加以压迫,然后注入较大容量局麻药(40mL),注药完毕后立即收回上肢,以利局麻药上行扩散,即使如此仍有25％肌皮神经阻滞不完善。将5mL局麻药注入腋动脉下方腋窝下缘皮下即可阻滞肋间臂神经,该神经阻滞对成功应用止血带是至关重要的。

（4）成功标志:①针随腋动脉搏动而摆动;②回抽无血;③注药后呈梭形扩散;④患者诉上肢发麻;⑤上肢尤其前臂不能抬起;⑥皮肤表面血管扩张。

（5）优缺点。

优点:①位置表浅,动脉搏动明显,易于阻滞;②不会引起气胸;③不会阻滞膈神经、迷走神经、喉返神经;④无误入硬膜外间隙或蛛网膜下隙危险;⑤三角肌以下手术较好;⑥可放入留置针或导管行连续阻滞。

缺点:①上肢不能外展、骨折无法移动或腋窝有感染、肿瘤的患者不能应用本法;②局麻药毒性反应发生率较其他入路高,可达1％～10％;③不可进行双侧同时阻滞;④个别病例可产生动静脉瘘。

9.臂丛阻滞入路选择

上述五种臂丛入路阻滞效果因各部位解剖不同而异,而上肢各部位神经支配亦各异,因此应根据手术部位神经支配选择最恰当阻滞入路。

（1）各入路臂丛阻滞效果:部分资料参考Rapp的临床研究报告。

（2）上肢手术对神经根阻滞的要求:其根据臂丛神经对上肢各部位的支配范围,结合上肢四个手术部位。

（3）上肢手术臂丛入路的选择。

臂部手术:肩部神经支配为C_3至C_6神经根,来自颈神经丛$C_{3、4}$发出分支支配肩颈皮肤;

其余皮肤和深层组织受 $C_{5,6}$ 支配,故肩部手术应阻滞 C_3 至 C_6,包括颈神经丛和臂神经丛,故又称颈臂丛阻滞,可进行植皮、裂伤缝合等浅表手术。由于颈丛和臂丛相互连续阻滞,局麻药可以在第 6 颈椎平面向上向下扩散,故颈入路和肌间沟入路为肩部手术首选。由于 $C_{3,4}$ 在锁骨上和锁骨下入路之外,若选用此二入路或行锁骨上肩区深部手术(含肩关节手术),需阻滞 $T_{1,2}$ 神经,故常须在腋后线加第 2 肋间神经阻滞。

上臂及肘部手术:该部手术须阻滞 $C_{5\sim8}$ 和 T_1 神经,故最佳入路为锁骨上或锁骨下入路。肌间沟入路常不能阻滞到 C_8 和 T_1,腋入路常不能阻滞肌皮神经和肋间臂神经,均为失当选择。

前臂手术:前臂手术需阻滞 $C_{5\sim8}$ 和 T_1 神经根形成臂丛所有分支,以锁骨下入路为最佳选择,因为局麻药可在神经束平面阻滞所有的神经,也易于阻滞腋部的肋间臂神位,有助于缓解上肢手术不可少的止血带所引起的痛苦,而其他入路不能达到此效果。

腕及手部手术:臂丛阻滞对腕部手术有一定困难,因为支配该区域的神经非常丰富,而且相互交叉支配,腋入路最常失效为拇指基底部阻滞效果不良,此处有来自前外侧的正中神经、后外侧的桡神经及上外侧的肌皮神经支配,故锁骨上入路和肌间沟入路为拇指基底部手术首选。而腕尺侧、正中神经或手指手术,腋入路常可阻滞完善。

(三)上肢神经阻滞

上肢神经阻滞主要适应于前臂或手部的手术,也可作为臂丛神经阻滞不完全的补救方法。主要包括正中神经阻滞、尺神经阻滞和桡神经阻滞,可以在肘部或腕部阻滞,若行手指手术,也可行指间神经阻滞。

1.尺神经阻滞

(1)解剖:尺神经起源于臂丛内侧,在腋动脉内侧分出,主要由 C_8 和 T_1 脊神经纤维组成。尺神经在上臂内侧沿肱二头肌与三头肌间隔下行,于肱中段穿出间隔,向内向后方入肱骨内上髁与尺骨鹰嘴间沟内(尺神经沟),然后在尺侧腕屈肌二头之间进入前臂,再下行至腕部,位于尺侧腕屈肌与指深屈肌之间,在尺动脉内侧进入手掌。尺神经具有运动支和感觉支。

尺神经阻滞后出现:①环指尺侧及小指掌面,并由此上沿至肘关节以下,又自中指尺侧、环指及小指背面并上沿至肘关节以下,感觉减退,以手内侧缘感觉缺失为最明显(腕部阻滞时,无前臂麻木)。②手指不能分开并拢,环指、小指的指间关节只能屈不能伸,掌指关节过伸。

(2)肘部尺神经阻滞。

标志:前臂屈曲 90°,在尺神经沟内可扪及尺神经,按压尺神经患者多有异感。

操作:在尺神经沟下缘相当于尺神经部位做皮丘,取 23G 穿刺针刺入皮肤,针保持于神经干平行,沿沟向心推进,遇异感后即可注入局麻药 $5\sim10$ mL。

(3)腕部尺神经阻滞。

定位:从尺骨茎突水平横过画一直线,相当于第二腕横纹,此线于尺侧腕屈肌桡侧交点即为穿刺点,患者掌心向上握掌屈腕时该肌腹部最明显。

操作:在上述穿刺点作皮丘,取 23G 穿刺针垂直刺入出现异感即可注入局部麻药 5mL,若无异感,在肌腱尺侧穿刺,或向尺侧腕屈肌深面注药,但不能注入肌腱内。

2.正中神经阻滞

(1)解剖:正中神经主要来自 C_6 至 T_1 脊神经根纤维,于胸小肌下缘由臂丛神经的内侧束和外侧束分出,两束的主支形成正中神经的内、外侧根。正中神经开始在上臂内侧伴肱动脉下行,先在肱动脉外侧,后转向内侧,在肘部侧从肱骨内上踝与肱二头肌腱中间,穿过旋前圆肌进入前臂,走行于屈指浅肌与屈指深肌之间。沿中线降至腕部,在掌横韧带处位置最表浅,在桡侧腕屈肌与掌长肌之间的深处穿过腕管,在掌筋膜深面到达手掌。正中神经阻滞出现:①大鱼际肌、拇指、食指、中指及环指桡侧感觉消失;②手臂不能旋前,拇指和示指不能屈曲,拇指不能对掌。

(2)肘部正中神经阻滞。

标志:肘部正中神经在肱二头肌筋膜之下,肱骨内踝与二头肌腱内侧之中点穿过肘窝。肱骨内、外上踝之间画一横线,该线与肱动脉交叉点的内侧 0.7cm 处即正中神经所在部位,相当于肱二头肌腱的外缘与内上踝间的中点,在此处做皮丘。

操作:取 22G 穿刺针经皮丘垂直刺入,直至出现异感,或作扇形穿刺以探及异感,出现异感后即可注入局麻药 5mL。

(3)腕部正中神经阻滞。

标志:腕部桡骨茎突平面横过腕关节画一连线,横线上桡侧腕屈肌腱和掌长肌腱之间即为穿刺点,握拳屈腕时,该二肌腱更清楚。

操作:取 22G 穿刺针经穿刺点垂直刺入,进针穿过前臂深筋膜,继续进针约 0.5cm,即出现异感,并放射至桡侧,注局麻药 5mL。

3.桡神经阻滞

(1)解剖:桡神经来自臂神经丛后束,源于 $C_{5\sim8}$ 及 T_1 脊神经。桡神经在腋窝位于腋动脉后方,折向下向外方,走入肱骨桡神经沟内。达肱骨外上踝上方,穿外侧肌间隔至肱骨前方,在肘关节前方分为深、浅支。深支属运动神经,从桡骨外侧穿旋后肌至前臂背面,在深浅伸肌之间降至腕部;浅支沿桡动脉外缘下行,转向背面,并降至手臂。桡神经阻滞后出现:①前臂前侧皮肤、手背桡侧皮肤、拇指、食指及中指桡侧皮肤感觉减退(腕部阻滞时无前臂麻木);②垂腕。

(2)肘部桡神经阻滞。

标志:在肱骨内、外上踝做一连线,该横线上肱二头肌腱外侧的处即为穿刺点。

操作:取 23G 穿刺针经穿刺点垂直刺入,刺向肱骨,寻找异感,必要时行扇形穿刺,以寻找异感,探及异感即可注入局麻药 5mL。

(3)腕部桡神经阻滞:腕部桡神经并非一支,分支细而多,可在桡骨茎突前端做皮下浸润,并向掌面及背面分别注药,在腕部形成半环状浸润即可。

4.肌皮神经阻滞

(1)解剖:肌皮神经来自臂神经丛外侧束,由 $C_{5\sim7}$ 神经纤维组成,先位于腋动脉外侧,至胸小肌外侧缘脱离腋鞘,穿过喙肱肌到肌外侧,在肱二头肌与肱肌之间降至肘关节上方,相当于肱骨外上踝水平穿出臂筋膜延续为前臂外侧皮神经,沿前臂外侧行至腕部。

(2)肘部肌皮神经阻滞:利用桡神经阻滞与桡神经阻滞完毕后,将穿刺针稍向外拔出,刺向肱二头肌腱与肱桡肌之间,注入局麻药 10mL。

5.指间神经阻滞

(1)解剖:手指由臂丛神经的终末支指间神经支配,可从手指根部阻滞指间神经。

(2)操作:在指间以 25G 穿刺针刺入手指根部,靠近骨膜缘边抽边注,缓慢注药 2～3mL。一般针由手指侧部穿入再逐步进入近手掌部,注药由近掌部到手背部,在穿刺时避免感觉异常,因感觉异常是神经受压表现。药液中禁止加用肾上腺素,为防止血管收缩导致缺血。

(3)应用指征:其可用手指手术或单个手指再造术,也可用于臂丛阻滞不全时的辅助阻滞。一般需10～15分钟阻滞完善。

(四)下肢神经阻滞

支配下肢的神经主要来自腰神经丛和骶神经丛。腰丛由 T_{12} 前支的一部分,$L_{1～3}$ 前支和 L_4 前支的一部分组成。腰丛上端的三支神经是髂腹下神经(L_1)、髂腹股沟神经(L_1)和生殖股神经,这三支神经向前穿过腹肌,支配髋部和腹股沟区皮肤;腰神经丛下端的三支神经为股外侧皮神经($L_{2～3}$)、股神经($L_{2～4}$)和闭孔神经($L_{2～4}$)。骶丛由腰骶干(L_4 的余下部分及 L_5 前支合成)及骶尾神经前支组成,重要分支有臀上神经(L_4～S_1)、臀下神经(L_6～S_2)、阴部神经($S_{2～4}$)、坐骨神经(L_4～S_3)及股后皮神经。下肢神经支配为:大腿外侧为股外侧皮神经,前面为股神经,内侧为闭孔神经和生殖股神经,后侧为骶神经的小分支;除前内侧小部分由股神经延缘的隐神经支配,小腿和足绝大部分由坐骨神经支配。

1.腰神经丛阻滞

(1)解剖:腰神经出椎间孔后位于腰大肌后内方的筋膜间隙中,腰大肌间隙前壁为腰大肌,后壁为第1～5腰椎横突、横突间肌与横突间韧带,外侧为起自腰椎横突上的腰大肌纤维及腰方肌,内侧是第 1～5 腰椎体、椎间盘外侧面及起自此面的腰大肌纤维。腰大肌间隙上界平第12 肋,向下沿腰骶干至骨盆的骶前间隙。其中有腰动静脉、腰神经前支及由其组成的腰丛。将局麻药注入腰大肌间隙以阻滞腰丛,称为腰大肌间隙腰丛阻滞。包裹腰丛的筋膜随脊神经下行,延伸至腹股沟韧带以下,构成股鞘。其内侧壁为腰筋膜,后外侧壁为髂筋膜,前壁为横筋膜。在腹股沟股鞘处注药以阻滞腰丛,称为腹股沟血管旁腰丛阻滞。可通过一次注药阻滞腰丛三个主要分支(股外侧皮神经、股神经及闭孔神经),故又称"三合一"阻滞,但闭孔神经常阻滞不完善。

(2)腰大肌间隙腰丛阻滞

①定位:患者俯卧或侧卧,以髂嵴连线向尾侧 3cm,脊柱外侧 5cm 处为穿刺点。

②操作:经皮垂直刺入,直达 L_4 横突,然后,将针尖滑过 L_4 横突上缘,再前进约 0.5cm 后有明显落空感后,表明针已进入腰大肌间隙,或用神经刺激器引发股四头肌颤抽确认腰丛,注入局麻药 35mL。

(3)腹股沟血管旁腰丛阻滞(三合一阻滞)

①定位:仰卧在腹股沟韧带下方扪及股动脉搏动,用手指将其推向内侧,在其外缘作皮丘。

②操作:由上述穿刺点与皮肤呈 45°向头侧刺入,直至出现异感或引发股四头肌颤抽,表明已进入股鞘,抽吸无血可注入局麻药 30mL,同时,在穿刺点远端加压,促使局麻药向腰神经丛近侧扩散。

2.骶神经丛阻滞

骶丛为腰骶干及 $S_{1\sim3}$ 神经组成,在骨盆内略呈三角形,尖朝向坐骨大孔,位于梨状肌之前,为盆筋膜所覆盖,支配下肢的主要分支为坐骨神经和股后皮神经。坐骨神经是体内最粗大的神经,自梨状肌下孔出骨盆后,行于臀大肌深面,经股骨大转子和坐骨结节之间下行到大腿后方,在腘窝处浅行,在该处分为胫神经和腓总神经。胫神经沿小腿后部下行,穿过内踝后分为胫前、胫后神经,支配足底及足内侧皮肤。腓总神经绕过腓骨小头后分为腓浅、深神经,腓浅神经为感觉神经,行走于腓肠肌外侧,在外踝处分为终末支,支配前部皮肤;腓深神经主要是足背屈运动神经,行走于踝部上缘,同时也分出感觉支配趾间皮肤;腓肠神经为胫神经和腓总神经发出的分支形成的感觉神经,在外踝之下通过,支配足外侧皮肤。股后皮神经前段与坐骨神经伴行,支配大腿后部的皮肤,坐骨神经阻滞麻醉同时也阻滞该神经。

3.坐骨神经阻滞

(1)传统后侧入路。

定位:置患者于 Sims 位(侧卧,阻滞侧在上,屈膝屈髋)。由股骨大转子与髂后上棘作一连线,连线中点作一条垂直线,与股骨大转子与骶裂孔连线的交点即穿刺点。

操作:10cm 22G 穿刺针由上述穿刺点垂直刺入至出现异感,若无异感而触及骨质(髂骨后壁),针可略偏向内侧再穿刺,直至滑过骨面而抵达坐骨切迹。出现异感后退针数毫米,注入局麻药 20mL,或以神经刺激仪引起坐骨神经支配区肌肉的运动反应作为指示。

(2)膀胱截石位入路。

定位:仰卧,由助手协助患者,使髋关节屈 90°并略内收,膝关节屈 90°,股骨大转子与坐骨结节连线中点即为穿刺点。

操作:由上述穿刺点刺入,穿刺针与床平行,针向头侧而略偏内,直至出现异感或刺激仪引起运动反应后,即可注药 20mL。注药时压迫神经远端以促使药液向头侧扩散。

(3)前路。

定位:仰卧,联结同侧髂前上棘与耻骨结节称上线,并将其三等分,然后,由股骨大转子作一平行线,由上线中内 1/3 交界处作一垂直线,该垂直线交点处即为穿刺点。

操作:由上述穿刺点垂直刺入直至触及股骨,调整方向略向内侧以越过股骨,继续刺入 2～3cm 出现异感或用刺激仪定位。

该入路适用于不能侧卧或屈髋患者,但因穿刺部位较深,穿刺成功率低于以上两种入路。

(4)窝坐骨神经阻滞:行窝坐骨神经阻滞时,患者俯卧,膝关节屈曲,暴露腘窝边缘,其下界为腘窝皱褶,外界为股二头肌长头,内侧为重叠的半膜肌腱和半腱肌腱。作一垂直线将腘窝等分为内侧和外侧两个三角形,该垂直线外侧 1cm 与腘窝皱褶的交点即为穿刺点,穿刺针与皮肤呈 45°～60°刺入,以刺激仪定位,一旦确定即可注入局麻药 30～40mL。

4.股神经阻滞

(1)解剖:股神经是腰丛最大分支,位于腰大肌与髂肌之间下行到髂筋膜后面,在髂腰肌前面和股动脉外侧,经过腹股沟韧带的下方进入大腿前面,在腹股沟韧带附近,股神经分成若干束,在股三角区又合为前组和后组,前组支配大腿前面沿缝匠肌的皮肤,后组支配股四头肌、膝关节及内侧韧带,并分出隐神经伴随着大隐静脉下行于腓肠肌内侧,支配内踝以下皮肤。

(2)定位:在腹股沟韧带下面扣及股动脉搏动,于股动脉外侧1cm,相当于耻骨联合顶点水平处做标记为穿刺点。

(3)操作:由上述穿刺点垂直刺入,缓慢前边,针尖越过深筋膜触及筋膜下神经时有异感出现,若无异感,可与腹股沟韧带平行方向,向深部做扇形穿刺至探及异感,即可注药5～7mL。

5.股外侧皮神经阻滞

(1)解剖:股外侧皮神经起源于$L_{2～4}$脊神经前支,于腰大肌后下方下行经闭孔出骨盆而到达大腿,支配大腿外展肌群、髋关节、膝关节及大腿内侧的部分皮肤。

(2)定位:以耻骨结节下1.5cm和外侧1.5cm处为穿刺点。

(3)操作:由上述穿刺点垂直刺入,缓慢进针至触及骨质,为耻骨下支,轻微调节穿刺针方向使针尖向外向脚侧进针,滑过耻骨下支边缘而进入闭孔或其附近,继续进针2～3cm即到目标。回抽无血后可注入10mL局麻药,退针少许注局麻药10mL,以在闭孔神经经过通道上形成局麻药屏障。若用神经刺激仪引发大腿外展肌群颤抽来定位,可仅用10mL局麻药。

6.隐神经阻滞

(1)解剖:隐神经为股神经分支,在膝关节平面经股薄肌和缝匠肌之间穿出至皮下,支配小腿内侧及内踝大部分皮肤。

(2)操作:仰卧,在胫骨内踝内侧面,膝盖上缘作皮丘,穿刺针由皮丘垂直刺入,缓慢进针直至出现异感。若遇到骨质,便在骨面上行扇形穿刺以寻找异感,然后注药5～10mL。

7.踝关节处阻滞

单纯足部手术,在踝关节处阻滞,麻醉意外及并发症大为减少,具体方法为:①先在内踝后一横指处进针,作扇形封闭,以阻滞胫后神经;②在胫距关节平面附近的踇伸肌内侧进针,以阻滞胫前神经;③在腓骨末端进针,便能阻滞腓肠神经;④用不含肾上腺素的局麻药注射于两踝关节之间的皮下,并扇形浸润至骨膜,以阻滞许多细小的感觉神经。

8.足部趾神经阻滞

与上肢指间神经阻滞相似,用药也类同。

9.适应证

全部下肢麻醉需同时阻滞腰神经丛和骶神经丛。因需多注药且操作不方便,故临床应用不广。然而,当需要麻醉的部位比较局限或禁忌椎管内麻醉时,可以应用腰骶神经丛阻滞。另外,腰骶神经丛阻滞还可作为全身麻醉的辅助措施用于术后镇痛。

(1)虽然腰神经丛阻滞复合肋间神经阻滞可用于下腹部手术,但临床很少应用。髂腹下神经与髂腹股沟神经联合阻滞是简单而实用的麻醉方法,可用于髂腹下神经与髂腹股沟神经支配区域的手术(如疝修补术)。

(2)髋部手术需阻滞除髂腹下和髂腹股沟神经以外的全都腰神经,最简便方法是阻滞腰神经丛(腰大肌间隙腰丛阻滞)。

(3)大腿手术需麻醉股外侧皮神经、股神经、闭孔神经及坐骨神经,可行腰大肌间隙腰丛阻滞,联合坐骨神经阻滞。

(4)大腿前部手术可行股外侧皮神经和股神经联合或分别阻滞,亦可以采用"三合一"法,单纯股外侧皮神经阻滞可用于皮肤移植皮区麻醉,单纯股神经阻滞适用于股骨干骨折术后止痛、股四头肌成形术或髌骨骨折修复术。

(5)股外侧皮神经和股神经联合阻滞再加坐骨神经阻滞,通常可防止止血带疼痛,这是因为闭孔神经支配皮肤区域很少。

(6)开放膝关节手术需要阻滞股外侧皮神经、股神经、闭孔神经和坐骨神经,最简便的方法是实施腰大肌间隙腰神经丛阻滞联合坐骨神经阻滞。采用股神经、坐骨神经联合阻滞也可满足手术要求。

(7)膝远端手术需阻滞坐骨神经和股神经的分支隐神经,踝部阻滞可适用于足部手术。

(五)躯干及会阴神经阻滞

1.肋间神经阻滞

(1)解剖:$T_{1\sim12}$脊神经前支均行走于相应肋间,肋间血管下方,肋间内膜与壁层胸膜之间,通称肋间神经。支配肋间肌与腹壁前外侧肌,以及躯干前外侧(胸骨角平面以下至腹股沟)与上臂内侧皮肤感觉。由于肋间神经在腋中线分出外侧皮支,故应在腋中线以后行肋间神经阻滞。又由于距脊柱正中8cm处最易摸清肋骨,穿刺点通常取此处。$T_{1\sim5}$肋骨被肩胛骨遮着,将上肢外展,使肩胛骨向外侧分开有利于定位。

(2)后路肋间神经阻滞。

体位:一侧阻滞可采用侧卧位,阻滞侧在上;双侧阻滞宜选俯卧位,前胸处垫枕,双下肢垂于手术台边或举臂抱头。

定位:距脊柱中线旁开8cm处作与脊柱平行的直线,在此线上摸清肋骨,在肋骨接近下缘处作皮丘。

操作:取长3cm 22G穿刺针由皮丘直刺肋骨骨面,并注入0.5mL局麻药。然后,将穿刺针沿肋骨面向肋骨下缘移动,使针尖滑过肋骨下缘,再入针0.2~0.3cm即穿过肋间肌,此时,有落空感,令患者屏气,回抽无血和气体后注入局麻药3~4mL。

按手术所需阻滞相应肋间神经,胸壁手术需阻滞双侧$T_{6\sim12}$肋间神经,若需开胸手术,尚需行腹腔神经节阻滞。

(3)腋中线肋间神经阻滞:其主要适用于不能侧卧或俯卧患者,具体操作同后路。

(4)并发症:气胸是肋间神经阻滞可能发生的并发症,是穿刺过深刺破胸膜或肺组织所致。另一并发症为局麻药误注入血管或局麻药用量过大快速吸收而引起全身毒性反应。

2.胸膜腔麻醉

(1)解剖:壁层胸膜与脏层胸膜之间存在间隙,将局麻存注入此间隙称胸膜腔麻醉。在壁层胸膜外侧为一层菲薄的胸内筋膜,此膜封贴在肋骨内面,再靠外即肋间内肌。肋间内肌由前胸往后胸过程中肌纤维逐渐减少,至肋角处由肋间内膜所代替。肋间内膜是一种腱膜,较有韧性。

(2)操作步骤。

体位:侧卧位,阻滞侧在上。

定位:先摸清第7、8肋,在第7肋下缘找到肋角,定位于第11肋上缘的肋角处,距中线7~8cm。

操作:由上述标记处刺入皮肤,与皮肤呈40°,刺向中线略朝向第7肋下缘,缓慢进针,刺破肋间肌群到达肋间内膜及胸内筋膜时有微弱阻力,稍用力有突破感,停止进针,固定针身,拔出针芯,接 5mL 注射器,内装 2mL 生理盐水,稍稍深入则穿破壁层胸膜进入胸膜腔,此时可出现注射器内液面自行下降。固定针与注射器,注药时无阻力,进一步确证在胸膜腔,可注入局麻药 20~30mL。

连续胸膜腔阻滞:采用 18G 硬膜外穿刺针,操作方法同上,到达胸膜腔后,置入硬膜外导管入胸膜腔 5~8cm,置管过程中尽量减少空气进入胸膜腔。

(3)作用机制:目前为止,胸膜腔麻醉作用机制尚未阐明。可能与以下 2 个方面相关。

局麻药可透过薄的壁层胸膜、胸内筋膜,作用于肋间神经,由于局麻药量较大,上下扩散可阻滞相邻几个肋间神经。

局麻药沿胸膜腔向内扩散透过纵隔胸膜进入后纵隔,作用于内脏大神经、内脏小神经等,产生内脏镇痛作用。

3.椎旁神经阻滞

在胸或腰脊神经丛椎间孔穿出处进行阻滞,称为椎旁脊神经根阻滞。可在俯卧位或侧卧位下施行,但腰部椎旁阻滞取半卧位更便于操作。

(1)解剖:胸椎棘突由上至下逐渐变长,并呈叠瓦状排列,胸脊神经出椎间孔后进入由椎体、横突及覆盖其上的胸膜在肋间围成的小三角形内,胸椎旁阻滞时注药入此三角内,穿刺方向偏内可避免损伤胸膜。胸部棘突较长,常与下一椎体横突位于同一水平。腰椎棘突与同一椎体横突位于同一水平。

(2)胸部椎旁阻滞。

定位:标记出需阻滞神经根上一椎体棘突,在此棘突上缘旁开 3cm 外做皮丘。

操作:以 10cm 22G 穿刺针经皮丘垂直刺向肋骨或横突,待针尖遇骨质感后,将针干向头侧倾斜 45°,即向内向下推进。可以将带空气的注射器接于针尾,若有阻力消失感则表明已突破韧带进入椎旁间隙,回抽无血、液体及气体即可注入局麻药 5~8mL。

(3)腰部椎旁阻滞。

定位:标记出需阻滞神经根棘突,平棘突上缘旁开 3~4cm 处作皮丘。

操作:取 10cm 22G 穿刺针由皮丘刺入,偏向头侧 10°~30°,进针 2.5~3.5cm 可触及横突,此时退至皮下,穿刺针稍向尾侧刺入(较前方向更垂直于皮肤),进针深度较触横突深度深 1~2cm 即达椎旁间隙,抽吸无血或液体即可注入局麻药 5~10mL。

4.会阴区阻滞

(1)解剖:会阴区有三对神经支配,即髂腹股沟神经;股后皮神经;阴部神经。阴部神经是会阴部神经中最粗大神经,由 $S_{2~4}$ 脊神经前支组成,经过坐骨大孔的梨状肌下孔穿出骨盆腔,位于梨状肌与尾骨肌之间,然后绕过坐骨棘背面,再经坐骨小孔进入会阴,并发出分支。此神经在坐骨结节后内侧易被阻滞。Klink 认为,女性髂腹股沟神经及股后皮神经很少延伸至会阴部,故无须阻滞,只需阴部阻滞神经便可达到会阴无痛及盆底松弛。

(2)阴部神经阻滞。

经会阴阻滞:取截石位,摸及坐骨结节的内侧缘做皮丘。取长 8~12cm 22G 穿刺针,在坐骨结节后内缘进针,刺入 2.5cm 注入局麻药 5mL,再前进直抵达坐骨直肠窝注局麻药 10mL。

经阴道阻滞:手指伸入阴道摸出坐骨棘及骶棘韧带,以两者交界处为穿刺目标。穿刺针沿手指外侧刺进阴道黏膜,抵达坐骨棘,注入局麻药 2~3mL。再将针向内侧,在坐骨棘后向前刺过韧带达其后面的疏松组织,注入局麻药 8~10mL。

阴部神经阻滞的并发症有:①针刺入直肠;②血肿形成;③大量局麻药误入血管内引起毒性反应。

(六)交感神经阻滞

1.星状神经节阻滞

(1)解剖:星状神经节由颈交感神经节及 T_1 交感神经节融合而成,位于第 7 颈椎横突与第 1 肋骨颈部之间,常在第 7 颈椎体的前外侧面。靠近星状神经节的结构尚有颈动脉鞘、椎动脉、椎体、锁骨下动脉、喉返神经、脊神经及胸膜顶。

(2)操作:患者仰卧,肩下垫小枕,取头部轻度后仰。摸清胸锁乳突肌内侧缘及环状软骨,环状软骨外侧可触及第 6 颈椎横突前结节,过此结节作一条直线平行于前正中线,线下 1.5~2cm 做一标记,该标记即为第 7 颈椎横突结节,取 22G 5cm 长穿刺针由该标记处垂直刺入,同时另一手指将胸锁乳突肌及颈血管鞘推向外侧,进针 2.5~4.0cm 直至触到骨质,退针 2mm,回抽无血后注入 2mm 局麻药,观察有无神志改变,若无改变即可注入 5~10mL 局麻药。若阻滞有效,在 10 分钟内会出现 Horner 综合征,上臂血管扩张,偶有鼻塞。

(3)适应证:其可用于各种头痛、雷诺氏病、冻伤、动静脉血栓形成、面神经麻痹、带状疱疹、突发性听觉障碍、视网膜动脉栓塞症等。

(4)并发症:①药物误注入血管引起毒性反应;②药液误注入蛛网膜下隙;③气胸;④膈神经阻滞;⑤喉返神经麻痹;⑥血肿。

2.腰交感神经阻滞

(1)解剖:交感神经链及交感神经节位于脊神经之前,位于椎体前外侧。腰交感神经节中第 2 交感神经节较为固定,位于第 2 腰椎水平,只要在 L_2 水平注入少量局麻药即可阻滞支配下肢的所有交感神经节。

(2)直入法。

定位:俯卧,腹部垫枕,使腰部稍隆起,扪清 L_2 棘突上、下缘,由其中点作一水平线,中点旁开 5cm 即为穿刺点,一般位于第 2~3 腰椎横突。

操作:取 10~15cm 22G 穿刺针由上述穿刺点刺入,与皮肤呈 45°,直到触及横突,记录进针深度。然后,退针至皮下,调整方向,使针垂直于皮肤刺入,方向稍偏内,直至触及椎体,此时调整方向,使针稍向外刺入直到出现滑过椎体并向前方深入的感觉,即可停针,回抽无血和液体,注入试验剂量后 3 分钟,足部皮温升高 3℃左右,然后,注入 5~10mL 局麻药。

(3)侧入法:为减少以上操作方法对 L_2 脊神经根损伤可采取侧入法。取 15cm 22G 穿刺针由 L_2 棘突中点旁开 10cm 朝向椎体刺入,触及骨质后,调整方向,稍向外刺入,直到出现滑过椎体而向前方深入的感觉,即可停针。用药方法同上。

(4)适应证:其可用于治疗下肢、盆腔或下腹部恶性肿瘤引起的疼痛。

(5)并发症:其与椎旁阻滞相同。

3.腹腔神经节阻滞

(1)解剖:自 $T_{5\sim12}$ 的交感神经节发出的节前纤维沿自身椎体外侧下行,分组组成内脏大神经、内脏小神经,各自下行至第 12 胸椎水平,穿膈脚入腹腔形成腹腔神经节。

(2)定位:摸清第 1 腰椎及第 12 胸椎棘突并做标记,摸清第 12 肋,在其下缘距正中线 7cm 处为穿刺点。

(3)操作:取 22G 15cm 长穿刺针自上述穿刺点刺入,针尖朝向第 12 胸椎下方标记点,即穿刺点与标记点连线方向,与皮肤呈 45°,缓慢进针,遇到骨质感后,记下进针深度,退针至皮下,改变针与皮肤角度,由 45°增大到 60°,再次缓慢进针,若已达前次穿刺深度,继续进针 1.5~2.0cm,滑过第 1 腰椎椎体到达椎体前方,回抽无血液,即可注入试验剂量,若无腰麻症状出现即注入 20~25mL 局麻药。由于穿刺较深,最好在 X 线透视下进行。阻滞完成后,容易出现血压下降,应做血压监测,并及时处理。

(4)适应证:可用于鉴别上腹部疼痛来源,缓解上腹部癌症引起的疼痛。

第三节　气道管理

一、气道评估

(一)咽喉部的解剖和生理

(1)喉部由四块软骨及五个附属软骨构成:两块杓状软骨、一块甲状软骨、一块环状软骨和两块小角状软骨、两块楔状软骨、一块会厌软骨。

(2)喉部感觉主要由喉上神经支配,其源于迷走神经,也是环甲肌的运动神经。喉下神经源于喉返神经,分布除环甲肌外的喉内部的肌肉运动。喉上、喉下神经均有分支至肺和胃的上部。

(3)小儿喉部解剖与成人的区别。

喉部位于 $C_3\sim C_4$ 平段,成人位于 C_6 平段。

小儿舌体较大,会厌弯曲度大且硬,难于被喉镜片挑起,成人的会厌相对扁平和柔软。

小儿喉部结缔组织松软,如受刺激或损伤易致水肿,并可产生肉芽组织。

小儿呼吸道最狭窄部位是环状软骨环,气管导管选择不当则不易通过,如强行插入导管,可导致会厌下区水肿。

不满 12 周岁的小儿,气道结缔组织疏松且淋巴液较丰富,除必须要插入带套囊导管外,建议多采用无套囊的气管导管。

(4)喉部神经损伤对发音的影响。

喉上神经:单侧损伤对发音影响较小,双侧受损致声嘶或发音困难。

喉返神经:单、双侧损伤均可造成声嘶,当急性损伤时,可能出现喉鸣音或呼吸窘迫现象。

迷走神经：单侧损伤可致声嘶，如双侧受损可出现失声。

(二)气管插管难易程度的预测

麻醉前访视时，应详细询问患者呼吸道相关的病史，并进行必要的物理检查和气道解剖、病理生理资料的收集，从而对气管插管难易程度进行预测，提前做好充分的准备，减少并发症的发生。气道评估的目的是鉴别可能存在的喉镜直视(插管)困难，面罩通气困难，或外科气道困难。根据气道评估结果，麻醉医师必须确认以下 3 个问题：①是否需要清醒插管；②是否需要经皮建立气道；③是否需要保持自主呼吸。

1.解剖因素

颏向后倾斜，咽深，颈项粗短，上门齿向前突出，舌体大，下颌短小和张口受限，牙齿松动和门齿活动性义齿，提示可能存在困难气道风险。

2.病理生理因素

喉咽部肿瘤或脓肿，鼻咽纤维瘤或息肉。腭裂、舌下垂和下颌发育不全(Pierre-Robin 综合征)，下颌骨和面部骨发育不全(Treacher-Collins 综合征)。颈椎活动受限(颈椎骨折、颈椎半脱位、强直性脊柱炎等)。颞下颌关节病变，小儿巨舌症，面部烧伤后瘢痕挛缩(鼻孔或口裂变狭)，颈部放疗术后，凝血障碍等，提示可能存在困难插管风险。

3.预测气管插管的难易程度

目前有多种方法，现介绍以下几种。

(1)鼻腔通气的判断：首先观察其外形，如鼻孔的大小、是否对称，分泌物性质(脓或血性)及多少。然后，分别测试单个鼻孔出气的通畅度，选择较通畅侧鼻腔插管。经长期临床实践的体会，凡导管能通过鼻腔者，均能顺利进入声门和气管。对曾施行过鼻腔手术、过敏性鼻炎、高血压、凝血功能异常或目前行抗凝治疗患者，建议禁用经鼻插管。

(2)张口度：嘱患者尽量张口，测量上、下门齿间距离：小于一横指者，几乎不可能经口腔插管；大约两横指者，虽有一定困难，仍可考虑经口腔插管；大于等于三横指者，经口腔直视插管成功率较高。还可待患者进入手术间，嘱患者张口放置直接喉镜测试，若难以进入口腔，应放弃经口腔直接喉镜直视气管插管。

(3)口咽部可见解剖结构的判断：Mallampati SR 于 1983 年提出，并由 Samsoon GL 等于1987 年进行改良的方法(MMT)：患者端坐，在光线充足的条件下令其张口伸舌(不发音)，视线水平地观察其咽喉部解剖标志，共分 4 级(4 度)：

Ⅰ级：能见软腭、腭垂、咽后壁(实际能充分显露声门为Ⅰ度)。

Ⅱ级：见到软腭、腭垂、部分咽峡弓(实际仅能显露声门后联合为Ⅱ度)。

Ⅲ级：仅见软腭、腭垂根部(实际仅能显露会厌的上边缘为Ⅲ度)。

Ⅳ级：仅能见硬腭(实际难于显露喉部的任何结构为Ⅳ度)。

以上预测结果一般认为：属Ⅰ、Ⅱ级的患者，施行普通喉镜直视下气管插管术，较易成功。Ⅲ、Ⅳ级的患者应周密考虑插管前准备和诱导方法，多考虑清醒保持自主呼吸，气道表面麻醉，尽量避免快速诱导等。

(三)常用术语

1.面罩通气困难

由于面罩密封不良或气体进出阻力过大等原因,使麻醉医师不能给予患者满意面罩通气的情况。

2.插管困难

指采用普通喉镜尝试直视下气管插管 3 次失败和(或)应用普通喉镜插管 10 分钟以上失败的情况。

3.不能气管插管,不能通气(CICV)

指麻醉医师不能实施气管插管或进行有效通气的临床状态。在此情况下,除非紧急经皮气管给氧,否则患者会迅速发生低氧血症和死亡。

二、喉罩的临床应用

(一)喉罩的类型和结构

1.普通型喉罩

普通型喉罩(CLMA)由医用硅橡胶制成。由通气管、通气罩和充气管三部分组成。通气管近端开口处有连接管,可与麻醉机或呼吸机相连接。远端开口进入通气罩,开口上方垂直方向有两条平行,有弹性的索条(栅栏),可预防会厌软骨堵塞开口。通气管开口与通气罩背面以30°角附着,有利于气管导管置入。通气管后部弯曲处有一纵形黑线,有助于定位和识别通气导管的扭曲。通气罩椭圆形,近端较宽且圆,远端则较狭窄。通气罩由充气气囊和后板两部分组成,后板较硬,凹面似盾状,气囊位于后板的边缘,通过往充气管注气使气囊膨胀。充气后,罩的前面(面向喉的一面)呈凹陷,可紧贴喉部。充气管有指示气囊,并有单向阀。普通喉罩共有 1,1.5,2,2.5,3,4,5,6 等 8 种型号,6 号供 100kg 以上患者。

普通单管型喉罩有二种:①普通型(经典型 ClassicLMA,C-LMA)、②SLIPA 喉罩。

2.特制型喉罩

(1)气道食管双管型喉罩:ProSeal LMA、Supreme LMA、i-gel 喉罩、美迪斯喉罩。

(2)可曲型喉罩。

(3)插管型喉罩。

(4)可视喉罩。

C-LMA、F-LMA、P-LMA、S-LMA、I-LMA、Guardian LMA 为罩囊充气,SLIPA 喉罩、i-gel 喉罩为免充气喉罩。

(二)适应证和禁忌证

1.适应证

(1)常规用于各科手术:尤其适用于体表手术(如乳房手术),最好手术时间不太长(2 小时左右)。也可用于内腔镜手术(如腹腔镜胆囊手术、宫腔镜和膀胱镜手术等)。要求①维持气道通畅;②可进行正压通气;③不影响外科手术野;④防止口腔内容物的误吸;⑤防止胃内容物反流、误吸。

（2）处理困难气道：麻醉患者发生气管插管困难占 1%～3%，插管失败率在 0.05%～0.2%。"无法插管、无法通气"的情况非常少（大约 0.01% 的患者），但一旦发生将会酿成悲剧。在处理困难气道中，喉罩起了很重要的作用。

（3）需要气道保护而不能气管插管的患者：如颈椎不稳定全麻患者及危重患者影像学检查等。

（4）苏醒期和术后早期应用：①早期拔管后辅助呼，使苏醒更为平稳；②协助纤维支气管镜检查；③术后的短期呼吸支持；④呼吸抑制急救。

2.禁忌证

（1）绝对禁忌：①未禁食及胃排空延迟患者；②有反流和误吸危险：如食管裂孔疝、妊娠、肠梗阻、急腹症、胸腔损伤、严重外伤患者和有胃内容物反流史；③气管受压和气管软化患者麻醉后可能发生的呼吸道梗阻；④肥胖、口咽病变及 COPD；⑤张口度小，喉罩不能通过者。

（2）相对禁忌：①肺顺应性低或气道阻力高的患者：如急性支气管痉挛，肺水肿或肺纤维化，胸腔损伤，重度或病态肥胖；此类患者通常正压通气（22～30cmH$_2$O），常发生通气罩和声门周围漏气和麻醉气体进入胃内；②咽喉部病变：咽喉部脓肿、血肿、水肿、组织损伤和肿瘤的患者。喉部病变可能导致上呼吸道梗；③出血性体质的患者也是应用喉罩的禁忌证，出血对主气道造成的危害与气管插管并无很大区别，因为两者的操作过程均可能使患者引起大量出血；④呼吸道不易接近或某些特殊体位：如采用俯卧、侧卧和需麻醉医师远离手术台时。因 LMA 移位或脱出及呕吐和反流时，不能立即进行气管插管和其他处理；⑤喉罩放置如果影响到手术区域或者是手术可能影响喉罩功能，如耳鼻喉科、颈部以及口腔科手术等。

（三）使用喉罩前准备和麻醉诱导方法

1.使用喉罩前准备

（1）询问病史：与喉罩应用有关的病史包括：①禁食时间、抑制胃动力药物的应用；②有无疼痛及疼痛的程度；③手术部位、手术体位和手术时间等；④气道异常是否影响喉罩插入和通气。

（2）喉罩选择和准备。

型号选择：目前喉罩选择以体重作为参考（表 2-1）。

使用前检测：①检查通气管的弯曲度，将通气管弯曲到 180° 时不应有打折梗阻，但弯曲不应超过 180°，避免对喉罩的损伤；②用手指轻轻地检查通气罩腹侧及栏栅，确保完好；③用注射器将通气罩内气体完全抽尽，使通气罩壁变扁平，相互贴紧。然后再慢慢注入气体，检查活瓣功能是否完好和充气管、充气小囊是否漏气；④将通气罩充气高出最大允许量的 50% 气体，并保持其过度充气状态，观察通气罩是否有泄漏现象，喉罩的形态是否正常和喉罩壁是否均匀；⑤润滑剂主要涂于通气罩的背侧。

表 2-1　喉罩型号选择

型号	适用对象	标准注气量（mL）
1	<5kg 婴儿	4
1.5	5～10kg 婴幼儿	7

型号	适用对象	标准注气量(mL)
2	10～20kg 幼儿	10
2.5	20～30kg 儿童	14
3	30kg 体形小成人	20
4	50～70kg 的成人	30
5	70kg 以上的体形大成人	40
6	100kg 以上成人	50

2.麻醉诱导方法

(1)面罩给氧:有效的面罩给氧为吸入 10L/min 的新鲜气流量,自主呼吸 3 分钟(有肺部疾患的需要更长时间);或 6 次达到肺活量的深呼吸;使呼气末氧浓度达到 90%～95%。

(2)表面麻醉和喉上神经阻滞(必要时实施):

口咽喉部应用表面麻醉能够减少置管时的反应。诱导前实施表面麻醉一般通过喷雾或漱口。表面麻醉可以改善喉罩置管条件。

喉上神经阻滞对清醒患者有预防喉罩置入时咳嗽和喉痉挛。

(3)麻醉诱导。

丙泊酚:成人静脉注射剂量为 1.5～2mg/kg,小儿为 3～4mg/kg。但应根据患者的情况来调整。丙泊酚的靶控输注浓度成人为 3～5μg/mL。

七氟烷:喉罩七氟烷的吸入最低肺泡有效浓度(MAC)分别为 1.7%,联合使用 N_2O 时,吸入浓度应减低。

氯胺酮:2～3mg/kg,合用咪达唑仑 0.05mg/kg 或依托咪酯 0.3mg/kg。使用肌松药能够提供更好的置管条件。

肌松药:如不保留自主呼吸可用肌松药,同时使喉罩更易置入并正确到位。常用肌松药少于气管插管的剂量,一般为 1 倍 ED_{95} 的剂量即可满足要求。

麻醉深度:临床标志下颌松弛,反应丧失,BIS≤50。

(四)喉罩置入技术

1.喉罩置管步骤

操作步骤如下。

第 1 步:用非操作手托患者后枕部,颈部屈向胸部,伸展头部,示指向前,拇指向后,拿住通气管与罩的结合处,执笔式握住喉罩,腕关节和指关节部分屈曲,采取写字时的手势,这样能够更灵活地控制喉罩的运动。

第 2、3 步:用手指将口唇分开,以免牙齿阻挡喉罩进入。将通气罩贴向硬腭,在进一步置入口咽部时,必须托住枕部伸展头部。影响置管的因素包括:患者牙齿的位置、张口度、舌的位置和大小、硬腭的形状以及喉罩气囊的大小。从口腔正中将涂了润滑剂的气囊放入口中并紧贴硬腭。通气罩的末端抵在门牙后沿着硬腭的弧度置管;或笔直将整个通气罩插入口中,再调整入位。小心防止气囊在口中发生皱褶。在进一步推送喉罩时,必须检查口唇是否卡在导管和牙齿之间。

第4步：当患者的头、颈和通气罩的位置正确后，把喉罩沿着硬腭和咽部的弧度向前推进。用中指抵住腭部，轻施压力，并轻轻转动调整位置。当喉罩无法再向前推进时，抽出手指，并给通气罩注气，为了防止移动喉罩，应握住通气管末端，直到手指退出口腔。

喉罩置入过程：①没有口腔后壁的阻力；②通气罩可顺利地滑入咽喉近端；③感受到咽喉部远端特征性的阻力，通常喉罩置入的解剖位置是正确的。来自口腔后部的阻力通常提示通气罩远端有折叠（多数情况）或置入鼻咽部（很少发生）。如阻力来自咽喉近端，有可能是舌或会厌入口发生阻塞。如果没有特征性的阻力出现，可能喉罩没有插到足够的深度。

如果通气罩置入正确，在通气罩充气时，导管可以从口中向外伸出 1cm。如果通气罩是部分充气或在置入前已充气，这一现象不明显。

2.通气罩充气和喉罩固定

(1)通气罩充气：①充气"恰当密闭容量"是指通气罩充气后能保持呼吸道和胃肠道密闭所需要的最小的气体容量。通过给通气罩充气后再放气时出现口咽部轻微漏气后再充气，至漏气正好消失得到呼吸道密闭且可进行正压通气。一般成人 3 号喉罩充气 15~20mL，最多 35mL，4 号喉罩为 22~30mL，最多 60mL。胃肠道的适当密闭容量为最大推荐容量的 22%。少充气或过度充气都会引起临床问题；②过度充气：过度充气牵涉对呼吸道和消化道的密闭效果；增加咽喉部的发病率；干扰部分外科视野；扭曲局部解剖；降低食管括约肌张力；激活气道防御反射。

(2)密闭效果：①呼吸道的密闭效果：最有效的呼吸道密闭容量是最大推荐容量的 1/3 或 2/3。当充气量超过这一范围时，会少量增加封闭效果但有时却会产生减小。如果通气罩持续充气超过最大推荐容量时，最终会从咽部溢出；②消化道的封闭效果：最有效的消化道密闭是给予比呼吸道密闭更高容积的气体。当充气量超过最大推荐量时，胃胀气的风险性增高；③咽痛和吞咽困难的发病率：会随着通气罩容积的增大而增加。可能与通气罩压迫黏膜有关；④干扰外科手术野：如果通气罩过度充气，其近端接近扁桃体，将会干扰扁桃体手术；⑤局部解剖变异：如果通气罩过度充气会压迫颈静脉；颈内静脉置管困难；外科误诊；病理解剖学上的移位；⑥减少食管括约肌张力：通气罩容量不会影响食管下括约肌张力，但可以减少食管上括约肌的收缩性；⑦气道防御反射：通气罩注入常用容量的气体一般不会影响；⑧充气不足：通气罩充气不足可能使气道的密闭不充分；易发生胃胀气和反流误吸。

当通气罩压力降到 22mmHg 时，自主呼吸的潮气量没有影响，但完全放气后将会减少潮气量。当通气罩密闭压力小于 10~15cmH$_2$O 时，将不能使用正压通气。小于 15cmH$_2$O 时，通气罩对气道漏气的防御作用将丧失。通气罩容量小于最大推荐容量的 1/4 时，就不能封闭食管上括约肌。通气罩应该充气至最大推荐容量 2/3，然后调整至恰当密闭容量。通气罩充气量不应该超过最大充气容量，也不应该小于最大推荐容量 1/4。

通气罩内压：N$_2$O 容易扩散进入硅酮材料制成喉罩的通气罩中，引起麻醉维持期间通气罩压力逐渐升高。体外试验时发现，将通气罩暴露在含 66% N$_2$O 的氧中仅 5 分钟，通气罩压上升超过 220%。100 例患者使用普通型喉罩的患者吸入 66% N$_2$O，手术结束时，通气罩压从最初的 45mmHg 上升到 100.3mmHg。因此 N$_2$O 麻醉期间必须间歇抽出部分通气罩内气体，

避免使用 N_2O 防止通气罩内压升高。降低术后喉痛等并发症的发生率。

(3)防咬装置：理想的防咬装置是：①防止导管闭合和牙齿损伤；②便于放置和取出；③对患者没有刺激和损伤；④不影响喉罩的位置和功能。最常用的是圆柱形纱布。将其放在臼齿之间的合适位置,露出足够的长度用于带子或胶布固定。最新生产的喉罩,通气管在适当位置质较硬可防咬。

(4)喉罩固定：一次性喉罩和气道食管双通型喉罩都相似。理想的固定应很好地满足患者和外科手术的要求。高强度的粘胶带也应用于麻醉医师不能接近头颈或是侧卧位和俯卧位的手术。胶带应该有 2～3cm 宽,一端粘于上颌骨上然后绕住导管和防咬装置的下方伸出在撕断前固定于另一侧的上颌骨。导管的近端应固定于离颏前下方 5cm 处。再用一条胶布对称地压喉罩通气管,并固定在两侧的下颌。重要的是不能完全包裹导管,应留出一部分导管用于观察液体反流情况。

(五)置管存在问题和注意事项

1.存在问题

(1)置入和充气失败。

置入原因：①麻醉深度不够；②技术操作失误；③解剖结构异常。

充气失败原因：①充气管被咬或在喉罩栅栏条上打折；②充气管被牙撕裂；③充气管活瓣被异物堵塞。

处理：加深麻醉和解除置入时的机械原因,或用其他方法置入。

(2)通气失败。

气道阻塞：①气道异物阻塞；②被咬闭；③通气罩疝。

气道损伤：①通气罩和咽喉部的位置不符；②通气罩与声门位置不正确；③通气罩在咽部受压；④严重的会厌软骨返折；⑤声门关闭；⑥肺顺应性降低；⑦口咽部损伤和异常：唇、牙齿、软腭、腭垂、扁桃体、咽喉、会厌软骨、杓状软骨和声带等的损伤或结构异常。

2.置管注意事项

(1)优选标准技术：失败后,换用其他方法。

(2)适当麻醉深度：抑制气道保护性反应。

(3)调整通气罩容积：①增加(或较少见的减少)通气罩容积可以改善密闭效果；②通气罩充气后边缘柔软,便于进入咽喉部；③如通气罩错位,充气和放气后,通气罩可能到位；④如远端通气罩位于声门入口,放气可以改善气流；⑤机械性故障：如通气罩的远端向后发生折叠,充气和放气可能松开折叠。

(4)调整头颈部位置：置入失败和气道梗阻引起的通气失败也可采用嗅花位纠正。喉罩封闭不佳可用颏、胸位纠正。

(5)提颏或推下颌：通过提高会厌软骨以及增加咽的前后径纠正置入失败。提起和(或)减少声带的压力纠正因气道梗阻引起的通气失败。

(6)压迫颈前部：适当压迫颈前部的方法可使通气罩紧贴舌周组织并插入咽部周围的间隙,可纠正因密闭不佳引起的通气失败。

(7)退回或推进通气罩：①退回：喉罩太小能进入咽的深部并使近端的通气罩与声门入口

相对。置入容易但出现气道梗阻,导管在口腔外很短时,将导管退回几厘米会有所改善。然后应考虑更罩;②推换大一号的喉进:置入深度不够或喉罩太大,远端通气罩可能处于声门入口或进入声门。再堆进或更换小一号喉罩。喉罩在置入时如遇阻力,不应强行用力以免引起损伤;③退回和推进:退回和推进通气罩大约5cm,常用于纠正发生会厌折叠时,成功率很高。

(8)重置喉罩:重置喉罩纠正置入失败通气失败。

(9)更换不同类型的喉罩:不同的喉罩有很多不同点,应依据失败的原因选择备用喉罩。

(六)喉罩通气管理

1.通气方式

(1)自主呼吸。

优点:①对喉罩密闭压的要求较低;②吸入麻醉时能自主调节麻醉深度;③胃内充气的危险性下降。

缺点:①有效气体交换的效果不足;②不能使用肌松药;③阿片类等药物使用的剂量受限制;④长时间手术易发生呼吸疲劳。在气道通畅的情况下与面罩自主呼吸的做功相似,但低氧发生率低于面罩通气。

(2)正压通气。

优点:①保证气体交换;②允许使用肌松药和大剂量阿片类药物;③避免呼吸肌疲劳。

缺点:①口咽部漏气,影响通气效果;②食管漏气,胃胀气。气道食管双管型喉罩提高喉罩的通气效果,气道内压不宜超过 $20cmH_2O$。

(3)长期使用喉罩:一般认为不宜超过 2 小时。随麻醉时间延长而误吸率升高。但长时间麻醉采用喉罩也有一定优点:①有利于保留自主呼吸,呼吸做功减少;②患者对喉罩耐受好,允许不用肌松药实施正压辅助通气;③不干扰气道纤毛活动,减少术后肺部感染。有报道认为喉罩麻醉2~4小时内是安全的,4~8小时仍属安全的,超过 8 小时有待研究。大于 22 小时可能引起咽喉部损伤。但长时间喉罩通气应采用气道食管双管型喉罩并插入胃管,定时吸引,以减小胃内容量。喉罩通气罩内压不可太高。插管型喉罩不适宜长时间的麻醉。

(4)拔除喉罩:清醒拔喉罩的气道梗阻发生率低。但屏气、咳嗽、喉痉挛、低氧血症和咬合的发生率较高。深麻醉下拔喉罩可以避免气道反射性活动对喉部的刺激,减少误吸。儿童在深麻醉下拔喉罩的咳嗽和低氧血症发生率较低。清醒拔喉罩引起反流的发生率较低。对于成人和大于 6 岁的儿童,首选清醒拔喉罩,小于 6 岁的儿童两者兼可。当面罩通气困难、咽喉部有血污染、无牙患者清醒拔管可能更为合适。喉罩位置不好或有上呼吸道感染适宜于深麻醉下拔喉罩。

(七)并发症

1.反流误吸

普通型喉罩不能有效防止胃内容物误吸。应用 LMA 患者的胃内容物反流发生率可高达33%,但具有临床意义的误吸发生率仅为1/220000~1/9000。据某医院报告 2000 例普通型喉罩应用于腹腔镜手术麻醉,并发误吸 3 例,但无不良后果。气道食管双管型喉罩可预防反流误吸的发生。对误吸风险较大的人群,使用喉罩应慎重。

2.喉罩移位

喉部受压、拖拉喉罩导管、通气罩充气过度等原因均可能导致喉罩移位,表现为喉罩向外突出和气道不通畅。处理可将喉罩推回原位或者拔出后重新插入。如果胃管尚在位,气道食管双管喉罩很容易重新恢复到正常位置。

3.气道梗阻

原因为 LMA 位置不当通气罩折叠、会厌下垂部分遮盖、声门通气罩充气过度。也可是通气罩旋转、通气导管扭折、异物、喉痉挛和声门闭合等引起。喉罩通气导管被咬、扭曲、异物可能引起通气导管阻塞。扁桃体手术时常发生开口器压迫喉罩通气导管导致阻塞。螺纹钢丝加固的可曲型喉罩和气道食管双管型喉罩较少发生导管阻塞。如不能解除应立即拔出喉罩后重新置入。

4.通气罩周围漏气

通气罩周围漏气可造成通气不足,发生率为 $8\%\sim20\%$,多由通气罩型号、位置或充气量不合适所致。头颈部移动或通气罩内充气减少使通气罩密闭性下降。临床表现为无气道压升高的情况下出现明显漏气。喉罩应用于肺顺应性降低或气道阻力增高的患者时,由于平台压的增高,会引起漏气造成通气不足,当气道峰压大于 $30cmH_2O$ 时不适合使用喉罩。按原因分别处理,将头颈部恢复至原始位置,通气罩加注气体,调整喉罩位置,拔出喉罩后重新插入。

5.胃胀气

正压通气时气道内压力超过下咽部的密闭压,气体经食管进入胃引起胃胀气,发生率<3%。反复吞咽活动也可能引起胃胀气。气道食管双管型喉罩发生气道部分阻塞时也可能引起胃胀气。处理包括调整喉罩位置,降低吸气峰压,改用自主呼吸,以防止胃胀气加剧。反复吞咽活动者可加深麻醉深度。必要时在喉罩置入后插入胃管减压,插胃管失败者应改用气道食管双管型喉罩或气管内插管。

6.气道损伤

咽痛、声音嘶哑和吞咽困难等可由于插入时损伤和黏膜肌肉的持续受压,与操作的熟练程度、LMA 大小、通气罩注入空气的多少有关(囊内压不高于 $60cmH_2O$)。对张口度过小(<$2.5\sim3.0cm$)的患者、有声门上部或下咽部的损伤、扁桃体重度肥大以及明显的喉或气管的偏移等咽喉部病变患者都不宜选用。

三、气管插管

为了使气道通畅,也便于将患者的呼吸进行控制、管理或治疗,气管插管成为麻醉、复苏和重症监护中必不可少的一种技术,麻醉人员必须熟练掌握。

(一)气管插管的作用

(1)通畅气道。

(2)防止误吸。

(3)减少无效腔,使气体直接出入气管,不必经越声门、咽喉、口咽或鼻咽。当然,干冷气流直入气管及肺对机体也产生不利影响。

(4)能吸出气管内分泌物或异物(如血或脓液)。

(5)能进行控制或辅助呼吸。

(6)便于作吸入麻醉或复苏时气管内给药。

(二)必需用具

1.喷雾器

用作口、咽、喉和气管的表面麻醉。

2.润滑剂

涂抹于插管表面。现有专用制剂,内可含有麻醉药,多为水溶性。如没有专用制剂,液体石蜡亦可代用,但用量宜小。

3.喉镜

用于看到声门,便于插管,是经口或经鼻插管所必需。喉镜的镜片,现在多用弯形。应用时,左手握住喉镜镜柄,镜柄在上,镜片在下。使用前应检查灯光是否正常。

4.插管

插管有多种,普通用带套囊的总气管插管,略弯成弧形,它又分经口腔和经鼻腔插入用的两种,前者比后者管腔较粗而短。

由于各人的总气管粗细不同,插管也有不同粗细的型号。套囊,在每次使用前,必须试一试是否漏气。管子的管腔一定要扳直后看一看,是否通畅,应该养成用前必查的习惯。

5.管芯

由相当于铅笔芯粗细的铜丝制成,长度略长于插管。它可使管子前端弯成一定角度,对声门位置有异常的患者,有方便之处。

6.插管钳

有时可夹住管尖,把它送入声门。这对插管有困难的患者,可能有帮助。

7.插管接头

合适的插管接头,有弯形、直形几种,可连接插管和麻醉机上的 Y 形接头。

8."Y"形接头

有的接头上附设一个通气活瓣,用作半闭式通气。

9.牙垫

用直径 1.5cm,长 5～7cm 的木棍,外缠厚层橡胶。塞入上下颌齿间,和气管插管并列捆绑,以防牙齿闭合将插管咬瘪。

10.听诊器

用以证实插管是否已确切插入总气管。

11.吸引杯、吸引管

吸引分泌物。

(三)口咽、声门和气管的表面麻醉法

1.表面麻醉的重要性

用喉镜显露声门,再插管入气管,一方面会使清醒患者产生痛苦、恶心呕吐、剧烈咳嗽,甚至引起支气管痉挛;另一方面,即使是全麻患者,也会引起血压升高、心率改变,乃至出现脑血

管破裂、心肌缺血或心搏骤停等严重反应(称之为"插管反应")。消除这些弊害,充分的口咽声门和气管内表面麻醉,或者全麻插管前加以适量芬太尼或利多卡因静脉注入,有其必要。喷雾法和注入法,各有适用。

2.经口喷雾法

作经口或经鼻气管插管,经口喷雾表面麻醉,是基本技术。如患者清醒,第1步舌根,第2步咽部及声门,第3步总气管,3个步骤都需操作;若已做全麻,应在喉镜明视下,只需作第2、第3两步即可。患者最好仰卧。表面麻醉药,一般用2%~4%利多卡因溶液。

3个步骤,表麻药总量:2%利多卡因溶液5~6mL。喷药后,告诉患者,不要咽下,尽量含在口内。每一步骤之间,需间隔1~2分钟。

3.经鼻喷雾法

喷嘴朝下,和喷杆成直角,放入准备插管的一侧鼻孔内。要患者深吸气,趁吸气开始挤捏球体,待至呼气,停喷。共喷3~4次。需用2%~4%利多卡因溶液1~2mL,每次间隔约1分钟。经鼻表麻患者仍需作上述经口喷雾表麻。

4.经口喷入法

用喉镜看清咽部后,若咽喉或总气管的麻醉不满意,可用2mL注射器,内装2%~4%利多卡因溶液2mL,上接细针头,针头上套入5~6cm长的细塑料管,对准咽喉,并紧靠声门周围,作绕圈动作,边绕边缓射麻醉药,共用药约1mL。随之对准声门口,将余药射入至总气管内。有些患者也可单独射药入总气管。

(四)插管粗细的挑选

国内现行插管粗细,有两种型号的编号:内径编号及F编号。具体选用时应注意:①年龄相同而性别不同时,女性应较男性的插管小1档。②同等身材的同一性别患者,嗓音粗宽的,较尖细的插管,需大1档。③小儿的选管,粗细适宜,避免损伤。④成人插管以带套囊的较为安全。⑤选定管号后,为妥善起见,应再准备粗一号和细一号的管子各一根。例如,原选7.5mm的管子,还应另选7.0和8.0mm的管子备用。

(五)插管技术之一——清醒患者经口明插

患者清醒,经充分表麻后,将管子插入至总气管,这就是清醒经口明插。

1.优点

利用及应用这种插管,对呼吸已经抑制或呼吸功能严重受损,且无法耐受全麻诱导的危重患者,较为安全;而对初次做气管插管的麻醉人员,也是一种安全的操作。安全,是它的最大优点,这也是它得以广泛应用的原因。

2.成功关键

(1)表面麻醉,必须充分,务求有效。

(2)操作只求"轻",粗暴和强力只能引起患者全身肌肉更加紧张,增加插管困难。要求患者放松,而麻醉者自己的镇静、松弛和动作轻柔,更为重要。

3.操作要点

第1步:充分做好表面麻醉。

第2步:请患者张口,放松下颌,平放舌头。麻醉者左手持喉镜,将镜片垂直地伸入口的中间,动作轻柔,先找悬雍垂,悬雍垂位于口腔中线上,遥遥对应后面的会厌,可作为寻找会厌的标志。见到悬雍垂,右手按住患者顶枕部推移向前,使头后仰;与此同时,镜片随之稍稍上翘,并顺悬雍垂所示中线向咽喉深入。

第3步:目标在寻找会厌。会厌是一盖状突起,需用镜片顶端将会厌上抬。上抬会厌,应视会厌形态而异:若会厌肥短,镜片顶端就放在会厌根部上方,再上提喉镜;如会厌是瘦长形,需将镜片顶端放在会厌下方,并深入 0.5～1cm,接着将喉镜上提。这样,就可见到声门。声门的辨认特征:①必须见到左右两条白色声带。②在两声带之间,见到气管环。③在声门下端,有豆粒状的楔状软骨和小角状软骨,左右各一对。④声门上方为会厌。上述特征,必须见到(对困难的插管,至少须见到其中之一),始可插管。有时,镜片过于深入,将食管开口提起,也能看见一扁形孔洞,如仔细看,并无声带,不致误认为声门,有助于两者的鉴别。为防止上颌门齿被撬脱,喉镜上提时,不可将镜片后部靠在门齿上方以下颌门齿作支撑上翘镜片,只能将整个喉镜向上提起。

第4步:右手随即抓起插管末端,管子弯曲的凹面朝上,从镜片空隙旁边进入口内。此时,双目应从镜片空隙紧盯管尖和声门。右手将管尖对准声门,趁患者呼气或吸气而声门大开之际,迅速插入。动作应轻柔,切忌误撞或误戳声带或声门周围组织,否则会引起声门水肿或血肿,导致呼吸阻塞。

如声门时关时开,可将管尖守候在声门旁(但不接触声门),耐心等待,或请患者缓慢地深吸气,待声门大开,趁机突入,即可成功。要点是沉着冷静。肺部听诊,确认插管位置正确。

第5步:插管通过声门,再深入约 5cm(成人)。也可事先做好估计,有 2 种估计方法:①从耳垂到同侧鼻翼之间距离,相当于门齿至声门的距离,成人再加 5～6cm,小儿另加 2～4cm,就是从门齿插入至总气管的深度。②从下颌至胸骨切迹之间的距离,也相当于门齿至声门之间的距离,另加数厘米(另加值同上)。将牙垫放在上下门齿之间,牙垫和插管相并,用长 20～25cm、宽约 1.5cm 的橡皮膏两条,分别固定于口腔周围。

(六)插管技术之二——经鼻盲插

不借助喉镜显露声门,而利用后鼻孔正对声门的方便条件,管子从鼻孔插入,多能进入至总气管。这就是经鼻盲插。

1.利弊及应用

气管插管不经口而经鼻插入,对清醒患者,痛苦较轻,还能避免喉镜所致的牙齿脱落等并发症。它适用于:①不能张口。②口腔、下颌严重外伤。③颈椎骨折或颈椎强直,颈部不许或不能活动的情况。④经口明视插管失败。⑤危重或需长时用呼吸器的患者。⑥某些手术,如腭裂、严重唇裂及部分患者需作扁桃体切除术。可见经鼻盲插方法应用较为广泛,麻醉者应予掌握。

不足之处:①插管管腔较经口为细,因而呼吸阻力增加,通气量减少,对小儿,尤其婴幼儿,不能应用。②必须有自主呼吸,才能正确判断管子是否进入总气管。对呼吸消失的患者,只有借助经口喉镜见到管子确实通过声门,始认为插管成功。③鼻息肉、鼻部感染或疖肿、鼻黏膜充血、鼻中隔不正等畸形,经鼻插管有困难或属禁忌,甚至发生严重鼻出血、中隔穿破等意外,少数患者插管失败。

2.准备工作

(1)经鼻插入的管子,应比经口为细。若以 F 型号而论,须比经口管子小 2～4 档,成人一般用 F28～F32 号。管子长度亦较经口插管为长,通常用 28～32cm。如带套囊,更需注意选管不宜太粗。

(2)管子的前 1/2,须涂以润滑油。没有专用水剂润滑剂,亦可用少量液状石蜡。

(3)查看鼻孔,若被充血、鼻痂、鼻涕等堵塞,须加清除或处理。为防鼻黏膜受损,可向鼻孔滴入 3％麻黄碱溶液 1～2 滴。患者进手术室后,应再次测试双侧鼻孔是否通气。

3.操作

第 1 步:鼻孔充分予以表面麻醉,再作口咽、气管等表面麻醉。不能张口的患者,表面麻醉药可经鼻喷入,但每次喷入,应在患者大口吸气之时。用量如前所述。

第 2 步:患者仰卧,麻醉者站在患者头前。左手托住患者后枕,将头后仰,使鼻孔朝天。告诉患者,不要动头。

右手拇、食两指拿住插管上端,将管子的弧形凹面对向患者,管子不要偏斜,垂直地进入鼻孔。进入须轻缓,不宜猛插。刚进鼻孔不久,可能会遇到阻力,这是管尖为肥大的下鼻甲所阻挡,此时切忌强力通过。大幅度地旋转管子,边旋边进,有时能进入;至出后鼻孔前,因孔径较小,通过也多困难,也应大幅度旋转,忽然阻力缺失,说明管尖已过孔口。

第 3 步:管尖出后鼻孔后,如将另一鼻孔闭住,同时将上下唇抿紧,患者呼气只能通过插管,从管子上端即能感知管尖越接近声门,气流也越强,利用这点,就能判断管尖是否对向声门。用拇、食、中三指捏住管端,使掌心对向管口而离管口 4～5cm,这样,既不阻挡气流,还能感知气流的有无及强弱。也有人俯身侧头,用面颊或耳感知气流的呼出。然后,趁患者每一呼气、声门开大之际,进管 1～2cm,直至全管外露部分只剩 2～3cm,且气流很强,患者出现咳嗽为止。这表示插管已过声门进入总气管,插管已经成功。

第 4 步:由于操作不在明视下进行,管尖可能误入它处,故遇以下情况,应退管重插:①从管口呼出的气流减弱或消失。②插管遇到阻力。

重插时,可按以下步骤操作。

(1)缓慢退管,出现呼气声或有气流感觉,停止退管。

(2)将头再向后仰,再行试插。

(3)如仍不能插入,将头向对侧移动:如插管在左鼻孔,头移向右(但鼻孔仍朝天、头仍后仰);先少许移动,逐次增大移动幅度,逐次试插。如失败,将头移向同侧(如右鼻孔插管,将头移向右),再作试插。

(4)如仍未进入,头下垫枕(枕高 7～9cm)。若不成功,在垫枕的条件下,将头移向对侧再试;失败,再转向同侧。

(5)如还是不能插入,撤去枕头,使头后仰,鼻孔朝天,一边缓慢大幅度旋转管子,一边推管向前。如仍无效,在转动管子的同时,由助手下压或轻推甲状软骨,以增大管尖插入的机会。

(6)一侧鼻孔经上述操作,都未成功,可改另侧,多能取得成功。

(七)插管技术之三——诱导后经口明插

全麻诱导,患者意识消失、肌肉松弛,用喉镜明视插管较为方便,也容易取得成功。但对初学气管插管时,除非有经验丰富者指导,不宜轻易试插。

1.两类不同的诱导方式

从气管插管的角度考虑,全麻诱导可分成有自主呼吸和无自主呼吸两类,插管有不同的要求。

2.插管技术

同清醒经口明插,只是麻醉重点在全麻深浅或肌松剂的应用。

(八)插管技术之四——纤维喉镜的使用

气管插管的成功,取决于声门能否暴露。若遇暴露困难,不管是咽喉解剖上的特殊改变,还是由于头、面、颈、咽、喉或气管等处病变造成的障碍,插管往往极其艰辛,甚至失败。纤维喉镜的出现,解决了直接喉镜的不足,应用因而日渐广泛。

1.纤维喉镜的应用

特别适用于下述情况:

(1)患者必须保持特殊体位,不允许有头或颈部活动,如颈椎或上胸椎骨折、颌面颈部烧伤后粘连、呼吸困难不能平卧,或因其他原因致患者只能采取坐位或侧卧时,用直接喉镜就不可能或极其困难,纤维喉镜较少受到体位限制。

(2)咽喉的先天解剖变异,或因后天病变致正常解剖关系发生极大改变(如颈椎的类风湿关节炎所致的畸形),用一般直接喉镜,往往难以见到声门,纤维喉镜多数都能见到,特别是经鼻盲插如遇失败而经口明视又不可能的患者,用纤维喉镜经鼻进行,多能取得成功。

(3)咽喉气道受压移位、变形,或气管狭窄,或气道内分泌物堵塞或有异物(如血块等)的存在,用纤维喉镜多能清楚了解,并妥加处理(如吸除等),更能避免创伤的发生或插管在总气管内盲目推进。

(4)对原有血压剧升或心动过速的清醒插管患者,如纤维喉镜技术熟练、插管时间短,一般而言,插管的心血管反应多较轻。但如插管技术较差或插管时间过长,则与直接喉镜插管比较,心血管反应则少有区别。

(5)用直接喉镜插管失败,或多次试插都误入食管,这时改用纤维喉镜,容易取得成功,还能了解插管失败的原因。

2.局麻的应用

清醒时纤维喉镜的应用,需作表面麻醉。经鼻或经口的表面麻醉有所不同。

3.纤维喉镜的操作技术之一——清醒插入

适用于下述患者:①气道通畅不易维护(如极度肥胖,气道原有不畅,巨大下颌不易托起,会厌上端有肿物等)。②患者满胃或上消化道大出血等情况,容易发生反流或误吸。③颈椎骨折、脊髓受损;头颈不许活动或已经固定,或颈椎不稳定等。④估计插管困难,或病史中有插管困难的记录。⑤重症患者,或呼吸已有衰竭,无法在全麻下进行气管插管。⑥需在特殊体位下插管,如俯卧位、侧卧位或坐位。

(1)先做表面麻醉。麻醉要求充分,这是插管成功的关键一步。麻醉成功的标志,是触碰舌后部及咽喉无恶心,接触声门不关闭,进入气管后无呛咳。在插管过程中,若遇恶心、声门活跃及呛咳,应随时从作业通道对准引发症状的部位,追注表面麻醉药。这样,患者能够合作,痛苦亦可减少,同时也可消减心血管反应。

(2)纤维喉镜置入时,容易遇到舌的阻挡或活动,患者不张口或上下齿咬住镜身。此外,对危重或全麻呼吸消失患者也不易作正压呼吸。为解决这 3 种困难,处理方法有如下几种。

为使患者张口或为避免牙齿咬住镜身,须在两齿之间放入一通气圈。此圈由硬塑料制成,略成椭圆形,中间有一较粗孔道,便于喉镜进入。

有多种设计的喉镜用通气道,外形类似普通通气道,但较宽阔,中间留有大孔道,以便喉镜置入;通气道不成筒形,有一面敞开,这是特点。此种特制的通气道可将舌面下压,不使舌有活动或舌背弓起。放入此种通气道也能避免上下齿的咬合。

属于此类通气道,常用的有 Pati-Syracuse 型、Williame 型、Ovassapian 型等。

为便于置入纤维喉镜时,仍能用面罩作控制呼吸,有一种特制面罩。面罩外形同一般麻醉面罩,只是在罩顶旁侧靠前处有一开口,用以插入纤维喉镜,其另一开口,则在面罩气垫下方的正中处。

(3)经口插入的操作步骤。

所用器材,用前皆须查验。纤维喉镜的焦距,亦须先调好。

镜身外壁涂抹利多卡因胶以润滑;气管插管距管尖 4～5cm 处,亦需涂以利多卡因胶润滑。

告知患者,尽量合作。插管过程中,尽量不要吞咽(如病情允许,术前药中应给适量阿托品或东莨菪碱),呼吸保持平静,不要急喘、深呼吸或憋气。

操作者位于患者头前。患者头部放正,仰头,姿势与普通气管插管相同。

置入专用通气道或放好专用面罩。

纤维喉镜插入气管插管中,有 2 种方式。一种方式是先将气管插管从专用通气道或面罩中插入,插管管尖到达通气道的另一端或从面罩中间的空洞插至口内而止;另一种方式,先将气管插管穿过纤维喉镜镜身,往上插至镜头控制部分,将其套住,不使滑落为止。选用任一种方式皆可。

此时,操作者的右手(或左手)4 指握住镜柄控制器下方的手柄处,其拇指则按住控制小把手,用以控制或调节镜端的可弯节段。

操作者的左手(或右手),则因插入方式的不同而异。如果采用先将插管插入通气道(或面罩及齿垫)的方式,那么操作者左手拇、食两指捏住镜身即将插入插管的部分,而其余 3 指则握住插管的管口处(目的在防止插管无意中的深入),如需将镜身送入插管时,拇、食两指就可送镜身入内。如果是后一种方式,即插管套入至镜身上方,操作者的左手可放在患者口唇处,拇、食两指捏住镜身的前端,以便将镜身送入口内。

镜身前端应从患者口腔的正中垂直进入;操作者的目光应紧盯接目镜。镜的前端还在口内时,只见殷红一片,因舌与上颚的相贴,往往难以分清。可将镜身缓慢深入,即可进入口咽交界处,咽部表面显示白色,其下仍为红色一片。再将镜推入,并调节镜端稍稍前弯,眼前逐渐开朗,可以分清软腭及悬雍垂。镜身即沿悬雍垂所指的正中方向缓慢进镜,此时就可到达口咽腔内,并见到会厌,镜前端伸向会厌下方,然后按动调节小把手,使镜的可弯节段上翘,将会厌上挑,就能见到会厌下方的声门(两条白色声带,是最可靠的标志,且随呼吸而有活动。食管开口即无此际志,可用作鉴别)。稍稍转动调节小把手,使镜身前端对向声门,随之将镜进入声门,见到总气管的软骨环,即是总气管所在。然后请助手或自己将插管顺镜身滑入,至总气管中段而止。在送入插管时,操作者仍应紧盯镜身所在位置,不使其有过大距离的移动。

迅速退镜留管。再看一看插管插入的深度,并作双肺听诊等验证,放好牙垫,固定插管。

(4)经鼻插入的操作步骤:用具器材的事先查验,焦距的调节,以及对患者的告知、操作体位等,与经口插管大致相同。所不同的则有:

先查看鼻孔是否通畅、有无分泌物堵塞及鼻中隔有否弯曲等,以便选一通畅、无阻的鼻孔。

局麻药的应用。一般以棉片蘸局麻药填塞,效果较为确实。气管的表面麻醉,以经环甲膜穿刺注药较为可靠。

喉镜应用方式,究竟先置入插管(管尖刚过后鼻孔或稍深,插管的斜面开口应对向声门),还是先插入纤维喉镜(插管应先套入纤维喉镜),各有利弊。先插入气管插管,后再进入纤维喉镜,主要优点:①纤维喉镜进入顺利,较少遇到障碍。②纤维喉镜顶端镜面不易被鼻腔分泌物所遮掩,致视物不清。其缺点:易有鼻出血。反之,先插入纤维喉镜,插管先留在鼻孔外,其优点:可了解鼻腔有无狭窄;可对插管是否困难,做出估计。不足之处则是有时气管插管易在转弯部位(即从鼻道转向口咽处)受阻,不易顺利进入。

利多卡因滑润胶的应用,需切实有效。插管外壁需全管涂抹,纤维喉镜镜身外表亦需涂抹较多。遇到插管有阻力,还应适量加用或少量直接注入鼻孔(切忌过多,以免误吸)。

4.纤维喉镜的操作技术之二——全麻下插入

器材准备同清醒患者,全麻诱导,亦与一般诱导无异。诱导完成,即可置入纤维喉镜。患者的自主呼吸,可保留也可不保留。纤维喉镜的置入方式,也分经口和经鼻两种。

(1)经口进入的操作要点。

诱导完毕,如脉搏氧饱和度、血压、心电图等显示正常,即可移去面罩。

立即置入专用通气道,通气道应放在口咽的正中位置,除非患者声门位置偏向一侧,否则纤维喉镜寻找费时。通气道置入后,迅速做口咽吸引。口咽内应无分泌物淤积。

再用面罩紧扣患者口鼻,吸氧(有自主呼吸时)或压氧(自主呼吸消失患者)0.5~1分钟;同时观察患者脉搏氧饱和度、血压、心电图变化。如有异常,应先作处理,稳定后再考虑纤维喉镜的应用。

操作者迅速将纤维喉镜的末端送入至通气道孔内。同时观看镜端所显示的解剖关系。先寻找悬雍垂,接着看清会厌所在。

在操作者将纤维喉镜开始置入之时起,站在患者身旁的助手,迅速将患者下颌用双手托起。这对全麻下置入纤维喉镜,是至关重要的一步。将下颌托起后,会厌就能上提,不致与咽后壁紧贴而难以见到会厌边缘。如无专用通气道,在操作者开始进入纤维喉镜时,助手可一手托起下颌,另一手尽量将舌拉出口腔,同样可使会厌远离后咽壁。对操作者而言,没有专用通气道的导向作用,纤维喉镜的镜子末端务必放在口腔的正中位置,在镜子进入口腔后,也需沿上颌中线行进。这就是说,操作者如右手持镜柄,则用拇、食两指捏住镜子末端的左手,必须将其余三指固定于患者口周,不使镜身偏离中线。此点至关重要。

操作者见到会厌,将镜身末端可弯节段伸入至会厌下方,再转动控制小把,使可弯节段上翘,就能见到声门口。此时将镜身缓慢深入,再调节镜子方向,对准声门,平稳地进入声门内,见到气管环状软骨环,继续送镜身至总气管中段,就可以将插管顺镜身滑入。为防止镜身偏离,操作者应举起镜柄,使之垂直,并固定不动。

插管完成,迅速退镜,立即接上麻醉机或呼吸器进行辅助或控制呼吸。然后作双肺听诊或其他措施以验证插管确在总气管内。如无问题,可放入牙垫,并加固定。

(2)经鼻进入的操作要点。

鼻腔须加用局麻药及血管收缩剂(如麻黄碱),以减轻刺激,减少鼻黏膜出血。

应放置患者专用通气道(如无,亦可放入普通口咽通气道),使舌根不致后坠而妨碍纤维喉镜的深入。

所用气管插管应较长(如无,可加接管,但两管不要用内接,应外接)。插管全长及纤维喉镜镜身全长,皆需涂以滑润剂。

从镜身末端置入口腔开始,助手即应将下颌托起,此步不可缺少。

5.纤维喉镜的操作技术之三——导丝双期插入法

此法由 Stiles 及 Berthelsen 所首先报道。适用于:①患者为幼儿。②既往有气管插管失败的病史,此次需用纤维喉镜进行插管。③手头无合适粗细的纤维喉镜,现有的镜身较粗大。

操作要点如下。

(1)找一废弃心导管,拔除其接头,其导管及导丝皆有用。用前,应检查无断裂或裂痕,并加消毒。

(2)纤维喉镜的准备,同前所述。将导丝先放入纤维喉镜中的吸引孔(即"作业通道")内,但导丝的终端应在距镜身末端约 2.5cm 处,以免刺伤组织。

(3)小儿先做全麻诱导,面罩供氧,保持自主呼吸较为安全。

(4)操作者迅速将纤维喉镜末端,置入口内正中位置,并沿上颌正中线进入,至见到声门而止。如见不到会厌,亦可托起下颌,一如上述成人纤维喉镜置入的做法。见到声门后,将导丝置入声门内数厘米,即留下导丝,退出纤维喉镜。此时可考虑用面罩吸氧,再进行下一步操作。

(5)将心导管从外露的导丝作为管芯而套入,使导管的终端进入至总气管内。

(6)然后将管径粗细合适的气管插管套入心导管。插管即顺心导管滑入至总气管。

(7)用手指固定插管,退出导管及导丝。接上麻醉机用氧,必要时进行呼吸辅助。与此同时,要检验插管是否确在总气管内。

6.纤维喉镜的技术操作之四——双腔管的插入

应用双腔管作单肺通气,主要在使双腔管能真正到位,进入需要通气的主支气管内,获得有效的通气;用纤维喉镜,对检查插管是否合适,则有价值。

(1)纤维喉镜的选用:原则上,选用较细的纤维喉镜,以插入至一侧双腔管内。

(2)双腔管要置入声门以内,一般可用普通的直接喉镜,这样较为方便。如遇插管困难或估计不易插管的患者,也可采用纤维喉镜套于双腔管内(应套于插入主支气管的一侧),以进行明视插入。

若用纤维喉镜以指引插管,操作要点。

患者全麻,肌松必须充分、完善。上下牙之间最好垫以纱布块,以免划破双腔管套囊。

助手将患者舌拉出口。拉舌时须防牙齿损伤舌面。如能同时托起下颌更好。

因双腔管终端有一弯曲度,见到会厌,可将纤维喉镜的终端伸向会厌下方,然后将双腔管保持原位而转动管身,使其对向声门的 5 点钟处,使会厌拱起.这样就可暴露声门,纤维喉镜的终端就能进入声门,并深入若干厘米,于是再转动双腔管管尖,使管尖对向声门的 12 点处,就可将双腔管推入至总气管。

以上为不带钩的双腔管插管方式,若为 Carlens 双腔管,进入声门还须使钩一起进入,故在纤维喉镜的终端进入声门并深入数厘米后,就应转动双腔管。一般先使钩子位于声门 5 点钟处,然后将插管向左转动 180°,边转边进管,这样插管就可顺利通过声门,待管进入声门后(此时钩子应位于声门 12 点钟处),再向右转动 90°,这样双腔管尖端就对向左侧,以便将管尖进入至左主支气管,直至隆突挡住钩子而止。

如遇不带钩的双腔管不易通过声门,Ovassapian 有 2 种处理建议,值得考虑:a.请助手代为手持纤维喉镜镜柄,操作者腾出左手,用左手拇、食两指拉舌出口外,余指托起下颌;一边观看纤维喉镜所示,一边用右手活动双腔管,使之能通过声门,进入总气管。b.经以上处理,仍然失败,操作者左手持普通直接喉镜进入口咽,将舌及下颌上提;右手则活动双腔管以求进入声门。纤维喉镜仍请助手手持。

总的看来,用纤维喉镜插双腔管,因管子有其特殊钩形,插入十分不便。如能用直接喉镜,还是以直接喉镜为宜。

(3)用纤维喉镜做检查,最为适用。①导引双腔管终端进入健侧主支气管,不使阻挡支气管开口。②能检查双腔管的另一侧开口,是否正对患侧总支气管开口。③了解各主支气管通畅情况,有无开口变异,是否有分泌物积存等。

(4)因双腔管有左右两管,一长一短(简称为长管、短管),而左右主支气管又各有解剖特点,放其定位技术并不相同,具体的做法要点如下。

根据需要,选定插向一边的双腔管。双腔管的插入技术,最好用直接喉镜,有困难时,可用纤维喉镜,已如上述。

将双腔管插入至总气管,距隆突约数厘米(通常约 3cm)而止,大套囊(即总气管套囊,下同)注气,小套囊(即长管上的套囊)先不注气。

先做双肺通气,肯定两肺通气良好后,即可做单肺通气(简单的方法是将麻醉机蛇行管上的总接头直接接至单肺通气的一侧管上,不必一定要用双腔管接管。然后作间断正压呼吸)。

以后各步操作,视插入哪一侧主支气管而定。这里先叙述右主支气管的定位方法。

第 1 步:右管内插入纤维喉镜,左管则做单肺通气。

第 2 步:纤维喉镜钻出双腔管长管顶端后,要特别注意观看总气管、隆突的情况,以了解有无特殊变异或异常;然后将镜子徐缓深入,见到右主支气管开口,就进入其中,同样注意该处情况及右肺上叶和中叶开口所在,以估计双腔管长管进入有无困难。如无特殊,即可将纤维喉镜逐渐后退。

第 3 步:退镜之前,应注意:如所用双腔管的小套囊中间设有裂孔,以便在小套囊充气后,既可通过此裂孔与右肺上叶进行通气,又可防止右肺气体外漏。这时,应将纤维喉镜的顶端加以调节,使之弯向裂孔所在的一边。然后缓慢退镜,待镜子顶端回入至双腔管的长管之内,就要边退边找长管上的裂孔。如见到裂孔,又见到部分隆突及右主支气管开口,就将镜子固定不动。

第4步:大套囊放气(单肺通气亦可停止);将整个双腔管(随同插于其中的纤维喉镜),一齐徐缓深入;同时密切观看裂孔是否正对右肺上叶开口,如已正对,即可将大套囊充气,并恢复单肺(左肺)通气。再观看裂口位置,如仍正对右肺上叶开口,即可改变镜子顶端的弯度,恢复其原来的朝向。再次将镜子深入,以观察长管进入右主支气管后,是否妨碍右肺中叶及下肺的开口;如有妨碍,则调整长管位置;如无,就可将小套囊充气。充气后再次观看裂孔是否被充气的套囊所遮掩;如无,则可将喉镜退出。

第5步:做双肺通气1~2分钟。停做左侧单肺通气,改做右肺。将纤维喉镜插入双腔管的短管。目的在检查短管开口是否对向左主支气管的开口。发现有阻挡,就要加以调整。

如双腔管插向左主支气管,操作较为简单。

第1步:右管接麻醉机作单肺通气。

第2步:插纤维喉镜入左管,出长管顶端后,继续深入,观看总气管、隆突及左主支气管口有无异常;进入左主支气管开口,察看左上肺叶开口及左主支气管情况。估计无问题,进行下一步。

第3步:将喉镜末端回缩至长管的管口内(不要回缩过多)。大套囊放气,单肺通气暂停。将双腔管向内插入,同时从喉镜观看长管管端的位置,距左肺上叶开口0.5~1cm处,停止深入。再次察看左上肺叶开口及左主气管通畅无套囊堵阻,即可将大、小套囊一起充气。恢复双肺通气。

第4步:将纤维喉镜送入至右侧短管。暂停双肺通气,改作左侧单肺通气。

第5步:喉镜顶端进入至隆突附近,使喉镜末端稍弯向左主支气管开口处,以观看小套囊是否堵塞良好;然后再弯向右侧,以观看短管开口对向右主支气管开口,是否合适。如有问题,应加调整。

完成上述操作步骤后,经短时双肺通气,应观察脉搏氧饱和度、呼气末二氧化碳含量,或进行血气分析,并注意血压、心电图、心率等的改变,如无问题,最后还应作呼吸听诊(按单肺通气的要求),只有这些监测全部正常,始可认为双腔管插管成功。

7.纤维喉镜的技术操作之五——支气管插管、支气管填塞

对气管插管、支气管插管或堵塞有困难的患者,可利用纤维喉镜作插入,效果确实可靠。

(1)支气管插管的操作要点。

用纯氧做过度换气0.5~1分钟。心电图、肺听诊、血氧饱和度、二氧化碳皆无异常。

将纤维喉镜套于支气管插管腔内。按前述纤维喉镜插管技术,将插管送入至距隆突2~3cm处止。

镜子钻出插管,寻找该侧主支气管开口,然后深入,注意该肺上叶开口所在。有分泌物,立即吸出。

将管子送入至上叶开口下方(0.5~1cm,右侧可稍近)。随即套囊充气。充气后,未见上叶开口有被堵现象,即可退镜,进行单肺通气。

再做双肺听诊,并用心电图、血压、脉搏氧饱和度、呼气末二氧化碳含量或血气分析作监

测。有问题,需作纠正。

(2)有时,一侧主支气管需作堵塞,利用纤维喉镜可达到满意效果。具体操作要点。

先在直接喉镜下插入填塞用套囊(连接于气囊的注气管,质地应较硬,如红橡胶则较好,这样就不易被压瘪;气囊充气后应完全堵塞主支气管,故其大小以与双腔管上小套囊充气后的大小相接近为宜),尽量深入至隆突附近(可根据插入深度做估计)。

随之在直接喉镜或纤维喉镜明视下,插入插管,其深度以至总气管中段即可。插管时应注意将套囊拨至准备填塞的主支气管一侧,此点至关重要,若以后再改正,往往困难,应预先放妥。

插管的套囊充气,随即接麻醉机,做短时过度渡气。发现肺听诊或压氧入肺时听到痰液滚动声,立即吸净。察看呼吸、循环上的监测数值在正常范围内,即可停做过度换气插入纤维喉镜。

纤维喉镜可深入至准备填塞的主支气管内,并见到其上叶开口。纤维喉镜即固定不动。如见到分泌物,尽量吸引。

将插管的套囊放气,送填塞套囊直入填塞侧主支气管内,并在纤维喉镜的明视下,将套囊推送至上叶开口的位置,请助手将填塞用套囊充气。从镜中见到套囊填堵在上叶开口与主支气管相交汇处,填堵充分,即可退镜。

总气管内插管上的套囊充气,并恢复控制呼吸。

用听诊器听双肺呼吸音,如填堵侧肺泡音消失,即为满意。为使患肺萎陷时间不过长,亦可将套囊放气。有的填塞管亦可用作吸引,肺听诊有分泌物,应随时吸出。

8.纤维喉镜的技术操作之六——核查气管插管位置

有时对气管插管的插入部位是否达到要求产生怀疑,可用纤维喉镜作核查。一般可采取下述2种方式。

(1)从插管的管腔插入纤维喉镜,直入至隆突附近,如能见到总气管的软骨环、隆突及左、右主支气管开口,即可确认插管在总气管内。如需确认插管在一侧主支气管内,可将纤维喉镜深入,如能见到各肺叶开口,亦足以证明。

(2)另一种方法,是从一侧鼻孔进入(需无禁忌),主要寻找会厌、喉口,以及插管进入喉口;往下,还可见到食管的闭合管口,即可证实。

9.纤维喉镜的技术操作之七——插入困难时的处理

(1)会厌较宽大、下垂,阻挡声门暴露,也使纤维喉镜无法从会厌边缘下方进入,以提起会厌。此时可采取如下措施。

尽力仰头(需无禁忌),将口闭合。这样,可能使会厌边缘与咽后壁出现空隙,便于镜子头从此空隙插入,并将镜端上抬,即可见到声门。

如上法失败,则可将下颌托起,再将舌拉出口外,多能使会厌上提。

经上述处理,空隙过狭,镜头无法越过。此时,仍需将下颌托起、舌外拉;操作者将纤维喉镜稍稍回退,然后转动控制小把手,使镜子顶端向下稍弯,压咽后壁向下,以增大与会厌之间的空隙,随之将镜头伸入。

如此法仍失败,最后可用长钳,伸入口咽内,将会厌上挑,于是镜头即可见到声门,并将其插入。

上述处理必须由助手帮助。

(2)部分患者,从口咽进入纤维喉镜,可能喉镜已进入声门,但送插管时遇到阻挡,大多阻挡于喉部、声门外或梨状窝。究其原因,从口腔进入声门处,成一锐角,使插管无法拐弯;其次,也与镜身和插管不是紧密相套有关,往往是管粗镜细之故。

将喉镜稍稍退回。

患者作深吸气。

将喉镜转动 45°～90°,边转边进,趁患者深吸气、声门开大之际,迅速进入。有时,须重复数次,才获得成功。

有时声门过于活跃,或者紧紧夹住纤维喉镜,插管也无法进入,须通过纤维喉镜作业通道注入局麻药,始可解决。

如因管粗镜细而无法进入,不得已时,也可考虑重换较粗直径的纤维喉镜,有时也可得到成功。

(3)纤维喉镜的接物镜镜片,可能为分泌物(特别是在进管时外伤引起的血性分泌物)所沾,或为水汽所遮蔽,致视物不清。此时需加充分吸引,如患者清醒,请其下咽,待分泌物清除后再行操作。若镜头根本无法看清,则须退镜,拭净镜头后再看。

由水气致镜片模糊时,有时在镜子的吸引开口处输入氧气,使镜头前的水气为氧所吹散,即可解决。

10.纤维喉镜的清洁与消毒

(1)清洗:每次用后,必予清洁、消毒,目的在于防止交叉感染、保护器材。但在清洗之前,需细加检查,是否有损坏或裂痕,特别是镜身顶端的可弯节段,最易破损。这是因为裂口可在浸泡消毒时,水液浸入镜内,使镜子被毁,无法应用。无气道疾患或其他重大传染疾患患者的喉镜清洗要点。①用后立即清洗,以免污物干结。②清洗可用干净纱布浸水,将镜身反复拭洗。③镜子的吸引部分,立即用清水反复多次吸引。④作业通道,用注射器吸清水反复冲洗。

(2)消毒:无传染疾病污染时的镜子消毒,可用消毒液浸泡或拭洗。所用消毒液,有0.016%碘附,2%戊二醛,肥皂水(中性、无损害作用)。浸泡或拭洗时间,戊二醛10分钟,其余两种约20分钟即足。经消毒后,用清水冲洗,拭干,收藏。

纤维喉镜中间的"作业通道"亦需用内盛消毒液的注射器反复冲洗。至于镜柄,不应浸泡,亦不必用上述消毒液,以75%乙醇擦拭就可以。

(3)其他注意点。

所有经液体清洗、浸泡后的纤维喉镜,收藏之前,都须悬挂于通风处,彻底干燥后,始可存放于盒内。

光源接管一般不做浸泡,以免损坏内部结构。

清洗或消毒过程中,镜身、光源接管不能任意弯曲,更不能折弯成锐角,以免玻璃纤维丝断裂,影响视物清晰度。

任何时候,不能使纤维喉镜坠地或有碰撞。

纤维喉镜禁止曝晒于阳光下,也不宜放置于高温、高湿或多尘处。

（九）插管技术之五——摸插法

不能动颈或无法明视插管,而又无纤维喉镜等设备时,伸指入咽喉,触摸出会厌所在,并指引插管进入声门,这就是"摸插"或"触摸插管"。紧急场合,可以利用。

1.体位

患者仰卧,头放正,微仰(不能动颈的,不必动头)。麻醉者如为右利,可站在患者的右侧头旁,面对患者。

2.准备

选好合适型号的插管,管内置入一软硬适中或稍偏硬管芯,管芯顶端不许外露,应缩入插管末端约 1cm。伸出插管另一头的管芯,应齐插管 15 弯折,以免其下滑。距插管末端 4~6cm处,将插管弯成约 90°的直角(注意:弯成的直角,应顺着插管原有的弯弧,即与弯弧的凹形相一致),以便顺沿拱起的舌面与之贴合。患者的最后磨牙之间,塞入齿垫,以免咬伤伸入口内的手指。

如患者清醒,应将口、咽做充分表面麻醉。必要时,作环甲膜穿刺,注入 2% 利多卡因溶液1~2mL(针尖斜面应朝向患者的喉,使声门有较好的麻醉)。

3.插入

麻醉者如为右利,用洗净、涂抹过酒精的左手食、中两指伸入患者口内,两指在舌背正中,顺舌背深入,同时轻压舌面。只要指尖不偏离口腔正中线,至后咽,能触及一如外耳样软硬度的片状突起,这就是会厌。随即,右手持插管,弯弧顺舌面亦向正中线深入,待左手指触及插管管尖,左手手指就将管尖引向会厌腹面下方,右手固定不动。然后双指转至插管下面,轻轻托住插管,此时双指指尖要固定于声门下方隆起的小角状、楔状软骨处,用以指引管尖应处的正确位置。至此,右手即可推管越过声门,进入气管。只要管尖进入气管,右手停住,左手退出,拔除管芯(或由助手拔去),于是右手继续插管至一定深度而止。

插管完成,应检查插管是否确在气管内。

（十）双腔管的插管技术

使左、右肺隔离、不再互通的插管,为双腔管。主要用于:①需要两肺隔离的情况,如一侧肺内出血或有大量脓痰,为免窒息或防止病变传播,可用双腔管,通气照常,而各不相扰。②便于做单肺通气。如开胸手术,患肺萎陷,健肺担负气体交换,则术野平静,使手术能顺利进行。但其缺点,因管腔狭小,气道阻力增大,影响通气,吸引亦较困难。

1.插管种类

有 Carlens,White,Bryce-Smith 及 Robertshaw 等多种设计。目前临床应用较多的是Robertshaw;Carlens 亦有不少人应用。

(1)Carlens 双腔管:主要特点为接近末端处管腔变细,并向左偏;在其右侧,有一小孔,孔的上方有一舌形小突起,用以骑跨于总气管隆嵴的分叉处,防管深入。其变细的管道可插入左主气管;它的小孔正好对向右主支气管开口。此管不足之处:小突起阻挡顺利通过声门,由于舌形小突起为一固定装置,此管开口若不能对准右主支气管的入口,就无法调节。

(2)Robertshaw 双腔管:为弥补 Carlens 管的不足而设计。取消小突起,使管子易于通过声门。为适应主支气管的不同解剖特点,此管又分为 2 型,一型用以插入左主气管,一型专用于右主支气管。但两型插管向对侧主支气管的开孔较大，便于做一定限度的深浅调节。此外，为免堵塞右主支气管的上叶开口，在插入管道的小套囊上有一开口，以便作右上肺叶的通气。

2.插管技术

（1）检查插管：两腔是否通畅、气囊有无漏气。估计插管有困难，可置入管芯，将管子末端（即细管）弯成适当弯度。管外涂以灭菌水剂滑润液。管分 F35、37、39 及 41 号四种，需选择应用。小儿不做双腔插管。

（2）可做全麻诱导后插管，也可作清醒插管，后者表面麻醉须充分，患者应合作。

（3）按一般的气管插管操作，暴露声门。如用 Carlens 管，需转动管子使舌状小突位于管子下方而不取横位，这样较易通过声门。随即将管子尖端插入声门，退出管芯，同时转管 180°，使舌状小突位于管子上方；在转管的同时，还应用管身轻轻下压声门，以适当增长声门上方空间，边压边转边进。若转到 180°未能插入，再往回转动 90°左右，再次轻轻下压，边转边进，直至舌状小突通过声门。插管继续轻巧深入，直至出现阻挡，估计是舌状小突已骑跨于总气管隆嵴。如用 Robertshaw 插管，先决定准备插入哪一侧主支气管（一般多插入至健侧，视需要或具体情况而定），因这类插管随插入的主支气管不同，分为左、右两型，例如准备插入至左主支气管，管的末端就弯向左。故在插入声门前，应转动插管，使插管末端弯度朝上，这样就易于通过声门。待管进入声门，再将插管转回来，使插管末端对向拟插的一侧主支气管。这样，全末端到达目的地而止。

（4）测试插管末端是否确已到位。

先将大套囊注气，并将插管接于麻醉机（贮气囊内应充氧），清醒患者令其做深呼吸，看贮气囊是否随患者呼吸而动，同时作肺部听诊，上、下、左、右四个部位的肺呼吸音是否清晰可闻。若为全麻患者，可快速、稍用力挤捏贮气囊，看胸廓是否活动，并作四个部位的听诊。如不能看到活动，也不能听到呼吸音，要考虑插管是否误入食管，必要时退管重插。如觉可疑，也可将管回拔 1～3cm，再做测试。测试必须确切，有可疑时，不要犹豫不决，应当机立断，退管重插。

若上述测试无问题，就可以将小套囊注气，夹闭与插管相接的一侧接管，一边鼓肺，一边作肺部上下左右四个部位的听诊。若夹闭一侧肺无呼吸音，而未夹一侧呼吸音清晰，表示该侧夹闭成功；再夹闭另侧，同样听诊肺部。若夹闭后双肺仍能听到呼吸音，要考虑套囊充气是否足够，或插管末端未完全进入至一侧主支气管。须将插管稍稍深入或将套囊适量补注，调整至满意为止。又如末端插入的一侧肺通气时，上叶肺听不到呼吸音，可能末端插入过深，堵住上叶开口，应适当回拔。总之，发现夹闭后通气不满意，要从如下因素做分析：①末端插入是否合适；②未插入的一侧，插管的小孔是否正对该侧主支气管开口；③套囊注气过多或过少；④病变影响，使气管的正常解剖关系发生改变；⑤双腔管是否通畅、有无折屈或被异物堵塞；⑥肺部原来听诊有无异常。

经多次试调未能获得满意的通气及夹闭两大目标时，不要犹豫，应重插或改用其他方法（如做支气管插管），以免发生意外或事故。

每次调整插管插入深浅时，都要先将套囊放气，再予动管，不能在套囊充气情况下移动插管，以免造成损伤。

（5）吸引管，应较细。每次插入前，要抹以水剂滑润液。

3.监测注意点

接上麻醉机或呼吸器后，必须注意气道压力的变化，尤在一侧夹闭后，气道压力剧升，应分析原因，如气道是否有分泌物堵塞、支气管是否痉挛、全麻是否过浅、是否是原有病变之故等，若将各种因素都已排除或经处理后仍然异常，应权衡利弊，考虑是否放弃双腔管的应用。这点，在手术未开始前就应重视。

其次，应用双腔管后，需作氧饱和度、血气分析或呼气末 CO_2 的监测，发现异常，若为双腔管本身不适用于患者这一原因所引起，也应立即改作其他插管，不要勉强。每次患者体位改变及呼吸条件更改，都应先做肺听诊，并加强呼吸监测，以便及时发现插管位置是否移动或脱出原位，及时纠正。

（十一）支气管插管

将管插入单侧主支气管，即为支气管插管。一般多插入健侧，以进行单侧肺通气，并与另侧肺隔离。

1.插管特点

左、右主支气管具有不同的解剖特点：左侧长（长度约 5cm）而成角大（与总气管中线成45°），故插入较难，但不易堵住上叶支气管的开口，易固定。右侧主支气管短（仅 2cm）、成角小（25°），因而插管容易进入，但易堵塞右上叶气管支的开口，固定不易。

为适应主支气管的这些特点，作支气管插管的管子，左右亦应有所差异。

（1）左侧管顶端的斜面呈 45°，而右侧管顶端则成舌形。目的在减少上叶气管支开口的阻挡，且便于固定而少移动。

（2）插管长度，两侧并无不同，皆长 33～40cm。

（3）插管内径 5～7mm，两侧相同。

2.插管技术

插管的麻醉方法、声门暴露等与一般插管无异。如果作表面麻醉，除口咽及喉部需要充分地喷入麻醉药之外，还需作环甲膜穿刺，注入 2%～4% 利多卡因溶液 1～2mL，针头斜面应对向患者隆突方向，使隆突及主支气管表面产生良好麻醉。

插管方法有多种，一种利用支气管镜，一种利用纤维喉镜，这里介绍盲插法。盲插方法较为简便，无须特殊设备。

（1）先用喉镜将管子送入总气管，随即退出喉镜，两齿间塞入牙垫。

（2）将插管的弯弧的凹面对向准备插入的一侧，例如拟插左主支气管，则凹形对向左侧。这样，就可以使管尖的斜面贴向总气管的左侧（如插入右，则为右侧）的侧壁上。

（3）同时，将患者头部平移至与拟插入相反的一侧，例如，准备插向左主支气管，头就要移向右侧。所谓"平移"就是头部移动而面部仍朝天，保持仰卧姿势。

（4）然后，将插管平稳地贴着侧壁推入，直至推不动为止。立即套囊注气，接麻醉机挤捏贮气囊（自主呼吸消失时）或看贮气囊是否随呼吸活动（自主呼吸存在的患者），听肺呼吸音，须左右及各侧上下至少做 4 处听诊，认为满意，即可固定插管。但如发现上叶（插入的一侧）呼吸音不能听到，须逐步退管，直至呼吸音满意为止。

有关单侧主支气管插管的呼吸监测,同"双腔插管"。插管后,每次体位改变,都需听肺呼吸音,了解插管是在位或脱出。

(十二)插管成功的依据及误入食管的鉴别

1.清醒患者插管成功的主要根据

(1)气流从管口呼出。

(2)患者不能说话发声,此征可靠。

(3)接至麻醉机(贮气囊应先充氧),贮气囊因患者呼气而增大、吸气时球囊缩小。

(4)若气管内表面麻醉不够充分,患者可能出现咳嗽或咳呛,这也是插管已进入气管之征。

2.全麻患者插管成功的依据

(1)尚有自主呼吸的患者,除管口有呼出气流及贮气囊随呼吸而活动之外,轻捏贮气囊,肺部可听到进气的呼吸音;而在上腹部听诊,不能听到气流冲入胃内的气过水音。

(2)若患者自主呼吸消失,一手下压胸骨上部,另一手放在插管管口,于下压时可感知气流从管口冲出。挤捏贮气囊又作肺听诊,可听到呼吸音,但无胃内气过水声。

3.误入食管的鉴别

鉴别有时困难。目前已有的鉴别方法,多达一二十种,但多不能达到快速、可靠的要求。总的原则,对可疑误插的患者,一时又无法肯定或否定时,应当机立断,退管重插(先用面罩吸氧或压氧),亦可改变插管途径或方法,以免贻误时机。以下几点,仅供参考。

(1)先不退管。立即用喉镜或纤维喉镜放入口内,重新寻找会厌及声门或食管口,以确认插管是进入声门还是进入食管。此法对熟练者并无困难。

(2)有时用 6 号针头,从环甲膜刺入,如进入至总气管后就遇插管,这是插管在气管内之征;若刺入较深才遇到,多在食管内。

(3)Sellick 建议:用指下压软骨环,如能下压,插管多在气管;不能下压,多在食管(因插管下方即颈椎椎体)。

(4)用呼气末二氧化碳作监测,连续 10 次呼吸以上,其值皆在 4% 左右;若头一两次呼吸,其值为 4% 左右,而以后则不足此值,多为插管误入食管之征。

(十三)套囊的应用

套囊充气或充液后,可将插管和气管之间的孔隙充填,一防压入气体外漏,二防口内异物入肺,这是避免缺氧、通气不足和防止误吸的得力工具。但从另一方面看,充气的气囊长时间压迫气管,气管黏膜会缺血坏死。应用套囊的注意事项:

(1)用前检查,确无漏气,始可应用。

(2)注入气量,边注边观察"充气指示小囊"的充盈程度,至有一定充盈而不过于膨胀即可。一般注气量,最大不宜超过 8mL。

(3)小儿,特别是婴幼儿,不用套囊。

(4)长时间应用,应定时放气,但一般麻醉患者,无此必要。

(十四)困难与失败

1.经口明插的困难

(1)患者不合作,乱动。说明表面麻醉不足、操作过重或患者过于紧张,需针对原因纠正。

对紧张患者,反复解说极为重要,必要时静脉注射少量芬太尼(须无禁忌)。面对不合作的情况,有一条原则必须坚持:绝不能在看不清声门时,盲目乱插,以免造成严重事故。

(2)会厌过短,镜片无法上提会厌,或者会厌上提后屡屡滑脱。这时如用一长钳,钳端紧夹一裹实的棉块,伸至会厌下方,将会厌抬起,至见到声门,立即请助手插管过声门,再由操作者继续插入。

(3)声门位置过高,抬起会厌,仍见不到声门。可由助手站在患者头旁,用拇、食两指下压甲状软骨;操作者也适当用力,将喉镜上提。如能见到部分声门,管尖就对准声门所在,滑入气管。经过这样努力,仍不见声门,可将插管的管尖弯成直角或接近直角(须带管芯),利用插管的弯钩,紧贴会厌根部,对向声门所在(估计的位置);同时要求患者大口缓慢吸气,趁吸气高峰、声门开大之机,轻轻进入。

(4)少数情况,甚至连会厌也不能见到,这是会厌及声门位置太高所致。这时不必费力于寻找会厌,以免喉头因镜片的触碰而发生水肿或创伤。可用一长钳,夹住插管前端(距管尖约5cm),将管尖对向喉镜所不能见的上方,而又不偏离口咽中线,轻轻将管深入,同时要患者作缓慢深吸气,有时也能取得成功。若遇阻力,可适当调整插管管尖所指位置:一般在口咽中线上方作稍上或稍下的试插,动作须轻。做这种探索性插管,不宜用过粗的管子,以免为声门所阻挡,不易成功。

(5)如果声门过于活跃,轻碰即闭或引起咳嗽,插管就很困难。这是咽喉和气管表面麻醉不足之故。须用2%~4%利多卡因溶液对准声门及总气管,喷射多次,等待2~3分钟,再行插管。对活跃的声门,也可将管尖守候在声门口不动,静脉注射少量芬太尼后等待,趁声门开放的瞬间,看准插入。全麻患者,声门活跃表示全麻过浅,此时不应强插,可退管稍待,适当加深全麻。

2.经鼻插管的常见困难

经鼻插管,需要耐心。要多次试插,并思考困难的原因。插管失败的原因有:

(1)头部后仰不适当,如后仰过度,管尖容易挡于咽喉的前联合处;若后仰不足,就容易误入食管。

(2)插管本身方面的问题如管子太软、弯度不足,容易插至食管;太硬或弯度过大,就会阻挡在咽喉的前联合处。

(3)后鼻孔位置有变异,没有正对声门。这时,应大幅度转动插管(可顺时针转动,未成,再作逆时针方向旋转),边转边进,可能成功。

3.插管困难的预估

有些患者,由于解剖异常或疾病影响,造成气管插管的困难,术前如能预估,就能周密思考,寻求对策,获得满意解决。

4.插管失败的处理

(1)术前估计不是困难气道的在麻醉诱导后出现插管困难,若是非紧急困难气道应改由有经验者插管,若不成功改成喉镜+光棒或可视喉镜插管,若不成功,急诊手术采用逆行气管插管,择期手术延期。若是紧急困难气道立即置入喉罩,苦不能改善通气,立即环甲膜或经第1~2气管环穿刺改善通气,保证氧合后,改成喉镜+光棒或可视喉镜插管,若不成功,急诊手术采用逆行气管插管,择期手术延期。

(2)遇到各种方法都失败而又无纤维喉镜时,可试做逆行插管法。

用 18 号针穿入环甲膜至总气管(注意针头不能过尖,并注意避免损伤气管),针头斜面朝向喉头。用灭菌硬脊膜外导管或其他软硬适中的光滑细塑料管,从针尾插入,使细管能越过声门进入口腔。

麻醉者用喉镜观察口咽有无细管,一出现立即用钳子拉出口外。此时,环甲膜上的穿刺针即可退出,但细管的另一端仍须留在颈部穿刺点外,并由助手用钳子固定,不使之滑入气管内。

③插管可套在细管外面,顺细管滑入至总气管,插管即告成功。

(3)有纤维喉镜时,可做经口或经鼻插管,视患者具体情况及手术要求而定。

(4)实在无望插管成功的情况,或极度紧急情况不能徒然费时作无益尝试(如颌面创伤严重,解剖结构遭极大破坏),应作气管切开,术后再予闭合。

总之,对估计或已遇插管困难的患者,要注意几点:①应以清醒插管为原则,尽量避免全麻诱导后做试插。②全麻患者遇插管困难,最好等自主呼吸恢复后,再做试插。③必须用全麻诱导作插管的,肌松剂的应用以短效为宜,以便遇到困难时,及早恢复自主呼吸。④对插管困难的患者,除集中注意力于插管外,还应重视患者的血压、心律、脉率、皮色、氧饱和度、心电图改变及呼吸、意识、瞳孔等的情况,发现异常,应暂停插管,用面罩吸入纯氧或加压用氧。⑤每次试插前,须用纯氧加压或吸入,以置换肺内氮气。每次试插,不超过 1 分钟,宁肯暂停试插,用氧后再继续,此点很重要。

(十五)拔管

1.拔管条件

拔管必须具备下列条件中的 3~4 种。

(1)咳嗽反射及吞咽反射恢复,且能咯痰。

(2)全身肌力恢复,如能举手过头,潮气量已接近正常等。

(3)意识清楚或呼之有反应。

(4)两肺清朗,无痰液等积存。

下列情况,不能急于拔管:①头面或颈部手术,包括颅脑手术。②心脏手术,或重症心脏疾病作非心脏手术的患者。③呼吸<12 次/min;或潮气量尚未恢复,或原有严重呼吸功能损害。④气道分泌过多;口咽等部位手术,易有出血的情况;颌面部外伤、颈椎骨折等影响气道或呼吸的患者。⑤饱食和(或)醉酒的急症患者。⑥术中发生严重并发症(如心搏骤停、急性肺水肿、重症休克),病情不稳或尚未恢复。⑦危重患者。⑧插管极度困难及术后送 ICU 的患者。

2.拔管方法

(1)先用灭菌吸引管将鼻内和口内分泌物吸净;须反复多次吸引。分泌物过多或有反流的患者,须用喉镜(不必置入过深)查看,或在明视下吸出。

(2)换用另一根灭菌导管,伸入至气管插管内,做气管内吸引,如能引出咳嗽(心脏及全身情况允许的患者),尤其对多痰患者具有意义。每次吸引,时间不宜过长,其间应停吸 1 分钟,吸入纯氧后,再作吸引(吸引管可留在气管内)。气管内吸引必须做到:①不能听到呼吸时出现的痰液滚动声。②双肺多处听诊,未闻啰音。

（3）去掉固定用的橡皮膏条,左手扶住插管和牙垫,右手将吸引管放入插管内(此时不做吸引),使吸引管管端露出在气管插管的管外。开动吸引器,一边吸引,一边回拔插管。插管的回拔,应缓慢,使残留在气管、口咽等处的异物被充分吸除。

（4）插管拔除后,立即将导管自鼻孔插入(插入时不做吸引,以免鼻黏膜吮吸出血),以再次吸出余留在口内或声门内的分泌物。

（5）再作肺部听诊及叩诊,无问题后,始可送回病室。

（十六）气管插管并发症

一般分为创伤、呼吸及循环 3 类并发症。

1.创伤性气管插管并发症

创伤性并发症的大小、轻重不一。

（1）牙齿动摇、脱落。

术前访视患者,应重视对牙齿的检查,特别是中切牙有无动摇、外突或内倒的畸形,以便在插管时加以注意。

全麻诱导后,肌松不足;清醒插管患者,合作不够,或者暴力强插。

喉镜镜片以牙齿为支点,以暴露咽喉,极易造成牙齿损伤。喉镜只能上提,不能上撬。牙齿脱落,不仅造成患者饮食及仪容上的缺欠,还易将脱落牙齿误吸入气道,形成严重的气道异物,必须尽力避免。万一发生,亦需将脱落牙齿找到取出。掉牙处的缺口,应填以灭菌凡士林纱布止血。脱落牙齿,可考虑重植。防止脱牙,需针对上述原因采取措施。

（2）口咽及舌面黏膜伤:创伤的引起,多因喉镜镜片或插管管尖刺戳或压及这些部位的软组织所致。常见于插管困难者及小儿患者。

此类损伤的轻重不一:轻症,为出血、血肿、黏膜水肿;重症,则有下唇撕裂、梨状窝撕裂后造成颈部皮下气肿;个别患者,可因这些外伤而引起感染、溃疡。其处理视伤情而定。

出血,可加压迫。

血肿,视部位及血肿大小而定。重要部位,如会厌、声门附近,先应插管(可由熟练者插入)。

黏膜创面,涂以甲紫。

颈部皮下气肿,如气肿不显,可观察,暂不作处理,若气肿明显,为防止气道受压,可在气肿最显著部位,用粗针头穿刺至皮下(小心,不应过深刺入),将积气轻轻驱出。

（3）急性会厌炎:多出现于麻醉过后。主要症状:气道堵塞、呼吸困难。成人及小儿都可发生。炎症多伴有细菌感染。此症出现,必须重视。患者可取坐位或半坐位,床边应备有气管插管(以经鼻盲插,较明插管为宜)及气管切开包,并请耳鼻喉科医生会诊作处理。

（4）咽炎:术后出现咽痛,尤其下咽时为甚,此为咽炎。一般经 48～72 小时消退。造成原因,多与插管创伤或插管过粗有关。一般无须特殊处理,可使其口含薄荷喉片;疼痛严重,请耳鼻喉科会诊。

（5）喉炎:亦见于术后。主要症状有:①声门、喉头黏膜发红、充血、水肿,个别还能见到黏膜下血肿。②说话声嘶,自觉喉部发紧、不适。③吸气时,出现轻度喉鸣音。④多数经 3～5 天,自愈。但严重病例,需作处理。处理要点如下。

局部可喷止痛杀菌药液,口含消炎片或抗生素片。

黏膜水肿,可喷涂1:10000肾上腺素。严重水肿,需请专科医生在水肿处用针作多处浅刺以消肿。

患者应密切观察,床边准备气管切开包。

轻症患者,亦可针刺合谷、内关,以消除症状。

(6)喉水肿:常在术后24小时内出现;严重病例,拔管后1～3小时内就可发生。症状视水肿部位而异。

常见的水肿部位有:①声门上方喉水肿:多位于会厌与声门口之间,水肿发生迅速,肿处突出明显,有时可堵塞声门口,致呼吸被阻,此类水肿,应予重视。②声门水肿:声带周围黏膜出现肿胀,尤其假声带过肿,可将真声带掩蔽,甚至妨碍气流出入。③声门下水肿,此症最为严重,一方面用喉镜检查难以发现;另一方面,水肿因外受气管软骨阻挡,只能向气管腔内发展,在小儿患者,易发生气道堵塞。

主要症状有:①吸气时发出喉鸣音,说话声嘶。②吸气困难。③严重时,皮色发绀、窒息、三凹征。

发生此症原因,为多方面因素所促成:①插管困难,多次反复试插,或用强力致声门组织受损。②插管管径过粗。③麻醉不平稳,患者多次出现剧咳、呕吐。④病儿不久前曾患上呼吸道感染,或插管灭菌操作不严,或消毒液未冲洗干净。⑤插管留置气管内时间过久。

处理视水肿轻重而定。病情轻重的判断,一方面根据呼吸有无困难,另一方面还需用血氧饱和度监测,以便及时发现呼吸是否受到影响,这对幼小儿童更应重视。处理要点包括:①轻症:一般多能自愈,但水肿吸收往往缓慢,因为这些部位的水肿回吸,须靠淋巴管输送。处理:早期可用冷冻0.9%氯化钠注射液作雾化吸入,有助于水肿消除。亦可用地塞米松5mg、麻黄碱30mg,加注射用水5mL,混匀后,喷向咽喉,每次0.5mL左右,每小时1次。如无法张口喷入,可从静脉小壶滴入地塞米松5mg,亦有助益。②重症:吸氧,必要时需气管切开,不可犹豫不决致延误生命。

(7)喉溃疡:最易发生在声门后部,即声带与后部软骨及黏膜相连接处,该处较为脆弱,与气管插管接触与摩擦,就能引发溃疡。这就是说,喉溃疡的形成,用暴力插管固然可以引起;即使插管顺利,只要患者过度仰头,或头部过多的活动,或浅麻下或肌松剂不足时声带频繁活动,特别是患者在术前就存在上呼吸道感染的,更易发生。故插管后头部垫以枕头,不使头过仰,能有助于防止喉溃疡的发生。主要症状:声嘶、喉痛。检查可见溃疡部位发红,出现溃疡面,且难以愈合;溃疡深浅不一,严重溃疡可以暴露出下面软骨。处理需请专科医生。

(8)声带肉芽肿:可见于一侧或双侧声带,其发生可能与气管插管有关,也可无关。插管后此症的发生率为0.01%～0.1%;女性较男性为多。肉芽肿的出现,短的仅3天,长的可在术后2～3周。主要症状有:①声嘶。②咳嗽(干咳为主)。③喉痛。④喉鸣,与呼吸有关。⑤严重时有呼吸受堵、呼吸困难。

预防需针对引发原因,包括:①导管需严格灭菌处理,插管时按无菌原则,此点至关重要。一般认为,插管损伤,加上感染,是此症发生的重要原因。②插管动作轻柔,切忌粗暴、强力。

③导管外如能涂以灭菌利多卡因滑润胶,可免声带摩擦受损。④插管成功后,不要再多动头下垫枕。

(9)声门下狭窄或气管狭窄:其发生与插管创伤有关;先是伤处水肿、渗出、溃疡形成;继而纤维组织沉着,随后瘢痕收缩,终至气管狭窄。

发生原因,一是插管过浅,二是套囊过胀,三为长时留管,因声门下原有狭窄区,受损受压后,更易发生。总气管的其他部位亦可出现狭窄,但成人引起症状,总气管管径一般需减小 1/4 以上;小儿低于此值,即可出现呼吸困难。

处理时先作保守治疗,如气管扩张、激光手术等;如无效,始考虑气管切开,最终作气管重建。预防应针对发生原因,即插管位于总气管中段为宜;套囊充气适中而不过胀;长时留管,需防呕吐反流,以免引发感染;同时每日套囊抽气、再充气,使黏膜不致在一处受到长时间压迫、缺血;长时留管时,还应定时重换插管。

(10)总气管穿孔或梨状窝穿破:前者穿孔部位,多见于气管后面的膜部。这些部位穿破之后,可能出现气胸或纵隔气肿。

穿孔或穿破的发生,可在插管当时,也可见于危重患者长时留管之后,如插管致气管软骨环受损,其后继发软骨软化或退行性变,于是总气管破裂穿孔。但后一种情况发生较少。暴力插管的最大危险,不仅易致总气管穿孔,若旁及上腔静脉,后果极其严重。

梨状窝或下咽乃至食管穿孔,一般多见于复苏或紧急抢救情况;食管穿孔,常见于经鼻插管(且管内带有管芯)。这些部位穿孔后的主要症状是颈部或纵隔气肿、气胸,最终导致呼吸困难。若发现较晚,这些气肿已极广泛而严重时,病死率较高。及早发现,极为重要。不过,在麻醉过程中,因通气主要通过插管,气肿症状往往多在术后拔管、患者出现自主呼吸之时。因此若患者诉说有呼吸困难,即应引起警觉,并需检查颈部,做肺听诊,叩诊;必要时作 X 线检查以确诊。食管穿孔后,下咽时常出现剧咳,即应加以重视。处理应积极,最好能在穿孔后 12 小时内即行穿孔修复手术,拖延往往增加危险。

(11)经鼻插管并发症。

鼻黏膜损伤,甚至管尖穿入至鼻黏膜下,在黏膜下将管尖误入至后咽部。一般多为插管推进时有阻力但仍强插所致;鼻内出血;接麻醉机压气困难,且无肺泡呼吸音。需立即退管,改另侧鼻孔或经口插入。患侧鼻孔须由灭菌油纱布填塞(应在鼻窥镜明视下置入)。

鼻出血:多因插管管径过粗所致。插入前,最好对鼻孔孔径作精确估计,以便选用合适大小的插管。鼻黏膜喷涂麻黄碱或可卡因,插入不可用强力,有时边转边入,损伤较小。插管外涂抹滑润剂,亦有必要。

鼻腔狭窄:鼻黏膜外伤(由于插管过粗,将鼻黏膜挤压过紧,致缺血坏死)并引起炎症,之后瘢痕形成,瘢痕挛缩,于是狭窄形成。幼小儿童较为多见。需请专科处理。

(12)下颌关节脱位:喉镜置入后,用力上提,张口过大,颞颌韧带过于松弛,可能引起下颌关节脱位。发现脱位后,需立即手法复位。

双手拇指分别置于患者左右两侧磨牙,适当用力下压。

其余四指放在口外,将下颌骨移动,使下颌能向上翘。

将整个下颌向后推动,感到髁状突滑入颞骨下颌关节窝内,复位即成功。

2.呼吸方面的并发症

绝大多数由于全麻诱导时麻醉深度不足所引起,这在单纯吸入诱导的患者更易出现。

(1)憋气或反射性不呼吸,多因麻醉过浅所致。此时,如管尚未插入,而诱导前去氮充氧较充分,且血氧饱和度显示良好,声门暴露良好,即可先行插入,立即接麻醉机加压用氧。如上述条件并不具备,应退管退镜,用面罩作加压通气;另一方面,加深麻醉,以便再次试插。

(2)插管后,发现通气堵塞,需考虑以下可能:①插管有折屈。②误插入食管。③导管管口斜面,正好贴合于气管内壁,致插管管口被堵;或套囊充气过多致堵塞管日。④管内有异物堵塞。应立即处理。如一时找不到原因,不必费时寻找,以免造成严重后果,立即退管,面罩加压用氧,解决缺氧问题后,换管重插。但原因已找到的,应迅速作针对性处理。

(3)喉痉挛及支气管痉挛:插管刺激气管,可能引发此症。主要症状有:①喘鸣音。②潮气量减低。③呼气用力。④副呼吸肌亦参与活动。⑤通气时气道峰压增高。处理:用支气管扩张剂;适当加深吸入麻醉,纯氧吸入或加压吸入。

3.气管插管引起的循环反应

用喉镜挑起会厌或进行气管插管,都能引起一过性血压上升、心率增速。这种反应与躯体应激反应有关,因为刺激咽喉及气管部位,发现体内"应激激素"有改变,包括:①儿茶酚胺释出增多。②β-内啡肽、促肾上腺皮质激素、生长激素、肾上腺皮质激素(皮质醇及醛固酮)的分泌都有上升。

其他反应:①浅麻醉又用肌松剂的患者,支气管可出现收缩、肺动脉血管亦可痉挛变细,使肺灌注减少,肺分流明显上升。②患有心瓣膜病变或冠心病的患者,由于血压、平均动脉压及心率皆因插管而上升,其上升幅度较一般患者为高。儿茶酚胺水平的测定,以去甲肾上腺素升高最明显,血内肾上腺素水平则很少变化。因此,对于此类患者的气管插管,必须格外重视应激反应的预防。

(1)气管插管应激反应的预防性处理,目前尚缺乏特殊有效方法,一般以综合处理为主。

如做全麻,全麻深浅与插管反应的发生关系密切。一般而言,静脉麻醉用药,除地西泮(安定)及咪达唑仑(亦仅部分有效)外,都不能阻止心血管反应的出现。

用吸入麻醉作诱导,如能将全麻深度加深至Ⅲ期2级(如用乙醚作诱导),应激反应可以消除。如用氟烷-氧化亚氮-氧或氧化亚氮-氧-吗啡作麻醉,不能遏制应激反应。但用恩氟烷(安氟醚)-氧化亚氮-氧或用安神止痛麻醉,应激反应即可得到消减。

插管要求动作熟练、快速。反复试插,多次不成,应激反应必升无疑。

挑起会厌前,用1%～2%丁卡因,或4%可卡因,或2%～4%利多卡因溶液作咽、喉、气管内喷布。

喉上神经阻滞,经2～4分钟即可起效,喉部感觉麻痹,效果良好,可代替咽喉喷入局麻药。

插管前,经环甲膜穿刺注入利多卡因,可与咽喉表面麻醉一并应用,效果良好(如将穿刺针斜面对向咽喉方向,使利多卡因喷射至咽喉部,效果更佳)。

插管前1～3分钟,静脉推注2%利多卡因溶液1.5mg/kg,亦可减轻应激反应(此时血内利多卡因浓度为 2.5～5μg/mL，即可有效）。

如用芬太尼在插管前 2 分钟做静脉注入，抑制应激反应的效果与用量有关；少量无效或效果轻微；用量达 6μg/kg 时，即有效；如用量增大至 15μg/kg，则对心血管反应的控制效果明显。

也有人用 2% 硝酸甘油软膏涂抹于患者前额，涂抹时间应在插管前 12 分钟，涂抹面积 10cm×5cm，用量为每 2.5cm 的长度用 15mg 硝酸甘油软膏。插管时收缩压的上升，即可减轻，但其不良反应有鼻充血、头痛、头晕，有的还可出现低血压。有人用硝酸甘油滴鼻，插管反应中的收缩压有所下降，心率则微增，此法效果一般。

可乐定，用作术前药，用量 4μg/kg，于诱导前 1.5 小时前口服，能抑制气管插管的升压反应，血压仅微升，而心率则稳定，而且在整个麻醉过程中能保持此种效果。此外，如作吸入麻醉，异氟烷的麻醉用量可减少 40%。如作静脉麻醉，舒芬太尼的用量亦可减少 40%。术中及术后血压上升较不用可乐定的患者为低（约降低一半），而血浆儿茶酚胺浓度则始终减低。可乐定的不利之点是，术后往往血压不升、心率过缓。

β 受体阻滞剂，亦有人用作插管时应激反应的抑制药物，其中以艾司洛尔效果较好。此药于诱导开始时应用，静脉滴入，用量每分钟 500μg/kg，1 分钟后，改为维持量：每分钟 100μg/kg，5 分钟后停用（也可在插管时停用）。此药加大用量，效果并不明显。

（2）对气管插管心血管反应的预防，以下列方法效果较为明显：①咽喉及气管内充分而完善的表面麻醉，效果可靠。有关的神经阻滞亦有效。②插管前静脉注入利多卡因。③较大剂量的芬太尼，于插管前静脉注射（须视全麻对芬太尼的需要而定）。④全麻不宜过浅。插管手法轻巧、快速插入。

第四节　椎管内麻醉

将局麻药注入椎管内的不同腔隙，药物作用于脊神经根，暂时阻滞脊神经的传导，使其所支配的相应区域产生麻醉作用，称为椎管内麻醉。椎管内麻醉包括蛛网膜下隙阻滞和硬脊膜外腔阻滞两种方法，后者还包括骶管阻滞。

一、椎管的解剖与生理

（一）脊椎与脊柱

1.脊椎

脊椎包括椎体、后方的椎弓和由椎弓发出的棘突三部分。椎体的功能是承重，椎弓根及椎板位于椎体后方，呈半环形。其中椎弓与椎体相连接的部分（侧方）称椎弓根，其余部分（后方）称椎板。相邻两个脊椎的椎弓根切迹之间围成的孔叫椎间孔，脊神经由此通过。棘突是椎板向后突出延伸部分，颈椎和腰椎的棘突基本呈平行排列，而胸椎（从第 4 到第 12 胸椎）棘突呈叠瓦状排列，棘突与椎体呈锐角。

椎体及与后方半环形的椎弓共同围成椎孔，所有脊椎的椎孔连通在一起形成的骨性管道称为椎管。椎管上起枕骨大孔下达骶骨裂孔。椎管起保护脊髓的作用。骶管位于骶骨（由 5 块骶椎融合而成）中央部分，是椎管内硬脊膜外腔向下的延续，上自第 2 骶椎，下至骶骨裂孔，后者为硬脊膜外腔隙的终止点。

连接棘突尖端的韧带较坚韧，称为棘上韧带。连接棘突间的韧带较疏松，称为棘间韧带。棘间韧带前方在椎板部与黄韧带相接，后方与棘上韧带相连。连接椎板间的是坚韧厚实并富有弹性的黄韧带。在椎管内麻醉穿刺时，穿刺针尖穿过黄韧带时，可有明显的落空感。

2.脊柱及其生理弯曲

脊椎重叠构成了脊柱。它由 7 节颈椎、12 节胸椎、5 节腰椎、5 节骶椎（融合成一块）和 4 节尾椎组成。正常成人脊柱呈四个生理弯曲，即颈曲、胸曲、腰曲和骶曲。仰卧位时，正常脊柱的最高点分别位于 L_3 和 C_3，最低点分别位于 T_5 和骶部。有时其生理弯曲度会受某些病理生理因素的影响，如妊娠晚期孕妇腰曲前突增大，脊柱后凸时则后弯曲增大等。生理和病理弯曲对药液在蛛网膜下隙的移动乃至麻醉效果产生重要影响，应综合局麻药液的比重、患者体位等因素注意这个问题。

（二）脊髓

椎管内容纳有脊髓及包裹脊髓的脊膜。脊髓上端从枕骨大孔开始向上与延髓相连，下端在成人一般终止于 L_2 上缘或 L_1，但个体差异较大，约有 10% 终止于 L_2 以下。小儿则终止于 L_3 或 L_4。在人类生长发育过程中，脊椎的生长速度快于脊髓，形成脊神经根在离开脊髓（颈髓以下）后在椎管内向下斜行穿出相应的椎间孔的现象，且愈接近末端愈明显。成人从 L_2 以下至 S_2 之间的蛛网膜下隙只有脊神经根（即马尾神经），其腔隙称为终池。这就是腰椎穿刺时多选择 L_2 以下间隙的原因。

脊髓的脊膜从内到外共分三层，即软膜、蛛网膜和硬脊膜。软膜覆盖于脊髓表面，与蛛网膜之间形成蛛网膜下隙。蛛网膜与硬脊膜紧贴，两层之间的潜在腔隙称为硬脊膜下腔。硬脊膜与椎管内壁之间构成的腔隙称为硬脊膜外腔。

（三）脊神经

脊神经有 31 对，包括 8 对颈神经、12 对胸神经、5 对腰神经、5 对骶神经和 1 对尾神经。脊神经从脊髓发出后，分别经过蛛网膜下隙和硬脊膜外腔出椎间孔而离开椎管。每条脊神经由前、后根合并而成。前根（腹根）司运动，从脊髓前角发出，由运动神经纤维和交感神经节前传出纤维（骶段为副交感神经纤维）组成。后根（背根）司感觉，从后角发出，由感觉神经纤维和交感神经传入纤维（骶段为副交感神经纤维）组成。各种神经纤维粗细不同，分为无髓鞘和有髓鞘纤维。在相同局麻药浓度下，其阻滞顺序依次为：交感神经血管舒缩神经纤维→冷觉→温觉→温度识别觉→慢（钝）痛→快（锐）痛→触觉→运动→压力觉→本体感觉。即最细的交感和副交感纤维最先受到阻滞，其次是感觉纤维，而运动纤维相对较粗，较迟受到阻滞，且运动神经阻滞持续时间短。在阻滞范围上，运动神经阻滞平面比感觉神经阻滞平面一般低（或少）1～4 节段，而交感神经阻滞平面又比感觉神经阻滞平面高（或多）2～4 节段。

（四）蛛网膜下隙及脑脊液

蛛网膜下隙在蛛网膜与软膜之间，上与小脑延髓池和脑室相通，下端止于 S_2 平面，蛛网膜下隙内含脑脊液。脑脊液主要由侧脑室及第Ⅲ、Ⅳ脑室的脉络丛分泌。成人脑脊液量约为

140～180mL,其中55～70mL 在脑室(侧脑室 30～40mL,第三和第四脑室 25～30mL),蛛网膜下隙55～65mL,10～15mL 在脊蛛网膜下隙分布,终末池 20～30mL。从 S_2 开始向上计算,每脊椎节段约分布脑脊液约 1mL。脑脊液压力正常时,每天生成约 500～600mL 脑脊液。如在人工引流的情况下,分泌速度明显加快,如丢失 20～30mL 脑脊液,在 1 小时内即可补足。

正常脑脊液外观无色透明,pH 约 7.4,比重 1.003～1.009,渗透压 292～297mmol/L。脑脊液中含葡萄糖 2.5～4.5mmol/L,蛋白质 0.2～0.45mmol/L,氯化物 120～130mmol/L(以 NaCl 计算)。含糖量是决定脑脊液比重的重要因素,氯化物则对维持渗透压有重要意义。

脑脊液压力:正常成人脑脊液压力平均 1.3kPa(10mmHg),平卧时不超过 100cmH_2O,侧卧时 70～170cmH_2O,坐位时达 200～300cmH_2O。颅内占位性病变、静脉压上升和 $PaCO_2$ 升高等可使脑脊液压力增高,而脱水和老年患者等压力偏低。

(五)硬脊膜外腔及骶管

1.硬脊膜外腔

硬膜由硬脑膜和硬脊膜两部分组成。颅腔内的硬膜称为硬脑膜,分内层和外层,在静脉窦处两层分开,其他部位两层紧密融合。椎管内的硬膜称为硬脊膜,在枕骨大孔处与枕骨骨膜连着,从此以下分为内外两层,形成间隙。硬脊膜相当于内层及其在枕骨大孔向下延续部分,形成包裹脊髓的硬脊膜囊并终止于 S_2。因此,通常所说的硬脊膜实际上是指硬脊膜的内层,俗称为硬膜。椎管内壁的骨膜层和黄韧带移行融合成外层。内外两层之间的腔隙即为硬脊膜外腔(也称硬膜外腔),该腔上方因在枕骨大孔处闭合,故不与颅内相通。可以说,硬膜外腔起于枕骨大孔,终止于骶骨裂孔。

硬脊膜外腔为一潜在腔隙,充满血管、脂肪、淋巴及疏松结缔组织,其中血管以静脉丛为主。硬脊膜外腔后方(背间隙)从背正中或黄韧带至硬脊膜之间的距离上窄下宽,下颈部为 1.5～2mm;中胸部为 3～4mm;腰部以 L_2 间隙最宽,为 5～6mm。成人硬脊膜外腔总容积约 100mL(骶部占 25～30mL)。其容积受诸多因素的影响,如妊娠末期由于腹内压增加使硬脊膜外腔静脉丛怒张或老年人骨质增生等因素使椎间孔变窄均可造成硬脊膜外腔隙的窄小。

硬脊膜包裹着脊髓和脊神经根,在向外延伸中形成神经鞘膜管,后者一般止于椎间孔内。椎间孔内的神经鞘膜远较椎管内的神经鞘膜为薄,易为一定浓度的局麻药所渗入并暂时麻痹脊神经根,这便是关于硬脊膜外腔阻滞作用机制方面获得多数学者支持的椎旁阻滞学说。当然,局麻药可经多种途径产生阻滞作用,经蛛网膜绒毛阻滞以及药物弥散通过硬脊膜进入蛛网膜下隙产生脊麻亦可为其作用方式。

关于硬脊膜外腔穿刺时出现负压的机制众说纷纭,至今尚无定论。主要归纳为如下几种:①硬脊膜被穿刺针推向前方,间隙增大而产生负压。②胸膜腔内负压通过椎间孔或椎旁静脉系统传递至硬脊膜外腔。③脊柱屈曲使硬脊膜外腔间隙增大产生负压。④穿刺针尖压顶黄韧带,黄韧带弹性回缩时形成负压。颈胸段负压发生率可高达 90% 以上,腰段负压发生率为 50%～80%,而骶管穿刺则不出现负压。妊娠、咳嗽、憋气等可使负压变小,甚至出现正压。

2.骶管

骶管是硬脊膜外腔的终末部分,从 S_2 开始向下渐窄直至骶骨裂孔,呈三角形。成人骶管容积占硬脊膜外腔的 25%～30%,其间含有疏松结缔组织、脂肪组织和丰富的静脉丛。骶骨裂孔是骶管阻滞的穿刺部位,从尾骨尖沿中线向上摸到骶骨末端呈"V"或"U"形的凹陷处即为骶骨裂孔(成人尾骨尖至骶骨裂孔的距离一般为 4cm 左右,但应注意变异较大),其两侧上方可触及豆大结节为骶角,骶裂孔中心与两髂后上棘相互联线,呈一等边三角形,可作为寻找骶裂孔的参考(图 2-1)。应当指出,骶裂孔的解剖变异较大,可偏向一侧,一般成人骶裂孔至硬脊膜囊的长度为 4.5cm 左右,但有相当一部分患者的骶裂孔位于 S_4 甚至 S_3,从而缩短了其距离。为避免刺破硬脊膜囊使药物进入蛛网膜下隙,穿刺针切勿超过髂后上棘连线(相当于 S_2)。

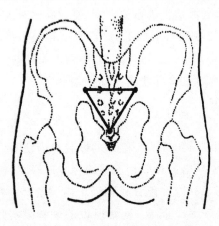

图 2-1　骶裂孔与髂后上棘的关系及硬膜囊终点的部位

(六)脊神经根的体表分布

一般按照从脊髓相应节段发出的脊神经根自上而下分别称之为颈段、胸段、腰段和骶段脊神经根。胸段中 T_6 以上为上胸段;T_8 以下为下胸段。蛛网膜下隙阻滞骶段时称"鞍区"麻醉,硬脊膜外腔阻滞骶段时则为骶管阻滞(麻醉)。结合体表解剖标志可便于记忆脊神经在躯干皮肤的支配区域。甲状软骨 C_2;上肢 $C_5 \sim T_1$;胸骨柄上缘为 T_2;两乳头连线为 T_4;剑突下为 T_6;肋弓下缘为 T_8;平脐为 T_{10};两髂前上棘连线(耻骨联合)为 T_{12};大腿前面为 $L_1 \sim L_3$;小腿前面和足背 $L_4 \sim L_5$;足底、小腿及大腿后面、骶部及会阴部,分别为 $S_1 \sim S_5$ 支配。

二、蛛网膜下隙神经阻滞

把局麻药注入蛛网膜下隙内,使相应节段的脊髓、脊神经根产生可逆性阻滞作用,称为蛛网膜下隙神经阻滞,因穿刺部位在腰部,故又称"腰麻"。

(一)阻滞特点

蛛网膜下间隙中由于有脑脊液的存在,局麻药注入后立即与脑脊液混合并扩散,再加上蛛网膜下间隙中的神经根无鞘膜包裹,局麻药很易与之结合并产生麻醉作用。这些特点决定着蛛网膜下隙神经阻滞的性能及其临床表现。

(二)阻滞类别

1.根据所用局麻药液与脑脊液比重的差别,蛛网膜下隙神经阻滞可分为等比重、重比重、轻比重三类。

(1)脑脊液的比重为 1.003～1.009,等比重即指局麻药比重与脑脊液的比重极近似的溶液。通常将较少量的局麻药溶于较大量(6~10mL)脑脊液配成。由于药液配制麻烦和麻醉作用时间短暂,目前临床上已少用。

(2)重比重液:指局麻药比重显著高于脑脊液者。一般于局麻药中加适量的5~10%葡萄糖配成。其麻醉作用最为可靠,作用时间最长。麻醉范围的调整也容易实现,因此成为临床使用最普遍的蛛网膜下隙神经阻滞的药液。

(3)轻比重液:指比重显著低于脑脊液者。一般以较大量(6~16mL)的注射用水来稀释局麻药而成,其特点为麻醉作用比较接近等比重液,却没有等比重蛛网膜下隙神经阻滞所固有的特点,是临床上很有实用价值的麻醉方式之一,但由于重力因素临床已较少采用。

2.根据手术野要求的麻醉范围,可分为

(1)高位腰麻:感觉阻滞平面高于胸$_6$者。

(2)低位腰麻:感觉阻滞平面低于胸$_6$者。

(3)鞍麻:在低位腰麻中,阻滞范围局限于会阴及臀部者。

(4)单侧阻滞:阻滞范围只限于(或主要限于)一侧下肢者。

(三)阻滞机制

(1)局麻药液注入蛛网膜下间隙后即与脑脊液混合并扩散,局麻药与神经组织有较强亲和力,一旦与神经组织相接触便被吸收。神经组织吸收一定(临界)浓度的局麻药后便丧失或减弱其传导功能,称神经(或传导)阻滞。

(2)神经阻滞顺序:交感神经、温度感觉、痛觉、触觉、肌肉运动、压力感觉,最后是本体感觉的阻滞。

(四)生理影响

1.血流动力学紊乱

为蛛网膜下隙神经阻滞时最为突出的生理功能改变。其原因有:

(1)交感神经阻滞:使血管扩张并导致回心血量减少是血流动力学紊乱主要因素。

(2)"肌泵"作用消失:正常情况下肌纤维的收缩对其间的微血管产生挤压作用,如此则有助于增进静脉血回流。肌肉完全麻痹后此辅助静脉血回流的机制即不能发挥作用。

(3)肾上腺神经阻滞:并未直接促使血管扩张,但却可能在一定程度上削弱机体的代偿能力。

(4)迷走神经兴奋:使血管进一步扩张。

2.呼吸功能的改变

一般不如血流动力学改变的明显和急剧。

(1)阻滞平面不超过胸$_6$者,通气功能可不受影响。

(2)平面高达胸$_4$时,补呼气量可有不同程度的降低,但静息通气量仍可正常。

(3)阻滞范围在胸$_2$以上可使补呼气量明显减少,患者可有主观气促感,虽然血气仍可在正常范围。

(4)阻滞范围在胸$_{3~4}$以上的阻滞如麻醉药浓度较低,膈神经可不致麻痹,仍可有微弱的通气量,但如麻醉药的浓度较高,膈神经可被麻痹,呼吸肌亦即完全麻痹。

3.胃肠功能的改变

腹腔内脏的交感神经被阻滞后,迷走神经功能相对亢进,因而胃肠处于收缩状态,以致有时患者自觉有胃肠痉挛感,或是引起呕吐。

4.对生殖泌尿系统影响

脊麻对肾功能影响与血压降低程度相关,血压在 80mmHg 以上,对肾功能影响很小,由于阻滞 $S_{2\sim4}$ 副交感神经和交感神经,术后易出现尿潴留。

(五)适应证与禁忌证

1.适应证

蛛网膜下隙神经阻滞是临床最常用的麻醉方法之一,主要用于体格条件较好的患者施行部位较低、时间较短的手术。

(1)下肢、会阴、肛门、直肠以及泌尿系的手术最为适应,盆腔内的短小手术也可采用。

(2)脐以上的手术麻醉效果往往不能如意而且麻醉的管理常有困难,已很少用。

2.禁忌证

(1)穿刺部位有感染者属绝对禁忌。

(2)有中枢神经系统的疾病患者。

(3)休克、低血容量患者。

(4)脊柱外伤、椎管内疾病、严重畸形患者。

(5)止、凝血功能异常者。

(6)精神病、严重神经官能症以及小儿等不能合作的患者。

(7)全身感染的患者慎用腰麻。

(六)麻醉前准备

(1)术前至少 6 小时禁食。

(2)保持精神安定,必要时给予适量的镇静药或安眠药,如地西泮、哌替啶或吗啡等。

(3)为了加强完善术前药的效果,术前药中常给予东莨菪碱。

(4)严格执行各项操作规范、无菌操作和灭菌技术是预防蛛网膜下隙神经阻滞后神经系统后遗症最有效措施。

(七)常用局麻药

1.普鲁卡因

最早应用于蛛网膜下隙神经阻滞的药物之一,今已少用。

(1)其重比重液为 5% 的葡萄糖液或 0.9% 的氯化钠液,更常用者则是将本品 100~150mg 溶于 3mL 脑脊液中使用。

(2)本品的麻醉作用最为可靠,麻醉平面也较易控制,起效时间为 1~5 分钟,但其麻醉作用持续时间最为短暂,约 45~90 分钟。只适用于短小手术。

(3)其实用剂量小于 150mg,极量 200mg,最长阻滞时间为 90 分钟。

2.丁卡因

(1)作用持续时间适中,能够满足一般手术的需要。起效时间为 5~10 分钟,麻醉持续时间为 60~120 分钟。

（2）重比重液俗称 1-1-1 液，即以 1％丁卡因、3％麻黄碱和 10％葡萄糖各 1mL 混合而成的 3mL 液。

（3）常用剂量为 10～15mg，极量小于 20mg，阻滞时间为 2～3 小时。

3.盐酸利多卡因

利多卡因在蛛网膜下隙中的固定性能较差，易弥散，阻滞平面不易控制，近来较少应用。

4.盐酸布比卡因

（1）为长效局麻药，是近年最常用的局麻药，其重比重液可采用 0.5％或 0.75％布比卡因 2mL 与 10％葡萄糖 1mL 混合配制。

（2）麻醉起效时间快，作用时间长，可持续达 3～4 小时，下腹部可持续 2 小时左右。

（3）实用剂量小于 15mg，极量 20mg，最长阻滞时间 200 分钟。

5.盐酸罗哌卡因

（1）为长效局麻药，是近年较常用的局麻药，其重比重液亦可采用 0.75％或 1％罗哌卡因 2mL 与 10％葡萄糖 1mL 混合配制。

（2）麻醉起效时间快，作用时间长，可持续达 5～6 小时，下腹部亦可持续 2～4 小时左右。

（3）实用剂量小于 15mg，极量 20mg，最长阻滞时间 300 分钟。

（八）蛛网膜下隙穿刺术

1.体位

最常采用的体位是侧卧位，坐位也可应用（图 2-2）。为扩大棘突间的距离，可令患者俯首抱膝，使腰部屈曲。

（1）侧卧位：取左侧或右侧卧位，两手抱膝，大腿贴近腹壁。头尽量向胸部屈曲，使腰背部向后弓成弧形，棘突间隙张开，便于穿刺。背部与床面垂直，平齐手术台边沿。采用重比重液时，手术侧置于下方，采用轻比重液时，手术侧置于上方。

（2）坐位：臀部与手术台边沿相齐，两足踏于凳上，两手置膝，头下垂，使腰背部向后弓出。这种体位需有助手协助，以扶持患者保持体位不变。如果患者于坐位下出现头晕或血压变化等症状，应立即平卧，经处理后改用侧卧位穿刺。鞍区麻醉一般需要取坐位。

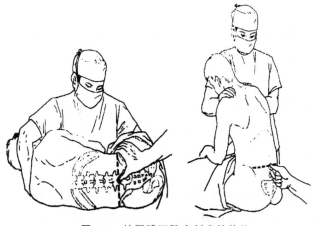

图 2-2　蛛网膜下隙穿刺术的体位

2.穿刺点

一般选择腰$_{3\sim4}$或腰$_{2\sim3}$,最高不超过腰$_{2\sim3}$,以免损伤脊髓,两髂嵴连线与脊柱的交叉处即腰$_{3\sim4}$间隙或腰$_4$棘突,为最常用穿刺间隙。

3.穿刺方式

可分为直入及侧入两种方式。

(1)直入法是指穿刺针由棘突连线(即棘中线)刺入,穿透棘上韧带、棘间韧带、黄韧带最后穿破硬脊膜而进入蛛网膜下间隙。

(2)侧入法则取距脊中线1.5～2.0cm处为穿刺点,穿刺针取向头(约30°角)的方向刺入,如此则穿刺针已避开棘上韧带及部分棘间韧带而直接刺入蛛网膜下间隙。

(3)侧入法主要适用于棘上韧带钙化、棘突过长和(或)棘间隙过窄的病例。由于所穿透的韧带组织较少,术后腰疼的并发症可较少。

(九)影响局麻药在蛛网膜下隙扩散的因素

1.穿刺部位

一般首选腰$_{3\sim4}$间隙穿刺,此间隙正位于(患者侧卧时)脊柱的最高点。若用重比重液,高位阻滞时可选用腰$_{2\sim3}$间隙,低位阻滞时可选用腰$_{4\sim5}$间隙。

2.穿刺针内径及针端斜口方向

注射速率相同时,内径越小,扩散越广。斜口向头则向头侧扩散广,反之亦然。

3.注药速率

注药速率过快或采用脑脊液回抽后注药可引起脑脊液湍流,则麻醉平面扩散愈广。

4.局麻药容积与剂量

局麻药容积和剂量(浓度)越大则阻滞范围愈广。

5.局麻药比重

重比重液,药物流向低处,轻比重液,药物流向高处。

6.患者脊柱的长度

局麻药剂量相同时,脊柱越长的患者阻滞平面较低。

7.腹内压增加

妊娠、肥胖、腹水或腹部肿瘤,均可增加下腔静脉丛的血流量,并导致局麻药扩散更广。

8.脑脊液压力和患者年龄

脑脊液压力偏低和老年患者易于呈现较高平面的阻滞。

(十)蛛网膜下隙阻滞的管理

局麻药注入蛛网膜下间隙的最初15～20分钟是阻滞平面、呼吸、循环功能最易发生改变且有时改变极其急剧的时期,因此,在此时期中必须加强监测和管理。

1.循环系统

阻滞平面超过胸$_4$以上常出现血压下降、心率减慢,多数人在注药15～30分钟出现,应加快输液速度,立即静脉注射血管收缩药麻黄碱15～30mg即可使血压回升,对心率缓慢患者给予阿托品0.3～0.5mg以降低迷走神经张力。

2.呼吸系统

麻醉平面过高,可引起肋间肌麻痹,表现为胸式呼吸微弱,腹式呼吸增强,严重时患者潮气量减少,咳嗽无力,甚至发绀,应迅速吸氧,进行辅助呼吸,直至肋间肌运动能力恢复。

3.恶心、呕吐

多因血压下降引起脑缺氧,或因麻醉后胃肠蠕动亢进外加手术牵拉内脏引起,应对症处理如吸氧、使用升压药,止吐药氟哌啶醇、甲氧氯普胺等。

4.手术完毕后待阻滞平面消退至胸$_6$以下方可送返病房。

三、硬膜外间隙阻滞

将局麻药注入硬脊膜外间隙,阻滞脊神经根,使其支配的区域产生暂时性麻痹,称为硬膜外间隙阻滞。

(一)适应证和禁忌证

1.适应证

(1)外科手术:因硬膜外穿刺上至颈段、下至腰段,通过给药可阻滞这些脊神经所支配的相应区域,理论上讲,硬膜外阻滞可用于除头部以外的任何手术。但从安全角度考虑,硬膜外阻滞主要用于腹部及以下的手术,包括泌尿、妇产及盆腔和下肢手术。颈部、上肢及胸部虽可应用,但风险较大和管理复杂。胸部、上腹部手术,目前已不主张单独应用硬膜外阻滞,可用硬膜外阻滞复合全麻。

(2)镇痛:包括产科镇痛、术后镇痛及一些慢性疼痛和癌痛的镇痛可用硬膜外阻滞。

2.禁忌证

(1)低血容量:由于失血、血浆或体液丢失导致的低血容量,机体常常通过全身血管收缩来代偿以维持正常的血压,一旦给予硬膜外阻滞,其交感阻滞作用使血管扩张,迅速导致严重的低血压。

(2)穿刺部位感染,可能使感染播散。

(3)菌血症,可能导致硬膜外脓肿。

(4)凝血障碍和抗凝治疗,血小板低于 $75000/mm^3$,容易引起硬膜外腔出血、硬膜外腔血肿。

(5)颅高压及中枢神经疾病。

(6)脊椎解剖异常和椎管内疾病。

(二)硬膜外间隙阻滞穿刺技术

1.穿刺前准备

麻醉前可给予巴比妥类或苯二氮䓬类药物;可加用阿托品,以防心率减慢,术前有剧烈疼痛者适量使用镇痛药。准备好常规硬膜外穿刺用具。

2.穿刺体位及穿刺部位

穿刺体位有侧卧位及坐位两种,临床上主要采用侧卧位,具体要求与蛛网膜阻滞法相同。穿刺点应根据手术部位选定,一般取支配手术范围中央的相应棘突间隙。

3.操作方法

(1)穿刺方法:硬膜外间隙穿刺术有直入法和旁正中法两种。颈椎、胸椎上段及腰椎的棘突相互平行,多主张用直入法,穿刺困难时可用旁正中法。胸椎的中下段棘突呈叠瓦状,间隙狭窄,老年人棘上韧带钙化、脊柱弯曲受限制者,宜用旁正中法。穿透黄韧带有阻力骤失感,即提示已进入硬膜外间隙。由于硬膜外静脉、脊髓动脉、脊神经根均位于硬膜外间隙的外侧,而且硬膜外的外侧间隙较狭窄,此法容易损伤这些组织,因此,穿刺针必须尽可能正确对准硬膜外间隙后正中部位。

(2)确定穿刺针进入硬膜外间隙的方法:①黄韧带突破感:由于黄韧带比较坚韧及硬膜外间隙为一个潜在的间隙隙,硬膜外穿刺针进入黄韧带的一瞬间会有一种突破感。②黄韧带阻力消失穿刺针抵达黄韧带后,用注射器抽取 2～3mL 生理盐水并含有一个小气泡,与穿刺针连接,缓慢进针并轻推注射器,可见气泡压缩,也不能推入液体。继续进针直到阻力消失,针筒内的小气泡变形,且无阻力地推入液体,表明已进入硬膜外间隙。但禁止注入空气。③硬膜外间隙负压:可用悬滴法和玻管法进行测试,硬膜外穿刺针抵达黄韧带时,在穿刺针的尾端悬垂一滴生理盐水或连接内有液体的细玻璃管,当进入硬膜外间隙时,可见尾端的盐水被吸入或玻管内液柱内移,约80％的患者有负压现象。

(3)放置硬膜外导管:先测量皮肤至硬膜外间隙的距离,然后用左手固定针的位置,右手安置导管约 15cm。然后左手退针,右手继续送入导管,调整导管深度留置硬膜外间隙内约 3～4cm 并固定导管。

(三)常用药物

用于硬膜外阻滞的局麻药应该具备弥散性强、穿透性强、毒性小,且起效时间短,维持时间长等特点。目前常用的局麻药有利多卡因、丁卡因、罗哌卡因及布比卡因。利多卡因作用快,5～12 分钟即可发挥作用,在组织内浸透扩散能力强,所以阻滞完善,效果好,常用 1％～2％浓度,作用持续时间为 45～90 分钟,成年人一次最大用量为 400mg。丁卡因常用浓度为0.25％～0.33％,10～15 分钟起效,维持时间达 3～4 小时,一次最大用量为 60mg。罗哌卡因常用浓度为 0.5％～1％,5～15 分钟起效,维持时间达 4～6 小时。布比卡因常用浓度为0.5％～0.75％,4～10 分钟起效,可维持 4～6 小时,但肌肉松弛效果只有 0.75％溶液才满意。

决定硬膜外阻滞范围的最主要因素是药物的容量,而决定阻滞深度及作用持续时间的主要因素则是药物的浓度。根据穿刺部位和手术要求的不同,应对局麻药的浓度作不同的选择。可用一种局麻药,也可用两种局麻药混合,最常用的混合液是利多卡因(1％～1.6％)布比卡因(0.375％～0.5％)或丁卡因(0.15％～0.3％),以达到阻滞作用起效快、持续时间长和降低局麻药毒性的目的。

(四)硬膜外阻滞的管理

1.影响阻滞平面的因素

(1)穿刺部位:胸部硬膜外间隙比腰部的硬膜外间隙小,因此胸部硬膜外间隙药物剂量比较小,其阻滞范围与穿刺间隙密切相关。腰部硬膜外间隙间隙较大,注药后往头尾两端扩散,尤其 L_5 和 S_1 间隙,由于神经较粗,阻滞作用出现的时间延长或不完全。

(2)局麻药剂量:通常需要 1～2mL 容量的局麻药阻断一个椎间隙。药物剂量随其浓度不同而不同。一般较大剂量的低浓度局麻药能产生较广平面的浅部感觉阻滞,但运动和深部感觉阻滞作用较弱。而高浓度局麻药则肌松较好。持续硬膜外阻滞法,追加剂量通常为初始剂量的一半,追加时间为阻滞平面减退两个节段时,追加注药量可增加其沿纵轴扩散范围。容量愈大,注速愈快,阻滞范围愈广,反之,则阻滞范围窄,但临床实践证明,快速注药对扩大阻滞范围的作用有限。

(3)导管的位置和方向:导管向头侧时,药物易向头侧扩散;向尾侧时,则可多向尾侧扩散1~2个节段,但仍以向头侧扩散为主。如果导管偏于一侧,可出现单侧麻醉,偶尔导管置入椎间孔,则只能阻滞几个脊神经根。

(4)患者的情况:①年龄、身高和体重:随着年龄的增长,硬膜外间隙变窄,婴幼儿、老年人硬膜外间隙小,用药量须减少。身高与剂量相关,身材较矮的患者约需 1mL 容量的局麻药可阻滞一个节段,身材较高的患者需 1.5~2mL 阻滞一个节段。体重与局麻药的剂量关系并不密切。②妊娠妇女:由于腹间隙内压升高,妊娠后期下腔静脉受压,增加了硬膜外静脉丛的血流量,硬膜外间隙变窄,药物容易扩散,用药剂量需略减少。③腹腔内肿瘤、腹水患者也需减少用药量。④某些病理因素,如脱水、血容量不足等,可加速药物扩散,用药应格外慎重。

(5)体位:体位与药物的关系目前尚未找到科学依据。但临床实践表明,由于药物比重的关系,坐位时低腰部与尾部的神经容易阻滞。侧卧位时,下侧的神经容易阻滞。

(6)血管收缩药:局麻药中加入血管收缩药减少局麻药的吸收,降低局麻药的毒性反应,并能延长阻滞时间,但布比卡因中加入肾上腺素并不延长作用时间。控制肾上腺素浓度小于 1:200000($5\mu g/mL$)。禁忌证:①糖尿病,动脉粥样硬化,肿瘤化疗患者。②神经损伤,感染或其他病理性改变。③术中体位,器械牵拉挤压神经。④严重内环境紊乱,如酸碱平衡失衡等。

(7)局麻药 pH:局麻药大多偏酸性 pH 值在 3.5~5.5。在酸性溶液中,局麻药的理化性质稳定并不利于细菌的生长。但由于局麻药的作用原理是以非离子形式进入神经细胞膜,在酸性环境中,局麻药大多以离子形式存在,药理作用较弱。

(8)阿片类药物:局麻药中加入芬太尼 50~100μg,通过对脊髓背角阿片类受体的作用,加快局麻药的起效时间,增强局麻药的阻滞作用,延长局麻药的作用。

2.术中管理

硬膜外间隙注入局麻药 5~10 分钟内,在穿刺部位的上下各 2、3 节段的皮肤支配区可出现感觉迟钝;20 分钟内阻滞范围可扩大到所预期的范围,麻醉也趋完全。针刺皮肤测痛可得知阻滞的范围和效果。除感觉神经被阻滞外,交感神经、运动神经也会阻滞,由此可引起一系列生理扰乱。同脊麻一样,最常见的是血压下降、呼吸抑制和恶心呕吐。因此术中应注意麻醉平面,密切观察病情变化,及时进行处理。

(五)并发症

1.局麻药全身中毒反应

由于硬膜外阻滞通常需大剂量的局麻药(5~8 倍的脊麻剂量),容易导致全身中毒反应,尤其是局麻药误入血管内更甚。局麻药通过稳定注药部位附近的神经纤维的兴奋性膜电位,从而影响神经传导,产生麻醉作用。如果给予大剂量的局麻药,尤其是注药过快或误入血管内时,其血浆浓度达到毒性水平,其他部位(如大脑、心肌)的兴奋性膜电位也受影响,即会引发局麻药的毒性反应。

大脑比心脏对局麻药更敏感,所以局麻药早期中毒症状与中枢神经系统有关。患者可能首先感觉舌头麻木、头晕、耳鸣,有些患者表现为精神错乱,企图坐起来并要拔掉静脉输液针,这些患者往往被误认为癔症发作。随着毒性的增加,患者可以有肌颤,肌颤往往是抽搐的前兆,病情进一步发展,患者可出现典型的癫痫样抽搐。如果血药浓度继续升高,患者迅速出现缺氧、发绀和酸中毒,随之而来的是深昏迷和呼吸停止。

如果血药浓度非常高,可能出现心血管毒性反应。局麻药可直接抑制心肌的传导和收缩,对血管运动中枢及血管床的作用可能导致严重的血管扩张,表现为低血压、心率减慢,最后可能导致心脏停搏。相当多的证据表明,脂溶性、蛋白结合率高的酯类局麻药,如布比卡因可能引起严重的心律失常,甚至是心室纤颤,这可能与其影响心肌细胞离子通道的特征有关。

2.误入蛛网膜下隙

硬膜外阻滞的局麻药用量远高于脊麻的用药量,如果局麻药误入蛛网膜下隙,可能导致阻滞平面异常升高或全脊麻。

(1)症状和体征:全脊麻的主要特征是注药后迅速发展的广泛的感觉和运动神经阻滞。由于交感神经被阻滞,低血压是最常见的表现。如果颈$_3$、颈$_4$和颈$_5$受累,可能出现膈肌麻痹,加上肋间肌麻痹,可能导致呼吸衰竭甚至呼吸停止。随着低血压及缺氧,患者可能很快意识不清、昏迷。如用药量过大,症状典型,诊断不难,但须与引起低血压和昏迷的其他原因进行鉴别开来,如迷走-迷走昏厥。当用药量较少时(如产科镇痛),可能仅出现异常高平面的麻醉,这往往就是误入蛛网膜下隙的表现。

(2)处理:全脊麻的处理原则是维持患者循环及呼吸功能。患者神志消失,应行气管插管人工通气,加速输液以及滴注血管收缩药升高血压。若能维持循环功能稳定,30分钟后患者可清醒。全脊麻持续时间与使用的局麻药有关,利多卡因可持续1~1.5小时,而布比卡因持续1.5~3.0小时。尽管全脊麻来势凶猛,影响患者的生命安全,但只要诊断和处理及时,大多数患者均能恢复。

(3)预防措施

①预防穿破硬膜:硬膜外阻滞是一种盲探性穿刺,所以要求熟悉有关椎管解剖,操作应轻巧从容,用具应仔细挑选,弃掉不合用的穿刺针及过硬的导管。对于那些多次接受硬膜外阻滞、硬膜外间隙有粘连者或脊柱畸形有穿刺困难者,不宜反复穿刺以免穿破硬膜。老年人、小儿的硬膜穿破率比青壮年高,所以穿刺时尤其要小心。一旦穿破硬膜,最好改换其他麻醉方法,如全麻或神经阻滞。

②应用试验剂量:强调注入全量局麻药前先注入试验剂量,观察5~10分钟有无脊麻表现,改变体位后若须再次注药也应再次注入试验剂量。首次试验剂量不应大于3~5mL。麻醉中若患者发生躁动可能使导管移位而刺入蛛网膜下隙。有报道硬膜外阻滞开始时为正常的节段性阻滞,以后再次注药时出现全脊麻,经导管抽出脑脊液,说明在麻醉维持期间导管还会穿破硬膜进入蛛网膜下隙。

3.误入硬膜下间隙

局麻药误入硬膜和蛛网膜之间的间隙,即硬膜下间隙阻滞。由于硬膜下间隙为一潜在间隙,小量的局麻药进入即可在其中广泛弥散,出现异常的高平面阻滞,但起效时间比脊麻慢,因硬膜下间隙与颅内蛛网膜下隙不通,除非出现严重的缺氧,一般不至于引起意识消失。颈部硬膜外阻滞时误入的机会更多些。

4.导管折断

这是连续硬膜外阻滞的并发症之一,发生率约为 0.057%～0.2%。其原因为:①穿刺针割断:遇导管尖端越过穿刺针斜面后不能继续进入时,正确的处理方法是将穿刺针连同导管一并拔出,然后再穿刺,若错误地将导管拔出,已进入硬膜外间隙的部分可被锐利的穿刺针斜面切断。②导管质地较差:导管质地或多次使用后易变硬变脆,近来使用的大多为一次性导管可防止导管折断。如果导管需要留置,应采用聚四氯乙烯为原料的导管,即便如此留置导管也不宜超过 72 小时,若需继续保留者应每 3 天更换一次导管。导管穿出皮肤的部位,应用棉纤维衬垫,避免导管在此处呈锐角弯曲。

处理:传统的原则是体内存留异物应尽可能取出,但遗留的导管残端不易定位,即使采用不透 X 线的材料制管,在 X 线片上也很难与骨质分辨,致手术常遭失败。而残留导管一般不会引起并发症,无活性的聚四乙烯导管取出时,会造成较大创伤,所以实无必要进行椎板切除手术以寻找导管。大量临床经验证明即使进行此类手术也很难找到导管。最好的办法是向患者家属说明,同时应继续观察。如果术毕即发生断管,且导管断端在皮下,可在局麻下作小切口取出。

5.拔管困难

不可用力硬拔。应采用以下方法:①告知患者放松,侧卧位,头颈部和双下肢尽量向前屈曲,试行拔管,用力适可而止。②导管周围肌肉注入 1%利多卡因后试行拔管。③也可从导管内插入钢丝(钢丝尖端不可进入硬膜外间隙)试行拔管。④必要时使用镇静药或全麻肌松(喉罩通气)状态下拔管。

6.异常广泛阻滞

注入常规剂量局麻药后,出现异常广泛的脊神经阻滞现象,但不是全脊麻。其阻滞范围虽广,但仍为节段性,骶神经支配区域,腰骶部仍可保持正常。临床特点是高平面阻滞常为延迟发生,多出现在注完首量局麻药后 15～20 分钟,常有前驱症状如胸闷、呼吸困难、说话无声及烦躁不安,继而发展至通气严重不足,甚至呼吸停止,血压可能大幅度下降或无多大变化。脊神经阻滞常达 12～15 节段,但仍为节段性。

异常广泛的脊神经阻滞有两种常见的原因,包括前述的硬膜下间隙阻滞以及异常的硬膜外间隙广泛阻滞。硬膜外间隙异常广泛阻滞与某些病理生理因素有关,下腔静脉回流不畅(足月妊娠及腹部巨大肿块等),硬膜外间隙静脉丛怒张,老年动脉硬化患者由于退行性病变及椎间孔闭锁,均使硬膜外有效容积减少,常用量局麻药阻滞平面扩大。比如足月妊娠比正常情况时麻醉平面扩大 30%,老年动脉硬化患者扩大 25%～42%。若未充分认识此类患者的特点,按正常人使用药量,会造成相对逾量而出现广泛的阻滞。预防的要点是对这类患者要相应减少局麻药用量,有时减至正常人用量的 1/3～1/2。

7.硬脊膜穿破后头痛

硬膜穿破是硬膜外阻滞最常见的意外和并发症。据报道,其发生率高达1%。硬膜穿破除了会引起阻滞平面过高及全脊麻外,最常见的还是头痛。由于穿刺针孔较大,穿刺后头痛的发生率较高。头痛与患者体位有关,即直立位头痛加剧而平卧后好转,所以容易诊断。头痛常出现于穿刺后12~48小时,头痛的原因与脑脊液漏入硬膜外间隙有关。一旦出现头痛,应认真对待。

尽管有许多不同的方法处理穿刺后头痛,但毫无疑问,最有效的方法是硬膜外注入自体血进行充填治疗,一旦诊断为穿刺后头痛,应尽快行硬膜外血充填治疗,治疗越早效果越好。抽取自体血10~15mL,注入硬膜外腔,不需要在血中加入抗凝剂,因靠凝血块来堵塞穿刺孔。操作时注意无菌技术,有效率达90%。另据临床报道,在充分扩容的情况下,予氨茶碱0.5g入5%葡萄糖氯化钠注射液250mL静脉滴注亦能有效缓解。

8.神经损伤

硬膜外阻滞后出现持久的神经损伤比较罕见。引起神经损伤的四个主要原因为:操作损伤、脊髓前动脉栓塞、粘连性蛛网膜炎及椎管内占位性病变引起的脊髓压迫。

(1)操作损伤:通常由穿刺针及硬膜外导管所致。患者往往在穿刺时就感觉疼痛,神经纤维的损伤可能导致持久的神经病变,但大多数患者的症状,如截瘫、疼痛、麻木,均可在数周内缓解。损伤的严重程度与损伤部位有关,胸段及颈段的脊髓损伤最严重。

损伤可能伤及脊神经根和脊髓。脊髓损伤早期与神经根损伤的鉴别之点为:①神经根损伤当时有"触电"或痛感,而脊髓损伤时为剧痛,偶伴一过性意识障碍;②神经根损伤以感觉障碍为主,有典型"根痛",很少有运动障碍;③神经根损伤后感觉缺失仅限于1~2根脊神经支配的皮区,与穿刺点棘突的平面一致,而脊髓损伤的感觉障碍与穿刺点不在同一平面,颈部低一节段,上胸部低二节段,下胸部低三节段。

神经根损伤根痛以伤后3天内最剧,然后逐渐减轻,2周内多数患者症状缓解或消失,遗留片状麻木区数月以上,采用对症治疗,预后较好。而脊髓损伤后果严重,若早期采取积极治疗,可能不出现截瘫,或即使有截瘫,恰当治疗也可以使大部分功能恢复。治疗措施包括脱水治疗,以减轻水肿对脊髓内血管的压迫及减少神经元的损害,皮质类固醇能防止溶酶体破坏,减轻脊髓损伤后的自体溶解,应尽早应用。

(2)脊髓前动脉栓塞:脊髓前动脉栓塞可迅速引起永久性的无痛性截瘫,因脊髓前侧角受累(缺血性坏死),故表现以运动功能障碍为主的神经症状。脊髓前动脉实际上是一根终末动脉,易遭缺血性损害。诱发脊髓前动脉栓塞的因素有:严重的低血压、钳夹主动脉、局麻药中肾上腺素浓度过高,引起血管持久痉挛及原有血管病变者(如糖尿病)。

(3)粘连性蛛网膜炎:粘连性蛛网膜炎是严重的并发症,患者不仅有截瘫,而且有慢性疼痛。通常由误注药物入硬膜外间隙所致,如氯化钙、氯化钾、硫喷妥钠及各种去污剂误注入硬膜外间隙会并发粘连性蛛网膜炎。其他药物的神经毒性:晚期癌性疼痛患者椎管内长期、大剂量应用吗啡,需注意其神经毒性损害。瑞芬太尼因含甘氨酸对神经有毒性,不可用于硬膜外或鞘内给药。实验研究证明右美托咪定注入硬膜外间隙对局部神经髓鞘有损害。如氯胺酮含氯化苄甲乙氧胺等杀菌或防腐剂,可引起神经损伤。粘连性蛛网膜炎的症状是逐渐出现的,先有疼痛及感觉异常,以后逐渐加重,进而感觉丧失。运动功能改变从无力开始,最后发展到完全性弛缓性瘫痪。尸检可以见到脑脊膜上慢性增生性反应,脊髓纤维束及脊神经腹根退化性改变,硬膜外间隙及蛛网膜下隙粘连闭锁。

(4)脊髓压迫:引起脊髓压迫的原因为硬膜外血肿及硬膜外脓肿,其主要临床表现为严重的背痛。硬膜外血肿的起病快于硬膜外脓肿,两者均需尽早手术减压。

硬膜外血肿:硬膜外间隙有丰富的静脉丛,穿刺出血率为 2％～6％,但形成血肿出现并发症者,其发生率仅 0.0013％～0.006％。形成血肿的直接原因是穿刺针尤其是置入导管的损伤,促使出血的因素有患者凝血机制障碍及抗凝血治疗。硬膜外血肿虽罕见,但在硬膜外阻滞并发截瘫的原因中占首位。

临床表现:开始时背痛,短时间后出现肌无力及括约肌功能障碍,最后发展到完全性截瘫。诊断主要依靠脊髓受压迫所表现的临床症状及体征,椎管造影、CT 或磁共振对于明确诊断很有帮助。

预后取决于早期诊断和及时手术,手术延迟者常致永久残疾,故争取时机尽快手术减压为治疗的关键(8 小时内术后效果较好)。预防硬膜外血肿的措施有:有凝血障碍及正在使用抗凝治疗的患者应避免椎管内麻醉;穿刺及置管时应轻柔,切忌反复穿刺;万一发生硬膜外腔出血,可用生理盐水多次冲洗,待血色回流变淡后,改用其他麻醉。

硬膜外脓肿:为硬膜外间隙感染所致。其临床表现为:经过 1～3 天或更长的潜伏期后出现头痛、畏寒及白细胞增多等全身征象。局部重要症状是背痛,其部位常与脓肿发生的部位一致,疼痛很剧烈,咳嗽、弯颈及屈腿时加剧,并有叩击痛。4～7 天出现神经症状,开始为神经根受刺激出现的放射状疼痛,继而肌无力,最终截瘫。与硬膜外血肿一样,预后取决于手术的早晚,凡手术延迟者可致终身瘫痪。硬膜外脓肿的治疗效果较差,应强调预防为主,麻醉用具及药品应严格无菌,遵守无菌操作规程。凡局部有感染或有全身性感染疾病者(败血症),应禁行硬膜外阻滞。

第三章　五官科手术麻醉

第一节　眼科手术麻醉

一、特点

1.外眼手术

尽管眼科手术范围较局限,但手术操作精细;眼眶区血管神经丰富,眼球又是十分敏感的器官,要求麻醉镇痛完善、安全,麻醉深度以使患者能安静合作、维持眼内压稳定即可,避免眼球操作时引起的眼-心反射、眼-胃反射。

2.内眼手术

除外眼手术所要求的以外,麻醉时要防止眼压升高。

3.麻醉选择

眼科麻醉的主要对象是老人和小儿,故麻醉处理比较棘手。眼科大部分手术可以在表麻、局麻和神经阻滞下完成。只有小儿、不合作者、时间长、较复杂(如破坏性眶内肿物等)的大手术才考虑全麻。

二、麻醉前准备

1.降眼压

有严重青光眼的患者要降眼压。如口服甘油 120mL,或 20％甘露醇 200mL 静脉输注。

2.治疗并发症

对术前重要器官功能充分评估,对合并与麻醉有关的疾病,如糖尿病、高血压病、冠心病、心肌梗死、脑血管意外、哮喘、慢性支气管炎、前列腺肥大和习惯性便秘等,要适当治疗。

3.麻醉前用药

阿托品、镇痛药和安定类。青光眼患者禁用阿托品,用东莨菪碱。

三、麻醉选择

眼科手术大多能够在局部浸润和球后阻滞下实施,如晶体摘除术、眼睑成形术、周边虹膜切除术、巩膜环扎术,尤其适用于老年人和危重患者。局部麻醉优点是对眼压影响小,术后发生恶心呕吐少,术中患者能主动配合。缺点是可能引起局麻药中毒、球后出血及心律失常。特别应注意的是在实施局部麻醉行眼部手术时,应常规在患者面部放置面罩吸氧,以免引起缺氧和二氧化碳蓄积。

眼科显微手术及复杂的眼球手术,如多个视网膜裂孔修补术、复杂的眼外伤修复术,这类手术操作精细,需时较长,要求保持患者眼球绝对不动,局部麻醉难以满足要求,需选用全身麻醉。

(一)局部麻醉

1.表面麻醉

可选用 0.25%～0.5%丁卡因,0.2%～0.4%诺维新,2%利多卡因等作为表面麻醉药,用于眼部短小及浅表手术。

2.浸润麻醉

是将适当浓度及容量的局麻药注射于拟手术部位组织内的麻醉方法。常在局麻药内加入0.1%肾上腺素少许,以延缓吸收并延长其作用时间,但对高血压、心脏病等患者禁用。值得注意的是注射前要先回抽,以防直接注入血管内引起中毒。常用 0.5%～1.0%普鲁卡因,1%～2%利多卡因或 0.25%～0.50%布比卡因等。

3.神经阻滞

神经阻滞是将局麻药注射于拟手术区所支配神经干处,而不直接注入手术部位。其优点是手术区不因注射局麻药而肿胀妨碍手术。常用 1%～2%利多卡因,0.5%～0.75%布比卡因。

(1)球后阻滞:是将局麻药注射于眼球后睫状神经节及肌锥周围组织,适用于眼球各种手术。可以由皮肤面或结膜穹窿部进针,术者左手示指端在眼球与眼眶间按压,然后针尖进入眶内通过眼球赤道部,进针达球后时有一种落空感,自眶缘深度约 3.5cm,回抽无血时注入局麻药 2mL,退针时,手指轻按注射处,防止继发出血。

(2)眶上神经阻滞:适用于上睑手术。自眶上切迹向眶内进针,穿过眶隔后,深度约 2cm,回抽无血,注入局麻药 1.5～2mL。

(3)眶下神经阻滞:适用于下睑内眦、泪囊及睑面整形手术。进针眶下缘下方的眶下神经孔为 2～3mm,注入局麻药 1mL。

(4)眼轮匝肌麻醉:是对面神经眼睑分支的阻滞,主要用于眼内手术。操作方法有三种,仅介绍常用的 VanLint 眼轮匝肌麻醉,自外眦角外眶缘进针,至近骨膜,然后将针尖分别向眶上缘和眶下缘进针,两次进针约成 90°角,一边进针一边注射局麻药,每次注射局麻药 2mL。

(二)全身麻醉

眼科手术选用全身麻醉,应考虑眼球手术的特殊要求,防止麻醉药及麻醉操作对眼内压影响,避免眼心反射。常用的硫喷妥钠及丙泊酚均能降低眼内压应作为首选,而氯胺酮及琥珀胆碱均可导致眼内压不同程度升高,后者在开放性眼外伤时尚可导致眼内容物脱出的危险,故应禁用或慎用。常用吸入麻醉药对眼内压影响不大,在保证通气良好的情况下,应结合患者全身状况合理选用吸入麻醉药及肌肉松弛药。此外行气管插管时麻醉一定要达到足够深度,同时采用必要措施减轻气管插管所致不良反应,如静脉注射或气管内注入利多卡因,喉上神经阻滞等,不致导致眼内压明显升高。手术结束后患者呼吸恢复正常时,可尽早拔出气管导管,以免因患者完全清醒后咳嗽、躁动等导致眼内压急剧升高而影响手术效果。喉罩可以用于眼科手术，可减少咳嗽。由于在手术期间麻醉医师很难接近呼吸道，以及存在喉痉挛和误吸的风险，只有熟练掌握该项技术的麻醉医师才可以应用喉罩。使用眼内气体前15分钟避免使用氧化亚氮。

（三）眼科手术中的监测

眼疾患者常合并其他全身性疾患，不论在局部或全身麻醉下接受手术时均需建立静脉通道，并监测其重要的生命体征。如动脉血压、心电图、脉搏血氧饱和度、每分通气量、潮气末二氧化碳分压、体温、血糖、血电解质，若使用肌肉松弛药时，应通过神经肌肉监测仪监测肌肉松弛程度。

（四）与麻醉相关的眼部损伤

患者在全麻苏醒后主诉视力障碍，必须注意发生视网膜中央动脉闭塞的可能性。应用面罩时，避免过度压迫眼球。全身性低血压和贫血同样可以导致失明。

全麻时眨眼反射消失，泪液生成受抑制。术中眼睑闭合不全，角膜完全或部分暴露会引起暴露性角膜炎，严重者可导致角膜溃疡。湿盐水纱布将双眼覆盖，适当的用胶带闭合眼睑以及用眼膏可以保护角膜。

四、注意事项

（一）避免眼压（IOP）增高

内眼手术要注意避免使 IOP 增高的因素。

1.保持呼吸道通畅

解除呼吸道梗阻，防止通气量降低，缺氧及二氧化碳蓄积。降低呼吸的较大阻力，可降低眼内血管扩张。

2.降低血压

避免任何使血压增高和颅内压增加的因素。

3.预防静脉淤血

输血、输液勿过量。

4.降眼压药物

眼压高时，用镇痛药、镇静药和甘露醇脱水药。头高于胸 $10°\sim15°$。

5.麻醉平稳

诱导及维持要力求平稳，避免呕吐、呛咳和躁动，可避免静脉压升高。可过度换气，吸痰时麻醉深度要够深。不用琥珀胆碱和氨酰胆碱，用泮库溴铵或卡肌宁（阿曲库铵）。静脉诱导药不用吗啡和氯胺酮等。

6.眼压增高

眼压正常值为 $1.33\sim2.0kPa(10\sim15mmHg)$，当眼压>29.9kPa(15mmHg)时，可使伤口裂开，眼内容物脱出，甚至可压迫视神经，导致失明等严重后果。

（二）预防眼-心反射及眼-胃反射

手术中压迫、刺激眼球或眼眶、牵拉眼外肌时出现反射性心律不齐、心动过缓、血压下降、甚至心搏骤停。即称为眼-心反射。还会引起恶心、呕吐,即称为眼-胃反射。预防和处理措施如下。

1.术前注射阿托品

发生眼-心反射时可静脉注射阿托品。

2.术中心电监测

发现时暂停手术,并加深麻醉。

3.球后注射

以 2%普鲁卡因 1~2mL 或 2%利多卡因 2~3mL,球后封闭,或 1%丁卡因点眼。术中做眼直肌的局麻药浸润。

4.避免用引起心律不齐的药物

如氟烷。

5.避免缺氧和二氧化碳蓄积

发生时改善通气,充分吸氧。

6.手术操作轻柔

避免牵拉和压迫眼球。一旦发生心律不齐时,要停止手术,特别要停止压迫眼球。对原有心脏病的患者更应注意。

7.保持一定麻醉深度

在深麻醉时,不良反应可避免。要保证眼球固定不动。

(三)严密观察和监测

麻醉科医师远离患者头部,但应仔细观察,监测 ECG、SpO_2、$P_{ET}CO_2$ 和肌松。加强呼吸管理,做好控制呼吸,必要时过度换气。若有心搏骤停,及时复苏抢救。

(四)预防咳嗽反射

必要时用阿托品或格隆溴胺(胃长宁)和新斯的明拮抗残余肌松药作用,恢复自主呼吸。拔管时麻醉不宜过浅,预防拔管时咳嗽致缝合刀口裂开。应在患者呼吸不受抑制、安静时拔管,保护性反射恢复后,送回病房。给予止吐药以防止术后呕吐,术后 3 小时内禁食水。需要时可用吗啡 0.1mg/kg 术后镇痛。

五、常见手术麻醉

(一)青光眼手术

1.麻醉前彻底治疗

麻醉前,青光眼患者应得到彻底治疗。

2.完全控制病情后手术

虽经治疗,而未能完全控制病情者,不急于手术,待病情已完全控制后手术。

3.注意眼科治疗用药对麻醉的影响

术前用噻吗洛尔或碘解磷定等治疗的青光眼患者,要重视这两药的全身作用。噻吗洛尔是长效 β 受体阻滞剂,有蓄积作用,可引起全身毒性作用。碘解磷定是假性胆碱酯酶抑制药,可延长和增强琥珀胆碱的肌松作用。

4.麻醉前用药

麻醉前用药要全面。①抗胆碱类：阿托品 0.007mg/kg，肌内注射；②镇痛药：哌替啶 0.7mg/kg，肌内注射；③镇静药：氟哌利多 2.5～5mg 肌内注射；④禁用地西泮、苯巴比妥类降低眼压，如要测定眼压，不宜应用。

（二）小儿眼科手术

1.特点

小儿许多眼科手术需用全麻。它具有小儿麻醉与眼科手术特殊要求相结合的特点。

(1)小儿呼吸道解剖的特点，舌大颈短，声门高又狭小，咽部腺样体增殖，扁桃体肥大，黏膜富于血管，组织脆，腺体分泌旺盛等，容易发生上呼吸道机械性梗阻。

(2)代偿能力差：呼吸肌不发达，大脑发育不完善，代偿能力差，容易缺氧。

(3)呼吸管理困难：眼科手术野被盖消毒敷料巾后，麻醉科医师对呼吸道的管理存在一定困难。

(4)不行气管内插管：由于手术时间不长，小儿的气管细，插管容易损伤声门、声门下及造成气管粘连，产生喉水肿，故一般不行气管内插管。

2.麻醉前准备

(1)呼吸道准备为重点：要重视麻醉前对呼吸道的准备，是麻醉前准备的重点。

(2)抗感染治疗：当呼吸道有炎症时，麻醉特别容易发生喉痉挛，常是麻醉不顺利的主要原因。术前应控制炎症，常规用抗生素。急诊，又急需抢救眼睛时，避免用硫喷妥钠及吸入麻醉，用冬眠合剂作为基础麻醉。加局麻，或表麻，或球后注射神经阻滞。用氯胺酮时也要特别小心并发症的发生。

(3)禁食水：术前禁食 6 小时，禁饮 4 小时，手术间必备吸引器，以免发生呕吐、造成误吸。

(4)保证呼吸道通畅：患儿取平卧、头稍高于胸、麻醉后双肩下垫一薄枕，使头略向后仰。消毒前摆好位置，保持呼吸道通畅。

(5)麻醉前用药：术前 30 分钟肌内注射阿托品 0.01mg/kg，或东莨菪碱0.007mg/kg，减少分泌物，对抗迷走神经的兴奋作用。

（三）门诊手术

大多数手术时间短，需麻醉清醒快，免用延迟清醒的麻醉方法，常用基础加局麻。学龄前儿童，2.5%硫喷妥钠 20mg/kg 肌内注射。或氯胺酮 4～10mg/kg 肌内注射或 1～2mg/kg 静脉注射。静脉注射时需注意预防呼吸抑制的发生，在小儿配合地西泮或丙泊酚 2.5～3.8mg/kg 静脉注射，极少见到有精神异常病例，清醒快，无恶心呕吐发生。

（四）眼肌手术及眼球摘除术等

麻药的选择无特殊。各种麻药均可选用，麻醉要达到一定深度。目前常用氯胺酮静脉或丙酚泊复合麻醉。尽管氯胺酮麻醉时有眼球不在正中、有震颤、肌肉较紧张、眼压上升等现象，但对眼肌及眼球摘除术尚不致造成困难。斜视矫正术患者，当牵动外直肌时，可能出现眼-心反射(OCR)，若有心动过缓，必须提醒手术医师立即停止眼肌牵拉，一般等到恢复正常心率，或阿托品 0.02mg/kg 静脉注射。有人推测，斜视可能是全身疾病在眼部的一种表现。恶性高热与斜视之间可能有关。斜视患者发生恶性高热者较其他患者为多。要注意对斜视患者的体温监测,注意异常反应。

(五)白内障手术

要求眼球绝对安静,眼压不过高,以免手术困难,玻璃体外溢,引起眼的永久性损害。眼球需固定,眼肌需松弛。局部麻醉眼轮匝肌,氯胺酮复合地西泮持续输注或丙泊酚静脉麻醉,维持适当的麻醉深度。球后注射局麻药,既止痛,又能降低眼压。麻醉时注意呼吸变化,保持呼吸道通畅。

(六)虹膜手术

眼压已增高者,尤其是先天性双侧青光眼,以基础加局麻较适宜。必要时辅助氟哌利多静脉注射。

(七)眼穿通伤

眼球穿透时 IOP 为零,即大气压。诱导时 IOP 升高使眼内容物溢出,导致眼球的永久性损害。急诊修补时注意按饱胃原则处理,面罩吸氧时,面罩不要压迫眼球;禁用琥珀胆碱,用维库溴铵 0.15mg/kg 诱导,肌松完全时插管,同时持续压迫环状软骨。

(八)眶内容物割除术

此手术创伤大,有时涉及眶周围骨膜。手术时间长,创面出血易流入口腔进入呼吸道,故采用气管内全麻,并需口腔与呼吸道隔开。诱导和维持的麻药无特殊选择。术中出血多,应注意补充血容量。快速诱导,经口明视插管,充气套囊,静脉丙泊酚或静脉吸入复合麻醉。

(九)巩膜缩短术

麻醉选择:手术时间长,选用气管内全麻。诱导时吸氧5～10分钟,静脉注射冬眠1号或4号1/2～1U,入睡后表麻喉头,静脉注射 2.5% 硫喷妥钠 5～10mL 加泮库溴铵 2～4mg,控制呼吸后气管内插管,充气套囊,固定。以丙泊酚静脉或静脉吸入复合麻醉维持,避免诱导和维持中呛咳。拔管前吸净口腔及气管内的分泌物,也避免强刺激,因为呛咳引起 IOP 升高或对手术效果产生负影响。只要吞咽反射恢复,即可拔除导管,送回病室。

第二节　耳鼻喉科手术麻醉

一、特点

1.身体较佳
病变局限于头颈部,患者全身情况尚佳,对麻醉有耐受性。

2.表麻和神经阻滞麻醉即可
神经支配为脑神经及颈丛神经,其骨性标志明显,易于寻找和定位。耳鼻喉各部分表面被以黏膜,故多种手术可采用表面麻醉和神经阻滞麻醉来完成。

3.手术麻醉特点
手术操作在头颈部进行,其特点如下。

(1)刺激强烈:对患者的精神刺激远比其他部位手术更为强烈。无论局麻或全麻,麻醉前镇静药要重。

(2)易发生误吸：不少手术直接在气道上操作，易干扰呼吸，易发生误吸。

(3)维持气道通畅有难度：气道管理存有很大困难，从维护气道畅通观点上来认识，采用气管内全麻很有必要。不应片面追求局麻等。

(4)全麻要求浅：耳鼻喉麻醉不需太深，肌肉不需松弛。除咽喉部手术要求咽喉反射减弱、需要较深麻醉外，其他部位麻醉维持浅全麻可完成手术。

(5)禁忌吸入麻醉药：耳鼻喉科手术野极小，暴露困难，止血不便。头颈部血供又极其丰富，创面虽不大，但失血量多。常用肾上腺素溶液局部浸润及肾上腺素纱条填塞止血。要禁忌吸入麻药，以免致严重心律失常。肾上腺素用量也限制在 0.1～0.2mg 以内。手中出血多的手术应适当做降血压处理。

(6)麻醉观察困难：手术操作在头颈部，麻醉管理者离头部较远，增加了麻醉观察和判断深浅的困难。要加强责任心，注意全面观察，以确保患者的安全。

二、麻醉处理

1.局麻

绝大部分在表面麻醉、局麻，局麻加强化麻醉下进行，操作简单，由手术医师自己操作完成。麻醉医师给予强化、监测。

2.全麻

适用于小儿、老年、创伤大、出血多、手术时间长，患者有要求，手术复杂，手术部位在喉部、声门或气管的大手术。

(1)诱导：2.5％硫喷妥钠 10～20mL 加琥珀胆碱 50～100mg 静脉注射，控制呼吸，气管内插管。

(2)维持：以静脉复合为主。最常用丙泊酚静脉复合全麻。长时间的手术，要在浅麻醉下进行，而时间短的手术要在深麻醉下进行。根据手术需要适当调节麻醉深度。必要时辅助肌松药，控制呼吸。

3.基础麻醉

使用硫喷妥钠和氯胺酮。而未进行气管内插管时，要防止发生喉痉挛。

三、耳鼻喉科常见手术的麻醉

(一)扁桃体及腺样体刮除术

1.扁桃体增殖腺切除术麻醉的特点

①手术小而麻醉深：手术操作的解剖位置是呼吸道的关口，迷走神经丰富，手术刺激及血性分泌物均能刺激迷走神经兴奋易致喉痉挛。因而手术时间短、手术小，但需要深麻醉。②必须保持呼吸道通畅，保证口腔内干净。③麻醉科医师与手术医师互相配合，增加麻醉的安全性。保证气道通畅也主要靠术者。

2.气管内插管全麻

可以保持平稳的深麻醉，保持呼吸道通畅，使进入气管内的分泌物减少，还可从气管导管反复吸引分泌物,故易保持呼吸道通畅。经鼻腔插管时,无口腔插管的缺点,但小儿的鼻腔小,导管较细。呼吸道阻力增大,又对鼻腔黏膜有不同程度的损伤,刮除腺样体不便,摘除扁桃体手术便于进行。可采用静吸复合麻醉。

3.丙泊酚、芬太尼全静脉麻醉

诱导用丙泊酚 2.5～3.0mg/kg,芬太尼 2～3μg/(kg·h);维持用丙泊酚 10～15mg/(kg·h),注射丙泊酚之前,先注入利多卡因 1.0～1.5mg/kg,维库溴氨0.1mg/kg。气管插管,控制呼吸,很适用此类手术。

4.丙泊酚、氧化亚氮复合麻醉

芬太尼 1.0～2μg/kg,利多卡因 1～1.5mg/kg,丙泊酚 3mg/kg,琥珀胆碱 1～2mg/kg 或丙泊酚 4mg/kg,依次静脉注射;加压给氧,气管内插管,控制呼吸。手术开始,吸入 66%～70% N20 加氧维持麻醉。

5.氯胺酮

用 1.0～2.0mg/kg 的氯胺酮静脉注射,作为小儿扁桃体摘除术的麻醉方法。临床发现 10%的小儿出现轻度发绀,1/3 的病儿出现不同程度的喘鸣,偶尔出现吞咽动作,也妨碍手术操作,失血量也较其他方法多为其缺点。

6.全麻摘除扁桃体注意事项

(1)麻醉前用药:曾患心肌炎或心率快者,麻醉前用药宜给东莨菪碱,而不用阿托品。

(2)收缩鼻黏膜血管:双侧鼻孔应滴入 3%麻黄碱溶液数滴,以收缩鼻黏膜血管,使鼻腔空隙变大,减少损伤出血并利于鼻腔插管。

(3)评估后鼻孔受阻程度:如病儿扁桃体大,诱导后最好放一口咽通气管,以保持呼吸道通畅。

(4)预防颈动脉窦反射:扁桃体窝部分,接近颈动脉窦、迷走神经等重要反射区,手术压迫不宜过重,在此区操作时,要特别观察呼吸、脉搏和血压的变化。

7.二次手术止血麻醉

扁桃体摘除术后出血者,需再次急症手术止血。对此类患者的麻醉甚为棘手。较小病儿不可能取得合作,需在全麻下进行止血。在小量芬太尼、氟哌利多或丙泊酚静脉注射下,局部表麻,做半清醒插管,比较安全。注意诱导时有大量胃内陈血反流,阻塞呼吸道,甚至误吸。诱导时要备好气管造口器械和吸引器。若有呕吐致误吸严重,发生窒息或呼吸道梗阻、发绀时,应迅速做气管切开术。从气管切开口置入导管,以便吸出血液和分泌物,保持呼吸道通畅,通过气管造瘘导管接麻醉机,维持麻醉。

(二)气管异物取除术

1.麻醉前评估

大部分成人及婴儿的气管异物,均能在表麻下完成。但小儿多次取异物操作,且已有并发症者,则需在全麻下完成。因异物阻塞气道,急性呼吸困难,或部分阻塞引起呼吸道炎症、肺不张,或在局麻下取异物已损伤气管,有皮下气肿、气胸等。对麻醉有较高的要求,必须有较深的麻醉。否则会引起迷走神经反射,呛咳,支气管痉挛等。有的气管异物(如钉鞋钉等)需在 X线下暗室操作,对于观察征象及麻醉管理造成一定困难。气管异物取出术的麻醉,绝不是小麻醉。时刻要警惕缺氧及各种不良反射的发生,并针对原因及时处理。术中不断补充药量,以维持深麻醉。

2.全麻方法最常用的是静脉麻醉

(1)术前 0.5 小时肌内注射阿托品 0.02mg/kg,加地西泮(>2 岁)0.2~0.4mg/kg;面罩给氧去氮,改善缺氧。

(2)镇静、镇痛麻醉:5%葡萄糖溶液 150mL 加 Innovar 20mL(含氟哌利多2.5mg/mL,芬太尼 0.05mg/mL)输注。开始60~120 滴/min,大约 10 分钟入睡,40~60 滴/min 维持。然后行气管镜检查,气管镜侧孔接氧管持续给氧。

(3)氯胺酮复合静脉麻醉:氯胺酮 4~8mg/kg 肌内注射,入睡后开放静脉,面罩给氧,静脉注射 γ-OH50~80mg/kg 加地塞米松 2~5mg,0.5%~1%丁卡因 0.1~0.5mL 咽喉喷雾表麻,10 分钟后静脉注射氯胺酮1~2mg/kg,开始置入气管镜,高频喷射通气,频率 60~80 次/min,驱动压 0.5~0.8kg/cm^2。或支气管镜取异物时仍从侧孔吸入氧,麻醉深度不够,可辅助少量哌替啶和异丙嗪。此法优点是对呼吸道无刺激。

(4)丙泊酚静脉麻醉:术前 30 分钟肌内注射地西泮 0.2~0.4mg/kg,阿托品0.02mg/kg。入室监测 ECG、心率、血压和 SpO$_2$,面罩给氧,开放静脉。静脉注射 1%利多卡因 1mg/kg、丙泊酚 3mg/kg。用直达喉镜暴露喉头声门,用 1%利多卡因表麻,静脉注射丙泊酚 1.5mg/kg。可行气管镜取异物,仍要注意呼吸抑制,气管镜侧孔接入氧。为维持一定麻醉深度、根据应激反应,间断静脉注射丙泊酚1.5mg/kg,术毕给地塞米松 2~5mg。

(5)特制气管镜:如有特制的气管镜,其窥视装置装有呼吸活瓣,当气管镜置入后,患者呼吸道即成一密闭系统,可连接麻醉机,便于呼吸管理,利于气管镜操作及避免不良反应,则更为安全。

(三)鼻咽部肿瘤切除术

鼻咽部肿瘤是出血多、创面大、易于引起失血性休克的手术。常见者为鼻咽部血管纤维瘤。

1.麻醉前用药

术前 30 分钟肌内注射阿托品 0.5mg,哌替啶 50mg,异丙嗪 25mg 或地西泮 10mg。术前晚口服地西泮 5.0~7.5mg,有好的睡眠。

2.麻醉特点及要求

(1)麻醉够深:手术操作直接在咽喉部,刺激大,创面大,麻醉要完善,要足够。不宜采用部位阻滞麻醉。

(2)气道通畅:全麻用气管内插管,预防分离肿瘤时血性分泌物误入气管内阻塞气道。

(3)控制降压:由于出血多,止血又困难。常配合控制性低血压减少创面出血,为手术创造良好条件。避免出血性休克发生。

(4)补充失血:有较多出血时,应及时输血,补充血容量。

(5)麻醉便于手术操作:如需术后行气管造口时,宜于麻醉前先行气管切开,经气管切开插管麻醉,管理呼吸,便于手术操作。

3.麻醉方法

(1)诱导:静脉注射 2.5％硫喷妥钠 10～15mL 或丙泊酚 15～20mL 加琥珀胆碱 2mg/kg，气管内插管，导管套囊充气，防止血液和分泌物流入气管内。

(2)维持:输注丙泊酚，开始 6～8mg/(kg·h)，3 分钟后改为 4～6mg/(kg·h)，或以芬太尼 2μg/kg 静脉注射加深麻醉。

(3)控制性降压:硝普钠降压效速。50mg 溶于 5％葡萄糖 500mL 静脉注射，开始 1μg/(kg·min)，维持 SP 在 10.64kPa(80mmHg)，减低滴数，血压控制得当。对术中失血要注意补充，不要使血压降得过低。降压期间应保持呼吸道通畅，充分给氧，避免缺氧和二氧化碳蓄积。降压时头高 15°～30°。降压时间尽量缩短，主要手术步骤完成后，即停止滴入。降压完毕要注意止血彻底。

(四)鼻窦恶性肿瘤根治术

1.麻醉前准备

多为老年患者，麻醉前充分准备。

(1)术前评估:充分了解心肺肝肾功能，准确地判断患者全身情况及麻醉和手术的耐受能力。

(2)控制性降压:手术创面大，失血多，为减少术中出血量，使用控制性降压或做同侧颈动脉结扎术。麻醉前了解有无动脉硬化、冠心病和潜在的肾功能不全等降压麻醉禁忌证。若瘤体不大时，可不用控制性降压。

(3)输血准备:降压时间不宜过长，降压幅度不宜过大，对术中失血应等量补充。

2.全麻方法

(1)诱导;2.5％硫喷妥钠 5～15mL 或力月西 10mg 或丙泊酚 15～20mL，琥珀胆碱 50～100mg 静脉注射后，快速诱导气管内插管。

(2)维持:以芬太尼、丙泊酚加深麻醉。

(3)降压方法:硝普钠 50mg 溶于 5％葡萄糖 500mL 中静脉输注。

3.术毕拔管

务必将气管及口腔分泌物吸净，患者清醒后拔管，否则极易引起喉痉挛。一旦发生喉痉挛，立即静脉注射氯琥珀胆碱(司可林)再次气管内插管给氧，行人工呼吸，患者情况会立即好转。继续观察，当患者情况完全好转后拔管。必须重视此类患者拔管，如肿瘤已侵犯硬脑膜，手术操作的强烈刺激可引起循环、呼吸紊乱，应注意观察脉搏、呼吸、血压等。

(五)全喉切除术

1.麻醉前准备

全喉切除术是对声带及其邻近组织的恶性肿瘤的手术治疗方法，是耳鼻喉科最大的手术之一。

(1)麻醉前评估:患者年龄较大，多在 40 岁以上，常合并心肺疾病等，麻醉前必须充分评估患者体质状况、病变部位、范围及手术时间的长短等。因手术后患者失去说话能力，往往顾虑重重，麻醉前应做好思想工作和心理治疗。

(2)经气管造口:喉头已有的新生物，使呼吸道有梗阻的危险，由于全麻气管内插管易致出血或脱落,造成更严重的呼吸困难,宜先用局麻行气管切开术,置入带套囊的气管切开导管,充气套囊,防止血液从手术切口流入气管而误吸。导管接麻醉机,再给予全麻。

(3)麻醉前用药:术前30分钟肌内注射阿托品0.01mg/kg或东莨菪碱0.004～0.008mg/kg。

2.麻醉方法

全麻诱导后采取静脉复合全麻。

丙泊酚2.5mg/kg、芬太尼2.5μg/kg、琥珀胆碱1.2～2.0mg/kg静脉注射做全麻诱导,丙泊酚、瑞芬太尼静脉输注维持,作用迅速、平稳、心血管应激反应轻、苏醒快,较理想。静吸复合全麻,使麻醉深度更易调节,停止吸入后9～17分钟清醒。控制性低血压麻醉,应严格掌握适应证。

(六)乳突手术麻醉

1.特点

乳突手术包括电子耳蜗植入术、乳突根治术、改良根治术和单纯凿开术等。手术特点如下。

(1)神经刺激大:由于手术靠近鼓膜附近,神经分布密集,对疼痛刺激甚为敏感。

(2)麻醉深度足够深:钻骨和凿骨时声音及振动较大,不少患者难以忍受。因而单独局麻效果较差,手术在中耳内操作。需配合使用强化或分离麻醉。

(3)麻醉要求较高,乳突手术为精细手术,要求手术刺激时患者不动,浅麻醉即能满足手术要求。

2.麻醉选择

成人可在局麻或全麻下施行,小儿宜在全麻下施行。

(1)局麻加强化麻醉:成人选用。方法:哌替啶50mg加异丙嗪25mg静脉注射,或冬眠1号,或冬眠4号1/2静脉注射,然后0.5%普鲁卡因局部浸润。手术时间长,可追加哌替啶25mg加异丙嗪12.5mg。一般手术均可完成。

(2)全麻:对精神紧张不易合作的成人和小儿宜采用吸入或静脉麻醉。因手术在头的一侧,呼吸道较易保持通畅,可不插管,置口咽通气管。凿骨时头部振动,气管插管易造成气管损伤。手术改变体位时,要特别注意呼吸道通畅。麻醉科医师离患者头部较远,且被消毒手术单覆盖,气管内插管后,对呼吸道的管理比较容易。一般行快速气管内插管,丙泊酚、芬太尼维持麻醉,以患者手术刺激时不动即可,术后早清醒拔管。

(七)悬雍垂腭咽成形术

阻塞性睡眠呼吸暂停综合征(OSAS)是指每小时睡眠呼吸暂停>5次,每次发作呼吸暂停>10秒,伴氧饱和度下降>4%,或每晚睡眠7小时中呼吸暂停>30次。在全麻下施行悬雍垂腭咽成形术(UPPP),是近年来耳鼻喉科开展的效果满意的手术治疗方法。

1.麻醉前评估

潜在致死危险:有打鼾、逐年加重,夜间睡眠呼吸暂停憋醒等症状,常合并循环、呼吸、中枢神经系统功能改变。诱发高血压、肺动脉高压、心脏病(冠心病)、心律失常、糖尿病、肺心病和红细胞增多症等的患者;并发程度不等的脑血管疾病等均为潜在的致死危险。

2.麻醉前准备

(1)明确诊断:麻醉前要了解病史、症状,如用多导睡眠仪诊断是中度还是重度 OSAS,有无并发症等。

(2)身体处于最佳状态:并发症得到合理的治疗,术前没有明显器质性病变及脏器功能损害,ECG 及有关化验项目在正常范围内,使患者处于稳定期。

(3)尽快解决气道通气:若术前 SpO_2<40%时,应术前行气管切开术,解除致命性窒息。

(4)麻醉前用药:阿托品 0.5mg,术前 30 分钟肌内注射。

3.麻醉特点及麻醉选择

(1)麻醉特点:此类患者麻醉特点:①有效通气:要求对阻塞性 OSAS 患者在不能发生无效通气,否则,数分钟即可导致缺氧性心搏骤停。麻醉要保证患者平稳渡过围手术期。②对麻药敏感:OSAS 患者因对各种镇静药、麻醉性镇痛药及所有中枢性抑制药都很敏感,故麻醉中要少用或不用麻醉性镇静、镇痛药,术前也不用或慎重应用。如在病房用之,可能发生呼吸暂停等。③手术时间短:由于手术时间短,麻醉要选用起效快、清醒快和可控性强的药物。④麻醉技术要全面:麻醉科医师要富有经验;因为 OSAS 患者咽部组织增生,张力下降,气管插管困难,技术必须熟练;麻醉管理和麻醉前评估要清楚准确。

(2)麻醉诱导:麻醉诱导是关键,尽快建立通畅气道。麻醉前开始监测血压、ECG、SpO_2 等。进手术室开放 2 条静脉通道。面罩下吸氧去氮。根据患者条件和术前评估插管难易情况,选择快速诱导或慢诱导。快速诱导:气道评估无困难者。静脉注射 2.5%硫喷妥钠 15～20mL 或丙泊酚 1.5～2.5mg/kg,芬太尼 0.1～0.2mg,琥珀胆碱 100mg 或阿曲库铵 0.4～0.6mg/kg,控制呼吸,气管内插管。预计插管困难者应选择清醒插管。

(3)麻醉维持:吸入 1%～2%恩氟烷或七氟烷,或采用丙泊酚复合静脉麻醉,用阿曲库铵或琥珀胆碱维持肌松。

(4)术毕处理:术毕沿切口缝线创面黏膜下注射地塞米松 10mg。常规应用新斯的明、阿托品拮抗残余肌松药作用。待患者完全清醒后持续抬头>5 秒,最大呼气≥4.52kPa(34mmHg),呼吸道通畅,呼吸和循环稳定后拔除气管导管,送回病房。

4.麻醉处理

(1)麻醉前评估:麻醉前要充分评估气道通畅与插管难易情况。对预计插管困难或快速诱导插管遇到困难者,应选择清醒插管,或使用纤维支气管镜或光杖,必要时采用逆行插管技术。

(2)咽喉部表麻:在诱导前,对咽喉部充分表麻,利于减轻插管不良反射,可减少手术时的全麻用药量,术后可减轻局部疼痛使患者安静。

(3)使用短效易控药:选用芬太尼、氧化亚氮、阿曲库铵、异氟烷和七氟烷等短效可控制药物,术毕清醒快,不致因呼吸道分泌物阻塞而发生问题。不用麻醉性镇静镇痛药物。

(4)术中严密观察:术中加强监测,密切注意气管导管情况,及时发现和处理气管受压,防止气管脱出。

(5)加强术后管理:OSAS 患者的主要危险是全麻拔管以后。要严格掌握拔管指征,拔管后加强监测,密切注意呼吸的变化,及时处理呼吸困难,常规准备气管切开包。有条件时,术后应送入 PACU 或 ICU。具体处理:凡清醒患者取坐位,减少上呼吸道阻塞。提高 SpO_2,尤适用于肥胖者。患者术后 $1\sim5$ 天均有低氧血症,根据血气分析的 PaO_2、$PaCO_2$ 及临床表现,调整吸入氧气浓度(FiO_2)。用非甾体类消炎镇痛药,不主张用麻醉性镇痛药。术前异常肥胖、清醒后高碳酸血症、慢性肺疾病、肌营养不良等患者,术后不拔管,机械通气到病情稳定。必要时行气管切开术。

(八)内耳手术

内耳手术较大。如迷路造孔和鼓室成形术等,重要步骤须在手术显微镜或手术放大镜下进行,要求患者绝对不能躁动,手术野十分清晰,术野无血,处理迷路的手术也很精细等。

1.局麻加强化

局麻下切开,入迷路时,患者往往有恶心、呕吐反应,甚至眩晕。需辅助强化麻醉或氯胺酮或氟哌利多等。氟哌利多对恶心、呕吐反应的控制很有效。也可用 2% 利多卡因滴入钻孔内,行表面麻醉,以解除疼痛。药液宜加温,不致产生冷的刺激,或给患者带来恶心、呕吐和晕眩等并发症。

2.全麻

气管内插管,用快速诱导或清醒插管。用神经安定麻醉或静吸(恩氟烷或异氟烷)复合等维持麻醉。深度不必过深,一般用浅麻醉即可。但必须平稳,要求患者不动。如头部有轻微移动,均对手术有很大的影响。禁用吸入氧化亚氮,因其可大量弥散入鼓室,使鼓室压力迅速升高,遇鼓咽管狭窄者压力可猛升至 $51.2kPa(385mmHg)$,致使鼓膜破裂。

第三节　口腔颌面外科手术麻醉

一、麻醉特点及要求

(1)麻醉要求高,口腔颌面部的手术,多半属于整形手术,是一种精细操作,而手术目的还要恢复其功能,因此,麻醉要求较高。

(2)麻醉管理与手术操作矛盾,由于手术部位位于上呼吸道入口及其附近,使呼吸管理与手术操作发生矛盾,麻醉者不得不离开患者头部,对患者的监测和管理带来不便。

(3)插管困难,口腔颌面部手术的患者往往开口困难,甚或不能开口,如下颌挛缩,下颌关节强直等。造成气管插管困难,可行清醒插管或经鼻盲探插管或使用支气管镜引导插管。必要时可先行气管切开,经气管切开口插管麻醉。

(4)保持呼吸道通畅,手术部邻近呼吸道病变妨碍呼吸道通畅。一术中出血及分泌物都可流入呼吸道,所以气管导管要带套囊,术中应及时吸引。术后尽早清醒。

(5)口腔颌面部手术,许多为小儿,麻醉者应熟知小儿麻醉特点。另外,术后哭闹、呕吐等容易造成伤口感染或手术失效,术后可适量应用镇静药。

(6)头面部淤血:口腔颌面部手术,患者常取头低位或颈过伸位。易影响脑静脉或颈静脉回流,使头面部瘀血。引起面部发绀或伤口渗血。应注意观察,必要时纠正体位。

二、麻醉前准备

1.治疗并发症

注意并存其他全身疾病的治疗,使患者处在最佳状态。

2.术前检查治疗应细心

明确有无合并其他先天性畸形存在。尤其是小儿要纠正营养不良、控制感染等十分重要。

3.镇静镇痛药的量要大

因手术部位离大脑组织近、神经丰富、手术刺激大,镇静、镇痛药量要大。

4.颠茄类药

绝不能缺少,量也要偏大。

三、方法

1.局麻

一般手术可在精确的局麻或神经阻滞下完成。如先天性唇裂修补术,成人可施行双侧眶下孔,眶下神经阻滞;上颌骨切除术,成人也施行同侧卵圆孔上颌神经阻滞;下颌骨切除术,可选同侧卵圆孔下颌神经阻滞等。

2.全麻

创面过大、手术时间冗长的手术必须选全麻。如癌肿根治术、小儿手术、气道难以保持通畅的患者、整形手术等。

3.诱导

清醒插管。均不宜用快速诱导插管法。麻醉前评估插管困难者可采用慢诱导或清醒插管。清醒插管是比较安全有效的方法,用于气道不能保持通畅或插管极为困难的病例。

(1)口裂缩小或呼吸困难病例;颞颌关节强直;颜面软组织挛缩。下颌短小或下颌骨骨折;唇部肿瘤;舌体肥大或巨大肿瘤喉显露Ⅲ～Ⅳ者。

(2)头颈部活动或头后倾受限病例:如颈颏瘢痕挛缩及颈颊胸瘢痕挛缩、体胖及颈部粗短、颈部大肿瘤、颈椎关节强直或颈部巨大肿瘤喉显露Ⅲ～Ⅳ者。

(3)解剖变异病例:如切牙过长、会厌短小或扁长、喉结过高、声门移位等难以显露者。

(4)气管移位病例:如甲状腺癌手术瘢痕,使声门变形或完全看不到,或周围肿瘤挡住视线。

(5)气道难以保持通畅者。

4.经鼻插管

经鼻盲插,或经鼻明视(能张口者)插管。经鼻腔插管的适应证为:①口腔小,张口受限、喉镜甚至导管难以放入口腔;②颌面部巨大肿瘤和咽喉部囊肿;③严重颈颏、颌颊胸部瘢痕挛缩;④颞下颌关节强直,使张口受限,不能获得良好的声门显露;⑤颈椎关节强直或颈部巨大肿瘤。

5.清醒经鼻插管困难的病例处理

清醒气管内插管具有一定的难度,对于已多次插管失败的病例,应暂停手术,手术延期进行,或采取以下处理。

(1)纤维喉镜或纤维支气管镜引导下插管。

(2)局麻下手术松解瘢痕组织后插管:在氯胺酮肌内注射加局麻下手术松解瘢痕组织,使颈部能充分后伸,表麻下行气管内插管。

(3)先行气管造口术:气管造口术后经造口插入气管导管麻醉。

6.全静脉复合麻醉维持

多以全静脉复合麻醉维持较理想。

(1)0.1%~0.2%氯胺酮溶液输注。

(2)γ-OH 分次静脉注射。

(3)神经安定镇痛麻醉。

(4)1%~2%普鲁卡因哌替啶麻醉复合液。

(5)丙泊酚复合麻醉。

7.静吸复合麻醉维持

以恩氟烷、异氟烷等辅助吸入、静吸复合使麻醉维持平稳。N_2O 吸入效果好。静脉分次静脉注射芬太尼和咪达唑仑或丙泊酚输注或微泵注入辅助麻醉。

8.控制性降压

估计出血多、手术大的患者,可配合控制性低血压麻醉,以减少出血。

四、麻醉管理

1.体位

为保持气道通畅,头后仰过久,易出现颈内静脉高压现象,使术中出血增多。

2.拔管时机

术毕,患者清醒后,或通气量达满意程度,吞咽、咳嗽反射恢复,能半卧位时,可拔除导管。拔管前将口咽腔纱布取干净,吸净气管内和口腔内分泌物。拔管后无缺氧、发绀者,送回PACU 病房或 ICU 病房行呼吸支持及监测。

3.预防术后并发症

术后注意预防上气道梗阻和呕吐等并发症。

五、常见手术的麻醉

1.先天性唇裂修补术麻醉

(1)麻醉前准备:具有小儿麻醉、颌面及口腔内麻醉的特点。入院后常规体检,称体重、胸透、化验及心电图检查等。

控制气道炎症:详细查体,除外上气道及下气道感染,查白细胞数、体温、胸透。查体时注意咽部和肺部的情况。当气道有炎症时,特别是痰堵气道容易产生喉痉挛及发绀,常是麻醉危险性的主要原因,术前抗生素控制炎症。若并存其他先天畸形适当处理。

禁食禁饮:麻醉前禁食 6 小时,禁饮 4 小时。必备吸引器,以免发生呕吐,造成误吸。

手术体位:麻醉后双肩下垫薄枕,使头略后仰,既保持气道通畅,又防止术中所出血液流入气管内,而是积于口咽腔内,便于吸出。

麻醉前用药:术前肌内注射 0.02mg/kg 阿托品,或 0.006～0.007mg/kg 东莨菪碱。减少气道分泌,对抗迷走神经的兴奋作用。确保气道通畅。

(2)麻醉选择:小儿唇裂修补术的麻醉以基础＋局麻为宜。

基础麻醉:<3 岁患儿,硫喷妥钠或氯胺酮基础麻醉,配合完善的局麻,使患儿安静地接受手术。局麻药 1% 利多卡因加肾上腺素(1∶40 万)、双侧眶下神经阻滞,每一侧眶下孔注射 2mL,共 4mL,鼻小柱基部 0.5～1.0mL。总量,利多卡因<5～7mg/kg。术中分次静脉注射或肌内注射氯胺酮,维持麻醉。>3 岁、身体发育较强壮患儿,单独基础麻醉常显不足,应辅助杜氟合剂强化。后者每一种药按 1mg/kg 辅助,可取得满意效果。

静脉复合麻醉:2mg/kg 氯胺酮静脉注射,气管内插管,仍能取得良好效果。局麻药同上,术中分次静脉注射氯胺酮或氯胺酮复合咪达唑仑等。

重度唇裂手术:<3 岁患儿,经口气管内插管,较大号的导管,不影响通气。>5～6 岁经鼻插管。

(3)麻醉管理:为增加唇裂术中的安全性,减少并发症,唇裂修复术必须加强麻醉管理。

预防误吸:勿使创口的血液流入咽部,以免发生喉痉挛,或气道阻塞。手术医师应予以配合。头低位,注意及时吸出口腔内血液,以免血液流入下气道。

加强监测:胸前听诊、观察指甲、口唇。将经验管理与现代监测仪器结合,密切观察、及时处理异常。

2.先天性腭裂整复术麻醉

(1)麻醉前准备:同先天性唇裂修补术。目前趋向 2 岁学语前施行手术,效果较好。

(2)年龄:以 5～7 岁手术时,较为安全。目前多为 3 岁左右。

(3)气管内插管:不合作患儿,肌内注射氯胺酮 4～8mg/kg 基础麻醉。静脉注射咪达唑仑 0.1～0.3mg/kg、芬太尼 3～5μg/kg、维库溴铵 0.1mg/kg。控制呼吸后插管。

经口气管插管:因<5 岁患儿气管细,经鼻腔插管的导管内径更细,影响通气量。婴幼儿鼻腔黏膜娇嫩弱脆,血管丰富,容易损伤出血。造成鼻出血后,使手术操作不便。且导管不易固定,导管左右移动容易脱出或造成喉水肿。

经鼻插管:6～7 岁患儿,鼻腔较大,导管固定牢靠,方便手术操作。但管腔细,内径细,影响通气量。

(4)麻醉维持。

氯胺酮复合咪达唑仑静脉麻醉:分次静脉注射氯胺酮 2mg/kg、咪达唑仑 0.2mg/kg。或静脉注射 γ-OH,辅助强化;或神经安定镇痛术。保留自主呼吸,以细导管经鼻给氧,顺利完成手术。

静吸复合麻醉:吸入异氟烷或恩氟烷,间断静脉注射氯胺酮、维库溴铵,控制呼吸。亦可以吸入为主,间断静脉注射小剂量芬太尼 0.5～1.0μg/kg 维持,麻醉应略深。

N_2O 及恩氟烷吸入麻醉:吸入 60% N_2O＋40% O_2,恩氟烷循环紧闭式麻醉,根据麻醉深度调整恩氟烷的吸入浓度,手术结束前 20 分钟停吸恩氟烷;手术结束停吸 N_2O,吸纯氧至患儿清醒。麻醉深度易控制,术中循环平稳,清醒快、复睡少,较为理想。

(5)麻醉管理:腭裂为常见的先天畸形,手术是唯一修复治疗手段。为方便手术操作,麻醉科医师远离患者头部,不能直接进行呼吸管理,术中损伤、器械压迫舌根、血液及口腔分泌物又极易阻塞气道,为保证手术成功和患者安全,必须加强麻醉管理。

咽腔填塞纱条:无论经口或经鼻插管均不能带气管套囊,喉咽腔均要填塞纱布条,以隔离口腔和气道。

注意气道通畅:为预防血液流入气道内,可将头位稍放低,并及时吸出口咽腔分泌物。术中呼吸管理是麻醉管理的关键。仔细监测 SpO_2、心率、血压,判断和提示体温过高、麻醉偏浅和气道是否梗阻。若出现呼吸困难,SpO_2 下降要查清原因,及时处理。

预防喉水肿:常规给予地塞米松 $5\sim10mg$ 静脉注射,预防喉水肿及舌受压肿胀而引起拔管后呼吸困难。

气管导管的选择:气管内导管要选择比估计的小一号,以避免插管损伤喉头、气管而产生喉水肿。

拔管指征:要求更严,麻醉拔管前,呼吸通气正常,吞咽、咳嗽反射恢复,呼之能应后,吸净口腔内分泌物,取净填塞物,拔管前予以吸氧,拔管后仍严密观察气道通畅情况,无气道梗阻和缺氧时,送回病室。或放置口咽通气管送回病室。

3.口腔恶性肿瘤与颈淋巴结清扫整块切除术麻醉

创伤较大,血液丢失多,手术时间长。双侧颈内静脉易受阻,颅内压可增高。一般选用气管内插管全麻。配用降压、降温麻醉,使温度降至肛温 $30\sim34℃$。配合脱水药及激素的应用,使颅内压降低,减轻脑水肿。术后 $1\sim2$ 天仍常规行脑脱水及激素治疗。

需要经口、经鼻,或经气管造口(局麻下完成)气管内插管,以确保气道的通畅。必须预防气道堵塞,气管导管套囊以低压充气,或用纱布条填塞,防止导管脱出。防止血液顺导管流入气管而误吸。保留自主呼吸。等量补充术中失血,保持通畅的静脉输入途径。术毕,须取出咽腔内填塞物,吸净口、鼻及气管内分泌物。拔管原则,同耳鼻喉科大手术。

第四章 神经外科手术麻醉

第一节 神经外科麻醉基础

一、麻醉对脑生理功能的影响

机体的高级神经活动都是由大脑主宰完成的,大脑的生理功能非常复杂,代谢极为活跃,其生理功能的正常发挥与脑血供与氧供有严格的依赖关系。麻醉通过影响大脑的生理功能而使机体的高级神经活动全部或部分受到抑制,避免或减轻各种刺激对机体的伤害,保证患者的安全和手术顺利进行。

(一)麻醉药与脑血流及脑代谢的关系

脑代谢率对脑血流可产生重要影响,而决定脑血流的直接因素是脑灌注压,脑灌注压是指平均动脉压与小静脉刚进入硬脑膜窦时的压力差。许多麻醉用药可影响动脉压和脑代谢,进而影响脑血流。

1.静脉麻醉药

(1)硫喷妥钠:对脑血流的自身调节和对二氧化碳的反应正常。镇静剂量对脑血流和代谢无影响,意识消失时脑代谢率可降低36%,达到手术麻醉深度时降低36%~50%。硫喷妥钠使脑血流减少,主要是由于该药所致的脑血管收缩、脑代谢受抑制,故大脑血流的减少不会引起脑损伤,对脑代谢的抑制主要是抑制神经元的电生理活动(而非维持细胞整合所需要的能量)。

(2)依托咪酯:对脑代谢的抑制同硫喷妥钠相似,所不同的是依托咪酯注射初期脑代谢率急剧下降。脑血流的最大降低发生于脑代谢最大降低之前,可能与依托咪酯直接引起脑血管收缩有关。

(3)丙泊酚:与硫喷妥钠相似,对脑血流和脑代谢的抑制程度与剂量相关,但可保留二氧化碳的反应性。通过抑制脑代谢使脑血流相应降低,还可降低平均动脉压和脑灌注压。

(4)羟丁酸钠:长时间、大剂量应用可出现酸中毒,可使脑血管收缩,脑血流和脑代谢降低,可造成暂时性、相对性脑缺血。用作麻醉诱导时可增加脑灌注压。

(5)氯胺酮:是唯一可以增加脑血流和脑代谢的静脉麻醉药。

(6)神经安定药(氟哌利多与芬太尼合剂):对脑代谢影响轻,可减少脑血流。

2.吸入麻醉药

所有吸入麻醉药都不同程度地扩张脑血管,增加脑血流,且抑制脑血管的自身调节,干扰对二氧化碳的反应。氟类吸入麻醉药降低脑代谢,氧化亚氮增加脑代谢。脑血管的扩张效应:氟烷＞恩氟烷＞异氟烷、氧化亚氮和七氟烷。

3.麻醉性镇痛药

单独使用麻醉性镇痛药对脑血流和脑代谢没有影响,甚至可以增加脑血流。临床研究结果不一,是因为与其他药物联合应用所致。

4.肌松药

肌松药不能通过血-脑屏障,可间接影响脑血流,主要降低脑血管阻力和静脉回流阻力,对脑代谢没有影响。

(二)麻醉药对颅压的影响

麻醉药对颅压的影响主要有 2 个方面,一是对脑血管的影响,二是通过对脑脊液的产生和吸收的影响,两者最终都引起脑容量的变化。脑外科手术在硬脑膜剪开后,脑脊液被吸走,脑脊液产生增加和吸收减少已不重要。

1.静脉全麻药对颅压的影响

氯胺酮能兴奋脑功能,增加脑血流和脑代谢,颅压也相应增高。其他静脉麻醉药不引起颅压增高,甚至可降低颅压,如硫喷妥钠、丙泊酚均可不同程度地降低颅压,苯二氮䓬类药物和依托米酯对颅压无影响,均可安全地应用于颅压升高的患者。

2.吸入全麻药对颅压的影响

所有的吸入麻醉药可不同程度地引起脑血管扩张,致使颅压也随之相应增高,在程度上氟烷＞恩氟烷＞异氟烷、氧化亚氮和七氟烷。

3.麻醉性镇痛药

单独使用麻醉性镇痛药,因其不影响脑血管的自动调节,故对颅压正常的患者没有影响,对已有颅压升高的患者,舒芬太尼可降低颅压。

4.肌松药

琥珀胆碱因其可产生肌颤,一过性影响静脉回流,而致颅压增高。非去极化肌松药有组胺释放作用,组胺可引起脑血管扩张,颅压增高。

(三)气管内插管对颅压的影响

大多数的神经外科手术需在气管内插管全身麻醉下进行,而气管内插管的技术操作可间接引起颅压改变。从喉镜置入暴露声门到气管导管放置到气管内,尽管临床上通过加大诱导药物的剂量,应用心血管活性药物,甚至气管内表面麻醉,但整个过程仍伴有不同程度的心血管应激反应,这种反应可致颅压升高。

(四)暂时带管与气管内插管拔除对颅压的影响

神经外科患者手术结束后,是保留还是拔除气管内插管要根据不同病情和手术要求,以及术后监护条件而决定,两者各有利弊,且对颅压的影响也不尽相同。目前临床上随着病房监护条件的改善,多数患者术毕,于自主呼吸恢复后带管回病房监护室,维持适当的镇静1～2小时后拔管,在这段时间内只要患者能耐受气管内插管,一般不会引起颅压升高,如果镇静效果不够,患者发生呛咳,将会引起颅压剧升,严重时会引起颅内出血,影响手术效果。对带管的患者一定要密切监护,认真观察患者的镇静程度,防止镇静不足。无论带管时间多长,最终必将拔除,神经外科手术的患者拔管期间可引发心血管应激反应,拔除气管内插管时对气管壁及咽喉部的摩擦刺激常引起剧烈呛咳,直接造成脑静脉回流受阻而致颅压升高,呛咳可造成脑组织震荡而使手术创面出血,甚至导致手术失败。

二、神经外科手术和病情特点

(一)病变与手术部位

病变在天幕上及位于腹侧的,可出现惊厥、言语困难、空间定向障碍、嗅觉缺失、同侧偏盲和偏瘫。天幕下病变可产生脑积水,导致颅内压升高。三脑室内病变可发生持续性伴有高峰性插入的头痛;三脑室上病变(胼胝体,透明隔)可出现痴呆、交替性偏瘫;三脑室外侧病变可有帕金森病;病变在三脑室下,则可有内分泌障碍;鞍内及鞍旁病变则可发生视交叉压迫、视野缺失、内分泌障碍和脑神经功能障碍。中线病变产生共济失调,外侧病变症状为共济失调、眼球震颤、构音障碍、脑神经功能障碍、呼吸异常至呼吸暂停。听神经瘤造成吞咽困难及呛咳,要注意发生窒息。脑动脉瘤患者应询问蛛网膜下隙出血的发作次数及昏迷期的长短,以便估计麻醉诱导期是否有动脉瘤破裂的可能。因癫痫而长期服用抗癫痫药,或因精神症状而长期用镇静药者,应注意药物的相互作用。老年人的脑占位病变常为来自肺等部位的转移癌。

(二)颅内压

术前颅内压的升高不仅可导致意识的变化,同时可出现心动过缓、呼吸缓慢、高血压及嗜睡。若术中颅内压升高,致使手术困难,手术者无法接近病变部位,或脑组织隆起和突出于手术切口之外,无法回纳颅内,从而造成大块脑组织的绞窄而受到损害,颅内其他结构可移位。相反,大块病变切除以后,颅内压太低,也造成脑结构的移位。天幕上的脑结构移位属横向移位,其严重性尚不致威胁生命。而天幕下手术后,可发生脑结构的垂直移位,延髓受压,心跳呼吸骤停而危及生命。

(三)体位

手术部位高于心脏水平时就有发生静脉空气栓塞的危险,这种情况下空气可进入开放的静脉窦,引起低氧、高二氧化碳血症、支气管收缩、低血压和最终导致心血管功能衰竭。有静脉空气栓塞的危险时,应准备超声检测仪监测和中心静脉导管以备吸引进入的空气。

(四)体液变化

神经外科患者脱水和电解质紊乱较为常见,是由多种原因造成的:因神志障碍而饮水少,颅内高压而致呕吐,医源性水限制,神经内分泌异常,甘露醇利尿作用,持续脑室外引流,与激素有关的高血糖症引起的利尿作用。特别是昏迷患者,水和电解质的紊乱更突出,易造成心血管系统的不稳定。多数病例同时存在营养不良,因此,麻醉药耐量甚小,对出血的耐受性差。术前应尽可能纠正水和电解质紊乱。

三、常见神经外科手术麻醉处理

颅脑手术的麻醉管理包括使患者镇静、遗忘和制动,控制 ICP 和维持脑灌注压,以及创造适宜的手术条件,故颅脑手术麻醉要求:①诱导和维持平稳。②保持气道通畅。③降低颅内压。④维持水和电解质平衡。⑤尽快使患者清醒,拔除气管导管,以便神经系统的评估。

(一)术前准备和麻醉前用药

1.术前准备

(1)呼吸系统:控制急慢性呼吸道感染,观察颅底病变是否对呼吸造成影响,记录呼吸频率、幅度、形式,有无呼吸道梗阻表现。常规进行血气分析,了解有无低氧血症或高碳酸血症以及酸碱平衡失调。对术前已出现呼吸困难者,要分清病因,如系颅内高压引起,应降低颅内压,并调整头位保持呼吸道通畅,必要时尽快行气管内插管和人工辅助呼吸。如患者昏迷、脑损伤严重或伴有颅内出血,估计术后难以在短期内清醒,宜尽早行气管切开术。脑外伤误吸患者,在气管插管或切开后尽早清理呼吸道,进行呼吸道冲洗,抗感染治疗,以减少术后呼吸系统并发症。

(2)循环系统:尽可能控制血压,治疗心律失常,改善心功能。有无长期应用脱水剂所造成的血容量不足,维持正常血容量。一般闭合性脑损伤、颅内肿瘤患者极少出现低血压休克,但颅脑外伤合并严重的其他损伤如肝、脾破裂、大骨折等常会出现低血容量性休克,应及时输液、输血。急诊患者术前尽可能纠正血容量。

(3)水、电解质和酸碱平衡:颅内肿瘤,可能长期限制液体,进食差,应用脱水剂及类固醇激素而造成水、电解质紊乱,术前应常规行动脉血气分析及血电解质检查,并尽可能纠正。长期颅内压增高、频繁呕吐、不能进食者,在脱水治疗同时,补充电解质,配合输液、输血、血浆或白蛋白,特别注意纠正低钾血症,改善全身状况后再行手术。

(4)内分泌系统:糖尿病可并发酮症酸中毒、高钾血症和低钠血症,并存症主要包括冠状动脉、脑血管和外周血管病变。也可产生心肌缺血、直立性低血压、胃肠蠕动减弱和膀胱张力下降等。术前应纠正酮症酸中毒或高渗性昏迷。手术应尽可能安排在早晨第一例手术,术前应维持血糖水平在 6.8~11mmol/L,糖尿病患者胃排空延迟,应预防误吸。②垂体疾病常见有垂体腺瘤引起功能亢进,表现肢端肥大症;垂体卒中等引起垂体功能减退;以及神经垂体分泌抗利尿激素不足引起的尿崩症。肢端肥大症患者由于口唇、舌、会厌、声带等软组织过度生长,引起气管插管困难和声门下气管狭窄。术前必须认真评估气道,面罩通气与气管插管常会遇到困难,需做好纤维支气管镜或逆行气管插管的准备。垂体功能低下者围术期必须给予糖皮质激素治疗。尿崩症患者应密切监测尿量、血容量,水电解质尤其是血钠的变化,并尽可能予以纠正。

(5)肝肾系统:术前尽力纠正包括凝血障碍、未控制的腹水、水和电解质失衡、肾衰竭、肝性脑病和营养不良等。肝肾功能障碍可导致麻醉药药动学和药效学的变化,故麻醉诱导和维持所需剂量应根据患者反应确定,同时由于低碳酸血症和正压通气都减少肝血流,故全麻患者应注意通气量的调节。

2.麻醉前用药

颅脑手术患者麻醉前用药应慎重,有颅内压升高的患者不必使用。颅内血管疾病、脑动脉瘤患者需要镇静,可术前 30 分钟肌内注射苯巴比妥钠 2mg/kg,东莨菪碱 0.3mg。应避免使用麻醉性镇痛药。

（二）麻醉选择

1.气管插管全身麻醉

有效的面罩通气是麻醉诱导安全的保证,避免高血压、低血压、低氧、高碳酸血症和呛咳。静脉诱导药常以咪达唑仑(0.05mg/kg)和异丙酚(1～2mg/kg)或依托咪酯(0.2～0.3mg/kg);麻醉性镇痛药常用芬太尼(5～10μg/kg)。肌松药常用2～3倍ED_{95}罗库溴铵气管插管。插管前静脉注射利多卡因(1～1.5mg/kg)可减轻气管插管引起的心血管反应和ICP升高。神经外科手术时难以接近气道,应严加气道管理,体位安置后检查呼吸音是否对称,气道压力和阻力是否正常,以及通气量是否适宜。呼吸回路所有的接头处应保证紧密连接。在颅骨和硬膜切开后麻醉应适当减少麻醉药剂量。长效麻醉性镇痛药和镇静药在手术结束前1小时应避免使用,以利手术结束后神经系统检查和防止术后长时间反应迟钝和通气不足,可用吸入麻醉药异氟烷、七氟烷或地氟烷,也可用短效静脉麻醉药维持麻醉,以减少术中知晓及控制高血压。术中间断给予肌松药以防止患者躁动。肌松药作用应维持到头部包扎完毕,术毕应使患者尽快苏醒,避免呛咳、挣扎。血压升高者除加深麻醉外,也可用抗高血压药治疗。

2.局部麻醉

局部麻醉主要用于硬膜下血肿、头皮肿块等不进颅腔的手术及内镜或立体定向手术。目前最常采用利多卡因,常用浓度为0.5～1％加(1∶20万)～(1∶40万)肾上腺素,最大剂量不超过500mg。年老体弱者局麻药用量应减少,以免发生局麻药毒性反应。罗哌卡因由于其毒性低、时效长,应用逐渐增多,常用浓度为0.25％～0.5％,最大剂量不超过200mg。

（三）术中管理

1.呼吸、循环管理

(1)呼吸:测定呼吸频率、潮气量、气道压以及吸入气和呼出气的氧、二氧化碳和麻醉气体的浓度,并常规监测脉搏血氧饱和度,较长时间手术宜定时行动脉血气分析,以便调整通气、氧合、酸碱平衡的情况;尤其是控制性降压和低温麻醉,以及出血较多的患者。

(2)循环:对手术创伤大、出血多、时间长和拟行控制性降压和脑血管手术患者,应用桡动脉穿刺直接动脉测压,深静脉穿刺置管监测中心静脉压,术中不定时统计输入的晶体量、胶体量以及出血量、尿量等。

(3)肾功能:术前常规留置导尿,定时观察尿量。可作为脏器灌注的重要指标,并可间接判断循环容量。

2.维持麻醉平稳

采用静吸复合麻醉,镇静、镇痛与肌松药的联合应用,保证术中麻醉平稳和易于调节、管理。静脉麻醉药均可降低颅内压,但颅内压很高或脑血管对CO_2失去反应和低碳酸血症时过度通气降颅压效果不明显。1.5MAC七氟烷比1.5MAC异氟烷吸入麻醉药期间,动态脑自动调节功能保护较好,但大于2.0MAC七氟烷可导致脑血管自主调节功能失调;地氟烷在1.5～2.0MAC时,会引起颅内压轻度升高。一般认为吸入麻醉药浓度低于1MAC时,可安全地应用于颅脑手术。

3.输血、补液

颅脑外科手术中补液总体原则是维持正常的血容量,并形成一个恰当的血浆高渗状态。

晶胶体比例为 $1:1\sim 2:1$，晶体以醋酸林格液为最佳，胶体可选用羟乙基淀粉(万汶)和明胶制剂(佳乐施)，并根据出血量和血细胞比容决定是否输血。估计出血较多的患者($>600\text{mL}$)，应考虑进行血液稀释、自身输血和血液回收。

(四)常见神经外科手术病变部位及特点

神经外科手术病变部位及特点:①幕上脑膜瘤一般供血丰富，术中出血较大，应准备充足的血源。②动脉瘤及动静脉畸形患者，为防止围术期脑血管破裂和减少术中出血，应进行控制性降压。③双额部肿瘤患者烦躁，应注意固定。④下丘脑病变、垂体手术或脑外伤导致神经源性尿崩症(DI)，可发生严重的高钠血症(昏迷、抽搐)和低血容量。⑤脑干手术患者术中术后可能因病变或手术操作，导致呼吸骤停和心律失常，应加强监测。⑥高血压脑出血常发生在基底核、内囊，术后常出现应激性消化道出血、水电解质紊乱，应积极预防和治疗。⑦老年患者脑肿瘤以转移癌多见，应考虑其他部位的肿瘤如肺癌。⑧儿童对吸入麻醉药的摄取速度比成人快，MAC 与年龄呈反向关系。

(五)术后复苏

手术麻醉结束后气管拔管原则是患者清醒，呼吸、循环平衡，方可考虑拔除气管导管。术后需要保留气管导管的情况见于:脑干实质及邻近区域手术后有呼吸功能障碍者;后组脑神经损伤出现吞咽困难或呛咳反射明显减弱者;颈段和上胸段脊髓手术后呼吸肌麻痹或咳嗽无力者;严重颅脑外伤伴有脑脊液鼻漏或口鼻出血者;经蝶窦垂体手术或经口斜坡手术后压迫止血或渗血较多，没有完全清醒者;其他原因引起的呼吸功能障碍，术后需要机械通气者。

麻醉手术期间常规生命体征监测包括心电图、脉搏氧饱和度、动脉血压及呼气末二氧化碳分压。脑电双频指数 BIS 用于全麻深度监测，与镇静深度有较好的相关性，可应用维持稳定的镇静深度。

第二节　常见神经外科手术的麻醉

一、垂体腺瘤

(一)麻醉前估计

(1)根据精神状态、症状和血浆激素水平，估计患者对麻醉用药和手术的耐受力。

(2)根据患者特有的外貌特征(如 GH 腺瘤患者的厚嘴唇、高宽鼻子、下颌骨前伸宽大、舌体肥厚、声门增厚及声门下狭窄、肢端肥大;ACTH 腺瘤的库欣综合征体型)，估计气管插管的难易程度，备妥相应的插管用具。

(3)详细了解各种类型腺瘤本身所致的并发症，恰当评估，备妥治疗药物(如 GH 瘤伴高血糖者应备胰岛素)。

(4)垂体腺瘤手术患者对麻醉用药无特殊要求，但尽可能选用不增加循环负担的药物，用药量多数偏小;TSH 腺瘤患者如果甲亢症状未能很好控制，麻醉诱导及手术强刺激易引起循环系统激惹,麻醉用药量偏大。

(二)气管插管

一般都可在快速诱导下完成气管插管。对 GH 腺瘤独特体征患者,有时可遇到气管插管困难,应选用大号口咽通气管和喉镜。对于估计困难插管的患者建议采用下列插管措施:①施行清醒气管插管;②静脉注射羟丁酸钠待入睡后,施行咽喉、气管表面麻醉,完成插管;③采用纤维光导喉镜或气管镜完成插管;④GH 腺瘤患者声门及声门下可能存在肥厚狭窄,气管导管应选稍小一号尺寸,以防声门、气管壁损伤。

(三)呼吸管理

(1)常规机械通气,通气量 10mL/(kg·min)。术中随时监测动态血气分析,随时调整呼吸参数。

(2)术中均应选用带套囊的气管导管。术毕拔管指征:意识完全清醒配合,通气量接近术前水平,$P_{ET}CO_2 < 35mmHg$,$SpO_2 > 95\%$,肌力恢复,不存在呼吸道梗阻隐患,吞咽反射良好。

(四)注意事项

(1)由于垂体腺瘤对 ACTH 细胞的挤压,术前 ACTH 水平已明显降低,手术开始时可先给地塞米松 10mg,以后根据循环状况和手术进展再适量增用。

(2)不少垂体腺瘤患者术前合并糖代谢紊乱,血糖和尿糖均增高,但术后可下降,术中除减少糖输入量外,应动态监测血糖和尿糖变化,及时调整。

二、颅脑外伤患者的麻醉

严重的颅脑外伤,由于颅内血肿或脑肿胀压迫可形成脑疝,或同时并有脑干损伤时,患者都有不同程度的昏迷和气道阻塞,还可出现血压升高、心动过缓及呼吸减慢三联症,CT 扫描可见血肿部位及范围,另外中线结构也可不同程度移位。

(1)此刻除及时解决气道通畅外,要注意瞳孔大小的变化,是否双侧等大,应紧急准备开颅探查,术中打开颅骨时,血压可以突然下降,甚至测不出,尤其有矢状窦撕裂的患者,故应及早做好输血准备。

(2)此类患者全麻应避免应用增加脑血流、脑血容量及颅内压的药物。

(3)要注意其他并存症,如发现高热应及时降温,出现张力性气胸时应及时穿刺抽气或做闭式引流。

(4)应注意是否合并脊髓损伤高位截瘫的发生,出现应激性溃疡时应注意胃出血、心内膜出血、胃穿孔、肺出血等体征,应及时处理。

三、脑血管疾病的麻醉

脑血管病的病死率高、后遗症多,在我国是人口死亡的第一位,发病年龄多数在中年后,通常分出血性和缺血性两大类,前者主要是高血压性脑出血、颅内动静脉瘤和脑动脉畸形;后者主要是脑血栓形成和脑栓塞。外科治疗原则是:对血肿引起脑受压者,紧急清除血肿并止血;因动脉瘤或动脉畸形破裂出血者,予以切除或夹闭,以防再次出血而危及生命。对缺血性脑血管病可根据病情施行动脉内膜切除术、人工搭桥术或颅外-颅内动脉吻合术。

(一)脑出血

1.脑出血

最常见的病因是高血压动脉硬化,出血部位多在壳核、丘脑、脑桥和小脑,以壳核最多发,占 40％左右。出血多者,积聚成大血肿或破入脑室或侵入脑干,后果严重,死亡率很高。

2.麻醉处理

意识障碍不严重,患者尚能合作者,可考虑局麻加神经安定镇痛麻醉,但多数患者已不能合作,在 CT 造影过程即需给予镇静剂,全身麻醉仍是较佳的选择,必须注意以下几点:

(1)由于急诊手术,麻醉前无充裕时间准备和了解过去史,应着重了解主要脏器功能及服药史,力争检查心肺功能,44 岁以上患者要急查心电图。

(2)多数患者伴有高血压史,或长期服用 α、β-受体阻滞剂,麻醉诱导应慎重用药,减少对心血管功能抑制,减少喉镜刺激引起颅内压(ICP)升高和心血管反应。宜选用快速静脉诱导插管;对血压过高者先适当降压后再插管;首选静脉复合麻醉。对术前已昏迷且饱食患者,采用保留自主呼吸下的插管为妥。

(3)术中尽量避免血压过度波动,对高血压患者尤为重要。对中枢损害、颅压较高的患者,应防止血压过剧下降,因可降低颅内灌注压及脑自动调节功能。

(4)对病情较重的患者,术中应控制血压下降不低于麻醉前水平的 30％。对高热患者宜采用快速气管内插管,选用非去极化类肌松药,以防肌颤加重高热;在较深麻醉下进行头部降温至鼻温 34℃,防止寒战反应,体温每下降 1℃,ICP 可下降约 20mmHg。

(二)脑动脉瘤

(1)脑动脉瘤 85％～90％的发生在脑底动脉环的前半部;发生在后半部、椎-基底动脉系者占 3％～15％;多因出血、瘤体压迫、动脉痉挛或栓塞而出现症状,容易致残或死亡,幸存者也易再次出血。

(2)根据瘤体大小可归为四类:①直径小于 0.5cm 者为小动脉瘤,占 15.5％;②直径等于或大于 0.5cm 及小于 1.5cm 者为一般动脉瘤;③等于或大于 1.5cm 或小于 2.5cm 者为大型动脉瘤;④等于或大于 2.5cm 者为巨型动脉瘤,占 7.8％。34％动脉瘤破裂患者可并发蛛网膜下隙出血。

(3)Hunt 及 Hess 将脑动脉瘤分成五级见表 4-1。若伴有严重全身疾患如高血压、糖尿病、严重动脉硬化、慢性肺部疾患及动脉造影示严重血管痉挛者,其评级需降一级。

表 4-1　Hunt 及 Hess 脑动脉瘤分级

分级	症状
Ⅰ级	无症状,或轻微头痛及轻度颈强直
Ⅱ级	中度及重度头痛,颈强直,有神经麻痹,无其他神经功能缺失
Ⅲ级	嗜睡,意识模糊,或轻微灶性神经功能缺失
Ⅳ级	木僵,中度至重度偏侧不全麻痹,可能有早期去脑强直及自主神经系统功能障碍
Ⅴ级	深昏迷,去脑强直,濒死状态

（4）手术时机：尚有争议，有蛛网膜下隙出血（SAH）后48小时至8天内进行（早期手术），或出血后8天至3周后进行（延期手术）两种。

（5）手术方式有：①动脉瘤颈夹闭或结扎术，为首选手术方式；②载瘤动脉夹闭及动脉瘤孤立术；③动脉瘤包裹术；④开颅动脉瘤栓塞，使瘤腔永久性闭塞，有铜丝导入法、磁凝固法、射频术和氩氖激光凝固等法；⑤经外周血管栓塞动脉瘤术。

（6）麻醉处理：麻醉处理的首要问题是防止麻醉诱导及手术过程中动脉瘤破裂，其次为预防脑血管痉挛和颅内压增高。

麻醉注意事项：在麻醉诱导过程发生动脉瘤破裂率为1%～4%，一旦发生，死亡率高达50%；在手术过程的发生率为5%～19%，多发生在分离动脉瘤、夹闭瘤蒂、持夹钳脱离、剪开硬膜ICP降至大气压水平、过度脑回缩引起反射性颅内高压时。因此，在整个麻醉过程中应注意以下问题。

a.避免增高动脉瘤的跨壁压（TMP）：TMP＝MAP－ICP。正常TMP＝脑灌注压（CPP），为85mmHg。瘤越大，壁越薄，应力就越大。围手术期中不论MAP增高（浅麻醉，通气障碍等），还是ICP过度降低（如脑室引流、过度通气、脑过度回缩），都将增加动脉瘤的跨壁压和壁应力，动脉瘤破裂的危险性增高。

b.维持适当低的MAP或收缩压：由于收缩压与动脉流速成正比，流速快可形成湍流而损害瘤壁。因此，需施行降压维持MAP 50mmHg以上，以防止动脉瘤破裂，但要考虑脑血管自动调节的范围，防止CBF长期低于正常值的5%，否则将出现脑功能障碍。对于已存在脑血管痉挛和颅高压的患者，MAP的低限还应适当提高，以增加安全性。

麻醉要点：①术前准备如同脑出血患者，根据Hunt and Hess分级标准，颅内动脉瘤中约55%的患者属Ⅰ～Ⅱ级，Ⅲ级占30%，Ⅳ级占10%，Ⅴ级占5%。患者情绪紧张者应加用镇静剂，剂量较大。已中度意识障碍、偏瘫、早期去脑强直和神经障碍者，必须先积极内科治疗，以降颅压和解除脑血管痉挛，防止呛咳和便秘，控制血压在接近正常范围。②术前ECG异常的患者，力求弄清病因。③麻醉过程力求平稳，严禁清醒插管及呛咳、屏气和呼吸道梗阻，尽可能减少气管插管心血管应激反应，4%利多卡因或2%丁卡因喷雾表麻，然后施行气管插管可基本避免插管升压反应。此外，麻醉中易出现血压波动的阶段有摆体位、切皮和开颅、检查并游离动脉瘤、缝皮和苏醒期，应加深麻醉和镇痛，追加小剂量β-受体阻断药，插管前利多卡因1.5mg/kg静脉注射，维持适宜麻醉深度。④头皮浸润的局麻药中禁忌加用肾上腺素，以免分离钳夹动脉瘤前的动脉瘤及母动脉透壁压力不稳定。在开颅过程采用过度通气，维持PaCO₂在4kPa（30mmHg）左右。⑤为便于分离动脉瘤，在接近母动脉前开始控制性低血压，可用三磷腺苷（ATP）及硝普钠或佩尔地平降压。异氟烷控制性降压停药后，血压渐回升，无反跳性高血压和外周血管阻力升高，故可列为常用的降压方法。⑥对高热或阻断脑主要血管需时较长者，或应用体外循环时，可以采用低温，尽量避免复温过程出现寒战。⑦在液体管理上近年来主张在动脉瘤夹闭后，应积极扩容（3H法）以保持CVP>5cmH₂O、Hct 30%～35%为宜。

（三）颅内血管畸形

（1）颅内血管畸形是指脑血管发育障碍引起的脑局部血管数量和结构异常，并对正常的脑血流产生影响。

（2）Russell 将颅内血管畸形分为四类：动静脉畸形、海绵状血管瘤、毛细血管扩张及静脉畸形。手术治疗颅内血管畸形能杜绝再出血，并阻止脑盗血，从而改善脑组织血供。畸形在重要功能中枢者不宜手术，可用血管内栓塞术，超选择导管及 IBC 塑胶注入治疗。

（3）手术种类甚多，目前以血管畸形切除术最为理想，手术原则与颅内动脉瘤手术相同，但需要广泛的手术剥离，操作时间较长，出血量极大。

（4）麻醉处理：选用全麻，按需施行中度控制性降压，并使用血液回收仪。

目前多已采用吸入异氟烷降压；对年老、体弱、心功能差的患者可用硝酸甘油降压，速率为 $0.02\sim0.04mg/(kg\cdot h)$。

尼莫地平对脑血管有选择性扩张作用，对心肌抑制轻，用药后可增加心排出量，停止降压后无反跳现象，对预防术后心脑血管痉挛尤其有效，在脑血管手术中已被列为首选预防药。

动静脉瘘致血流短路特点。

a.长期可形成静脉动脉化和动脉静脉化改变，继发引起心脏肥大、脉搏增快、循环时间缩短、血容量增多，血管畸形处脑组织更缺氧，$14\%\sim30\%$ 做患者出现智力障碍。所以，术中必须充分吸氧，维持脑灌注压，降低颅内压，以减少颅内盗血现象。

b.由于畸形血管周围的脑组织已处于缺氧状态，故慎用过度通气。

c.畸形血管周围一旦被切除要严密观察防止发生"正常灌注压恢复综合征"引发的出血、脑水肿。

（四）颈动脉内膜剥脱术的麻醉

颈动脉内膜剥脱术的麻醉甚为复杂而棘手，患者面临脑缺血危险，且多数合并多系统疾病，因此，正确处理麻醉对患者的预后至关重要。

1.术前估计

颈动脉内膜剥脱术的最主要目的是预防卒中，同时减轻临床症状，增进生活质量和延长寿命。然而脑血管疾病、冠心病患者、术前有高血压（BP＞180/110mmHg）、糖尿病患者施行颈动脉内膜剥脱术，围手术期的病残率和死亡率明显升高。手术指征包括：短暂性脑缺血发作、无症状性颈动脉杂音、既往脑卒中患者出现新症状时。手术禁忌证为急性严重脑卒中、迅速进展性卒中、恢复迅速的卒中以及近期有心肌梗死或心衰的患者。

2.麻醉前准备与估计

（1）多次测定不同体位双上臂血压，清醒静息状态下的血压，仔细评估心血管状态，以确定患者在通常情况下的血压范围，以此确定术中和术后可以耐受的血压范围。若术前双上臂血压存在差异，术中和术后应以较高的上臂血压值作为依据，可更好反映脑灌注压。

（2）长期应用抗高血压药的患者，术前不应停用。如果术前病情不允许缓慢控制高血压，则术中不能施行快速降低高血压措施，因容易诱发脑缺血发作，可在术后进行合理治疗。

（3）术前血气分析以确定静息情况下的 $PaCO_2$，据此作为麻醉中维持适宜 $PaCO_2$ 的范围。

（4）不主张大剂量术前药，尤其是阿片类药，可用小剂量镇静催眠药。

3.麻醉处理

（1）麻醉选择：与局麻相比，全身麻醉能更好控制影响脑血流（CBF）和脑氧耗（$CMRO_2$）的因素。全麻药的选择根据术中和术后能维持满意的脑灌注压，颈动脉阻断期能降低脑缺血区的代谢率以及术后即刻对患者的神经功能反应能做出全面的评估。一般需联合应用才能达到上述特殊目的。

（2）麻醉诱导及维持：诱导可以应用硫喷妥钠或异丙酚，能快速降低 $CMRO_2$；麻醉维持应用低浓度异氟烷、麻醉性镇痛药和中效非去极化肌松药联用施行平衡麻醉，可维持较浅麻醉，血流动力学较稳定，监测灵敏度较好。

（3）在颈动脉阻断中，如果监测证实脑灌注不满意，或置入分流存在困难，或置入分流不能纠正时，可用足量硫喷妥钠维持整个颈动脉阻断期的麻醉，保持 EEG 处于抑制状态，必要时用正性肌力药及血管收缩药对心血管功能进行支持。

4.注意事项

（1）维持 $PaCO_2$ 正常或稍低。高 $PaCO_2$ 具有脑内窃血、增强交感神经活性、增加心肌氧需和诱发心律失常副作用。可施行低 $PaCO_2$ 和中度低血压以降低 CBF。

（2）预防和正确治疗低血压则仍是十分必要的。

（3）常规在颈动脉窦附近施行局麻药浸润，可有效预防手术刺激所致的突发性低血压和心动过缓。

（4）一定程度的血液稀释对脑缺血有利。

（5）当准备阻断颈动脉时，肝素抗凝，在完成颈动脉内膜剥脱后与缝合伤口前，使用鱼精蛋白部分逆转肝素的作用，一般不需要完全拮抗，部分抗凝可减少术后血栓形成的概率。

（6）术中常规监测心电图、食管听诊器、体温、SpO_2、$PETCO_2$ 及桡动脉直接血压和血气分析，以便及时发现突发性血压剧烈波动。

5.术后并发症

术后最常见的并发症是血流动力学不稳定、呼吸功能不全和卒中，应及时寻找原因进行处理。

四、颅内肿瘤的麻醉

（一）颅内肿瘤患者的病理生理

颅内肿瘤按部位可粗略分为大脑半球肿瘤、小脑肿瘤和脑干肿瘤，后两者位于颅后窝，又统称为颅后窝肿瘤。病理报告以神经胶质瘤、脑膜瘤多见，余为转移瘤、结核瘤等。患者可能患病数年无临床症状，随着占位病变体积的增大出现颅压升高的症状，伴视力、嗅觉障碍、偏瘫、失语等。与麻醉有关的颅内肿瘤的病理生理变化主要是肿瘤占位引起的颅压增高，颅内压是指颅内容物对颅腔壁产生的压力，临床上一般通过测量脑脊液压力了解颅压的变化情况，颅内压力正常是维持脑功能正常运转所必需的。

1.颅压的调节

颅内容物主要有脑组织、脑脊液和血液三种成分，正常情况下，其中一种成分增加，其他两种成分则相应减少，机体通过自动调节维持颅压在一定限度之内（成人 5～15mmHg，儿童 4～7.5mmHg）的正常平衡状态。颅内肿瘤引起颅内容物的增加，早期可通过自动调节维持正常的颅压，随着颅内肿瘤体积增大，超过代偿限度颅内压即增高。有时颅内肿瘤（如颅后窝病变）

体积虽然很小,但也可引起颅内压增高,这主要是因为肿瘤位置引起脑脊液回流受阻,脑积水所致。

2.脑脊液对颅压的调节、作用

由脉络丛生成的脑脊液时刻在进行着新陈代谢变化,包括生成、循环和吸收。颅内压的变动可受脑脊液分泌、循环、吸收的影响,在颅内压的调节中起重要作用。当颅压增高时,脑脊液回吸收增加,而且一部分脑脊液受挤压流入脊髓蛛网膜下隙,使颅内容物总体积减小,有利于颅压降低。

3.脑血流对颅压的调节

颅压的变化直接影响脑血流,颅压增高,脑血流减少,而脑静脉系统的血液受挤压而排出增多,脑血容量减少,因而颅压可以降低。正常情况下脑血流的调节主要通过动脉血管口径的变化来实现的,其影响因素有二氧化碳分压、动脉血酸碱度、温度等。临床上通常采用过度通气来降低二氧化碳分压,以使脑血管收缩,脑血流减少,达到降低颅压的作用,为手术提供良好的手术野。

颅压的调节有一定的限度,在这个限度之内,颅内对容积的增加有一定的代偿力,这种代偿力表现在脑脊液被挤压至脊髓蛛网膜下隙,脑部血液减少与脑组织受压向压力低处转移,以达到机体承受的病理平衡,故这个限度的极限称之为临界点。超过临界点即失代偿,这时颅内容物微小的增加,可使颅内压急剧增加,加重脑移位与脑疝,发生中枢衰竭。

(二)麻醉处理要点

1.术前准备

颅内肿瘤手术一般都是择期手术,有足够的时间进行术前准备。麻醉医师所要做的是麻醉前认真访视患者,了解病史,包括既往史、手术史等,特别是与麻醉有关的心、肺合并症,肝、肾功能情况。

2.麻醉前用药

成人一般在麻醉前30分钟肌内注射苯巴比妥0.1g,东莨菪碱0.3mg。

3.术中监测

术中监测见颅脑外伤患者麻醉处理要点中的术中监测,此不再赘述。

4.麻醉方法

颅内肿瘤患者麻醉方法有局部麻醉、局部麻醉加神经安定镇痛术、全身麻醉。随着时代的进步,人们对麻醉的要求也越来越高,一方面,患者要求术中舒适而无恐惧,另一方面,随着显微手术的不断开展,手术医师要求良好的手术野,因此,目前所有的颅内肿瘤患者均在全身麻醉下进行手术。麻醉诱导目前可选用的药物很多,如咪达唑仑、丙泊酚、依托咪酯、羟丁酸钠等;肌松药可选择阿曲库铵、维库溴铵、哌库溴铵等;麻醉性镇痛药可选芬太尼、舒芬太尼、吗啡等。

5.麻醉维持

见颅脑外伤患者麻醉处理要点中的麻醉维持。

6.术中管理

颅内肿瘤患者术前常用脱水剂,因而术前常常血容量不足,术中还要丢失一部分血液,特别是手术较大时,有效循环血容量不足将更为明显,术中液体管理非常重要,最好监测中心静脉压,以指导输液。液体种类根据患者具体情况选用晶体液和胶体液,晶体液以乳酸钠林格液为主,不用含糖液,胶体液有聚明胶肽(血代)、血定安、万汶等。对体质较好的患者,可采用大量输血补液,尿量保持 30mL/h 即可。以免肿瘤切除后,正常脑组织解除压迫,出现脑组织严重水肿,加重脑损害。呼吸管理见颅脑外伤患者麻醉处理中的术中管理。

7.麻醉恢复期

麻醉恢复期的管理要求与颅脑外伤患者相同。

(三)麻醉注意事项

此类患者由于术前使用脱水剂,往往伴有电解质紊乱,所以术前一定要化验电解质,以利于术中选择液体种类,保持电解质平衡。

颅内高压的处理非常重要,处理不妥死亡率很高。在麻醉诱导后应立即静脉注射 20% 甘露醇 1g/kg,最好在剪开脑膜前输完,并配合过度通气,保持一定的麻醉深度,最大限度地降低颅压,以利手术的进行。

对出血多的手术,如脑膜瘤多沿大静脉窦发展,极易侵犯静脉窦,血运非常丰富,麻醉前一定要有充分的估计,多开放几条静脉通路,以备能快速输液输血。术中在分离肿瘤前进行控制性降压,注意降压的幅度,根据需要动脉压若降至 60mmHg 以下时,切不可时间过长。麻醉力求平稳,无缺氧及二氧化碳蓄积。

颅后窝肿瘤手术麻醉比较复杂,手术体位常有坐位、俯卧位、侧卧位。坐位时术中易发生气体栓塞,为预防气体栓塞,术中禁用 NO_2 与过度通气及控制性降压,可采用呼气末正压通气。下肢用弹力绷带,防止淤积性血栓形成。变动体位时要慢,避免血流动力学急剧改变。常规监测 $P_{ET}CO_2$、SPO_2、心电图 EEG、中心静脉压(CVP),必要时置右房导管及超声多普勒气体监测仪或食管超声心动图可动态反映心内的气泡;一旦检出气泡立即通知术者关闭空气来源、右房抽气、左侧垂头足高位、加快输液,必要时给心肌变力性药物支持。

脑干是颅后窝内极为关键的结构,手术期间生命中枢受到刺激易出现呼吸节律和心率变化,因此,对机械通气的患者应加以注意。对保留自主呼吸的患者,应密切注意呼吸节律的变化,出现异常及时通知手术医师,以减轻对脑干的牵拉刺激。还应该注意的是脑干手术时应保证手术野安静,避免麻醉减浅出现呛咳,最为稳妥的方式是应用肌松药,进行机械通气。

第五章 临床血液检验

第一节 血液一般检验

一、红细胞检验

(一)红细胞计数

红细胞是血液中数量最多的有形成分,主要生理功能是携氧或二氧化碳和维持酸碱平衡等。红细胞计数(RBC)是血液一般检验的基本项目,常作为诊断贫血及红细胞增高的主要指标之一。

1.检测方法和原理

(1)显微镜计数法:用等渗稀释液将血液以一定倍数稀释并充入计数池,在高倍镜下计数中央大方格内 4 角和正中共 5 个中方格内的红细胞数(N),经换算求出每升血液中的红细胞数量。计算公式如下:

$$红细胞数/L = N \times \frac{25}{5} \times 10 \times 200 \times 10^6 = N \times 10^{10} = \frac{N}{100} \times 10^{12}$$

(2)血液分析仪法:多采用电阻抗法、激光法。

2.质量管理

(1)质量控制

①血细胞计数误差:来源于技术误差、设备误差和分布误差,可通过消除或减少误差进行RBC的质量控制(表 5-1)。

表 5-1 血细胞计数误差的种类及消除方式

误差种类	原因	误差减少方法
技术误差	采血部位不当、稀释倍数不准、充液不当、血液凝固、器材处理及使用不当和细胞识别错误等	规范操作、正确使用器材、提高操作技能
设备误差	器材(计数板、盖片、吸管等)不准确、不精密等	校正各种器材
分布误差	血细胞在计数池分布不均匀等	扩大计数范围和(或)数量

②室内质量控制

a.患者标本的双份测定:是最简单的质控方法。若工作量允许,要求每份标本均进行双份测定,否则应至少取 4~5 份连续分析的标本进行重复两次测定,计算差值的标准差(s),s=$\sqrt{\frac{\sum d^2}{2n}}$。每份标本双份测定结果的差值不应该超过±2s。此法能发现随机误差,但若技术人员操作能力很差,会导致 s 很大,对单个误差就不敏感。

b.核查试验:方法与患者标本的双份测定相似,取较早批次的标本进行重复测定。每份标本重复测定结果的差值不应该超过±2s。此法能检出设备和试剂是否变质,适用于较稳定的 MCV 等项目、不适用于 RBC、WBC 和 HCT 等项目核查。

c.质控品测定:用恰当的质控品重复测定 11 次,计算得到 s 和 CV。随后制作质控图,将每日质控数据点在质控图上。采用 s 和 CV 值能反映方法精度,说明检测方法对临床结果解释的影响有多大。当在控时,才能报告所有患者标本的测定结果。如发生下列情况:1 个质控值超出了±2s 的质控限;几个连续质控值倾向性增高或减低;几个连续质控值在均值一侧;20 个质控结果中有 2 个或 2 个以上在±2s 控制线上,说明操作、仪器、移液管或试剂已经发生了误差,应采取措施进行纠正,首先应检查质控品有无受污染或变质。

③改良牛鲍计数板鉴定:计数板在启用后,每隔 1 年都要鉴定 1 次,内容是:a.盖玻片检查:包括厚度和平整度。厚度检查使用千分尺,最少测 9 个区,每区测 2 点,要求区域间厚度差<2μm;平整度检查使用平面平晶仪,检测盖玻片两表面的干涉条纹,要求其条纹细密均匀或轻度弯曲。b.计数池深度检查:使用千分尺,多点测定计数池高度,误差在±2%内。

④红细胞计数干扰校正:通常 RBC 计数时已包含白细胞,白细胞数量在正常范围时,对红细胞的影响可忽略不计,但如白细胞计数过高($>100\times10^9$/L),则应对 RBC 结果进行校正。校正公式:实际 RBC=测得 RBC-WBC。

红细胞计数稀释液应是等渗溶液,推荐浓度为(1,5~2.2)mg/mL 血液的 EDTA-K$_2$ 抗凝剂为血常规测定抗凝剂。

(2)干扰因素:干扰 RBC 计数因素见表 5-2。

(3)方法学比较:见表 5-3。

表 5-2 干扰红细胞计数结果的因素

干扰因素
生理性	增高:①高海拔,昼夜变异(早晨高),心理性应激,吸烟,压脉带(使用>6min,增高 3%);②抗甲状腺药,红细胞生成素,糖皮质激素。
	减低:①铅,蘑菇中毒,亚硝酸盐,妊娠,X 线治疗引发再生障碍性贫血;②对乙酰氨基酚对氨基水杨酸,阿司匹林。
分析性	增高:冷球蛋白。减低:冷凝集素,冷冻会溶解(液氮冷冻仅损失 2%~3%)

注:分析性干扰因素,指年龄、性别、时间、食物、药物等因素对该项目的检测方法所产生的干扰;生理性干扰因素:指上述各因素引起的体内代谢变化导致该项目的结果受到干扰。"①"指非药物因素,"②"指药物因素。无①、②标识的,指非药物因素或药物因素的其中一种。"增高"指非疾病因素引起的假性增高/假阳性;"减低"指非疾病因素引起的假性减低/假阴性。全书中其他同类表格的含义依此类推

表 5-3　红细胞计数法的方法学比较

方法	特点	适用范围
显微镜计数法	传统方法、设备简单、价廉,但费时费力、精密度低	WHO 推荐 RBC 参考方法;血液分析仪异常检查结果复核
血液分析仪法	操作简便、易于标准化、精密度高,但价格昂贵、环境要求较高	大批量标本筛检

3.临床应用

(1)参考范围。①成年:男性$(4.09\sim5.74)\times10^{12}/L$,女性$(3.68\sim5.13)\times10^{12}/L$。②新生儿$(5.2\sim6.4)\times10^{12}/L$。

(2)临床意义

①增高:红细胞增高的临床意义见表 5-4。

②减少:见于各种原因贫血(定义为 RBC、Hb 或 Hct 低于参考范围下限)。按病因可将贫血分为 3 大类(表 5-5)。

表 5-4　红细胞病理性增高和机制

增高		常见疾病和机制
相对性增高		暂时性血液浓缩:呕吐、高热、腹泻、多尿、多汗、大面积烧伤等
绝对性增高	继发性	红细胞生成素(Epo)代偿性增高:严重慢性心肺疾病、发绀性先天性心脏病、携氧力低异常 Hb 病等;Epo 非代偿性增高:肾癌、肝癌、卵巢癌、肾积水、多囊肾、肾移植后等
	原发性	真性红细胞增高症、良性家族性红细胞增高症等

表 5-5　贫血的病因学分类

类型	发病机制	疾病
红细胞生成减少		
骨髓功能衰竭	造血干细胞减少	再生障碍性贫血
	造血干/祖细胞受抑制	急性造血功能停滞
	红系祖细胞缺陷	单纯红细胞再生障碍性贫血、先天性红细胞生成障碍性贫血
造血物质缺乏或利用障碍	造血调控因子缺乏	肾性贫血、内分泌紊乱所致贫血
	铁缺乏	缺铁性贫血
	铁利用障碍	铁粒幼细胞贫血
	单核-巨噬系统铁释放障碍	炎症,感染所致慢性病贫血
	铁转运障碍	先天性运铁蛋白缺乏症
	铜缺乏	缺铜性贫血

类型	发病机制	疾病
	DNA 合成障碍	叶酸、维生素 B_{12} 缺乏性巨幼细胞性贫血与其他巨幼细胞性贫血
红细胞破坏过多		
红细胞内在缺陷	红细胞膜缺陷	遗传性球形红细胞增高症、遗传性椭圆形红细胞增高症、遗传性口形红细胞增高症、遗传性棘形红细胞增高症
	红细胞酶缺陷	遗传性红细胞 G6PD 缺乏症、遗传性红细胞丙酮酸激酶缺乏症、糖无氧酵解,戊糖旁路及谷胱甘肽代谢中其他酶缺乏所致溶血性贫血
	血红蛋白异常	
	珠蛋白合成减少	珠蛋白生成障碍性贫血;镰状细胞贫血、HbC、HbD、HbE 病
	珠蛋白结构异常	不稳定 Hb 所致溶血性贫血
	红细胞对补体过敏	阵发性睡眠性 Hb 尿症
红细胞外在异常	免疫反应	
	自身免疫	温抗体型自身免疫性溶血性贫血、冷凝集综合征
	同种免疫	新生儿 ABO 溶血病、新生儿 Rh 溶血病、血型不合输血后溶血病
	药物诱发免疫	药物性免疫性溶血性贫血
	机械性损伤	红细胞破碎综合征、行军性 Hb 尿症
	高温	烧伤所致溶血性贫血
	化学物质	药物、化学毒物所致溶血性贫血
	微生物、寄生虫	疟疾、多种细菌所致溶血性贫血
	脾功能亢进	脾亢所致溶血性贫血
红细胞丢失(失血)	急性失血	急性失血性贫血
	慢性失血	慢性失血所致缺铁性贫血

(二)血红蛋白测定

血红蛋白(Hb)是在人体有核红细胞、网织红细胞内合成的一种含色素辅基的结合蛋白质,相对分子质量(MW)为 64458,每克血红蛋白可携带 1.34mL 氧。Hb 的 4 条珠蛋白肽链每条可结合 1 个亚铁血红素,形成四聚体,可结合 O_2 和 CO_2。生理条件下,99% Hb 的铁呈 Fe^{2+} 状态,称为还原血红蛋白;亚铁状态的 Hb 与氧结合称氧合血红蛋白;1% Hb 的铁呈 Fe^{3+} 状态,称为高铁血红蛋白(Hi)。如血红素第 6 个配位键被 CO、S 等占据,可形成碳氧血红蛋白(HbCO)或硫化血红蛋白(SHb)。

1.检测方法和原理

(1)检测方法:Hb 测定大致分为 4 类(表 5-6)。常用比色法有氰化高铁血红蛋白(HiCN)测定法、十二烷基硫酸钠血红蛋白(SDS-Hb)测定法、碱羟血红蛋白(AHD$_{575}$)测定法、叠氮高铁血红蛋白(HiN$_3$)测定法、溴代十六烷基三甲胺(CTAB)血红蛋白测定法等。

表 5-6　Hb 测定方法和基本原理

测定方法	测定原理
比色法	Hb 衍生物光谱特点
全血铁法	Hb 分子组成
比重法、折射仪法	血液物理特性
血气分析法	Hb 与 O$_2$ 可逆性结合的特性

(2)氰化高铁血红蛋白(HiCN)测定法:HiCN 法是 WHO 和 ICSH 推荐参考方法。在溶血液中,Hb(除 SHb 外)中的亚铁离子(Fe^{2+})被高铁氰化钾氧化为高铁离子(Fe^{3+}),Hb 转化成高铁血红蛋白(Hi),Hi 与氰化钾中的氰离子反应生成 HiCN。HiCN 最大吸收波峰为 540nm,波谷为 504nm。HiCN 在 540nm 处的吸光度与溶液中的浓度成正比,根据测得吸光度可求得待测标本 Hb 浓度(直接测定法)或用 HiCN 参考液进行比色法测定制作标准曲线供查阅。反应在 18~25℃中进行,加入非离子表面活性剂可加快红细胞的溶解,减少脂蛋白沉淀产生的溶液浑浊。

2.质量管理

(1)质量控制

①分光光度计鉴定:需要校正波长和吸光度,波长误差<±1nm,比色杯光径 1.000cm,允许误差为 0.5%,测定温度为 20~25℃。

②HiCN 转化液:试剂应贮存在棕色有塞玻璃瓶中,置 4℃冰箱内保存。应保持新鲜,至少每月配制 1 次。

③HiCN 参考液:参考液应做纯度检查,波长 450~750nm 吸收光谱曲线形态应符合波峰在 540nm,波谷在 504nm,540nm/504nm 吸光度比率应为 1.59~1.63,用 HiCN 试剂作空白,波长 710~800nm 处,比色杯光径 1.000cm 时,吸光度应<0.002。

(2)干扰因素(见表 5-7):HiCN 转化液遇到白细胞过多或异常球蛋白增高的血液标本,会出现浑浊。若因白细胞过多引起的浑浊,可离心后取上清液比色;若因球蛋白异常增高(如肝硬化者)引起的浑浊,可向转化液中加入少许氯化钠(0.25g)或碳酸钾(0.1g),混匀后可使溶液澄清。HbCO 转化为 HiCN 的速度缓慢,可延长转化时间或加大试剂中 K$_3$Fe(CN)$_6$ 的用量。

(3)方法学比较:见表 5-8。

表 5-7　干扰血红蛋白测定结果的因素

	干扰因素
生理性	增高:①高海拔,昼夜变异(早晨高),心理性应激,吸烟,使用压脉带(>6min);②地塞米松,红细胞生成素,右旋糖酐铁。减低:①亚硝酸盐,蘑菇中毒,妊娠,月经,急性感染,饮食缺铁。②别嘌醇,对氨基水杨酸,吲哚美辛

续表

	干扰因素
分析性	增高:①胆红素,冷球蛋白,EDTA过度充盈真空采血管,高脂血症、高白细胞;②氨基酸。减低:液氮冷冻减低2%～3%

表5-8　血红蛋白测定方法学比较

测定方法	优点	缺点
HiCN法	参考方法、操作简单、反应速度快、可检测除SHb外所有Hb、产物稳定易控	氰化钾有剧毒、高白细胞/高球蛋白血症标本可致浑浊、对HbCO的反应慢、不能测定SHb
SDS-Hb法	次选方法、操作简单、呈色稳定、试剂无毒、准确性和重复性好	SDS质量差异大、消光系数待定、易破坏白细胞,不适于同时白细胞计数
AHD$_{575}$法	试剂简易、不含毒性、呈色稳定、准确性和重复性较好	575nm波长比色、HbF不能转化、pH太高、表面活性剂太强
HiN$_3$法	准确度和重复性较好	试剂有毒性(为氰化钾1/7)、HbCO转化慢
CTAB法	溶血性强、不破坏白细胞、适用于血液分析仪检测	精密度和重复性略差

3.临床应用

(1)参考范围

①参考范围:a.成年:男性131～172g/L;女性113～151g/L。b.新生儿180～190g/L。

②贫血诊断标准:通常按单位容积血液内Hb量低于95%参考范围的下限,作为贫血的诊断依据。国内标准:新生儿<10天 Hb<145g/L,10天至3个月 Hb<100g/L,3个月至6岁 Hb<110g/L,6～14岁 Hb<120g/L,男性成人 Hb<120g/L(海平面地区)或125g/L,女性成人 Hb<100g/L。

③划分贫血严重程度标准:成人 Hb,≤30g/L为极严重,31～60g/L为重度,61～90g/L为中度,>90g/L为轻度。儿童,Hb<30g/L和RBC<1×10^{12}/L为极严重,Hb30～59g/L和RBC(1～2)×10^{12}/L为重度,Hb60～89g/L和RBC(2～3)X10^{12}/L为中度,Hb>90g/L和RBC(3～4)×10^{12}/L为轻度。

(2)临床意义:血红蛋白测定的临床意义与红细胞计数相似,但判断贫血程度优于红细胞计数。应注意:

①某些贫血,红细胞和血红蛋白减少程度可不一致,同时测定RBC和Hb以做比较,对诊断更有意义。

②影响检验结果的因素:a.血液总容量改变。如大量失血早期主要变化是全身血容量减少,此时血液浓度改变很少,单从RBC和Hb数值来看,很难反映贫血的存在。b.全身血浆容量改变。如各种原因引起的失水或水潴留,使血浆容量减少或增加,造成血液浓缩或稀释,均可使RBC和Hb数值增加或减少。

(三)血细胞比容测定

血细胞比容(HCT/PCV)是指一定体积的全血(毛细血管或静脉血)中红细胞所占体积的

相对比例。HCT 的高低与红细胞数量及平均体积、血浆量有关,主要用于贫血、真性红细胞增高症和红细胞增高的诊断、血液稀释和血液浓缩变化的测定、计算红细胞平均体积和红细胞平均血红蛋白浓度等。

1.检测方法和原理

(1)离心沉淀法:常用微量法和温氏法,检测原理基本相同。是将定量的抗凝血在一定的速度和时间离心(微量法用高速离心,温氏法用常量中速离心)后,血液中的各种不同成分互相分离,计算压实红细胞占全血的比值。离心后,读取红细胞层的高度。血液离心后分 5 层,自上而下分别为血浆层、血小板层、白细胞和有核红细胞层、还原红细胞层和氧合红细胞层,读取结果以还原红细胞层为准。

(2)血液分析仪法:由测定红细胞计数和红细胞平均体积后导出,HCT=红细胞计数×红细胞平均体积。

2.质量管理

(1)质量控制:操作规范化,避免操作误差,如抗凝量不准、混匀不充分、离心速度不一等。

(2)干扰因素:见表 5-9。

(3)方法学比较:见表 5-10。

表 5-9　干扰血细胞比容测定结果的因素

干扰因素	
生理性	增高:①高海拔,昼夜变异(早晨高),心理性应激,吸烟,使用压脉带;②红细胞生成素,口服避孕药,雄激素。
	减低:①急性感染,月经,亚硝酸盐,妊娠,静脉输注处采血;②氨基比林,阿司匹林,头孢西丁
分析性	增高:动脉血,血液凝固,白细胞极端增多,网织红细胞,标本 24 小时后结果增7%;减低:自身凝集,冷凝集素,冠状动脉旁路移植术,EDTA 浓度过高,体外溶血

表 5-10　血细胞比容检测方法学比较

方法	优点	缺点
温氏法	应用广泛,无须特殊仪器	难以排除残留血浆(可达 2%～3%)、单独采血,用血量大、已渐被微量法取代
微量法	WHO 推荐为常规方法,CLSI 推荐为参考方法。标本用量少、相对离心力高、结果准确、快速、重复性好	需微量高速专用离心机
微量离心计算法	ICSH 推荐替代参考方法,可常规用于 HCT 测定的校准,HCT＝全血 Hb/比容红细胞 Hb	需用参考方法测定全血 Hb 和比容红细胞 Hb 浓度
血液分析仪法	无须单独采血、快速、重复性好	准确性不及微量法、需定期校正仪器
放射性核素法	ICSH 曾推荐为参考方法、准确性高	方法烦琐,不适用于常规检查

3.临床应用

(1)参考范围

①参考范围:男性 0.38～0.51;女性 0.34～0.45。

②贫血诊断标准:男性<0.40;女性<0.35。

(2)临床意义:与 RBC 相似。HCT 减低是诊断贫血的指标,若红细胞数量正常,血浆量增加,为假性贫血;HCT 增加可因红细胞数量绝对增加或血浆量减少所致。HCT 的主要应用价值

①临床补液量参考:各种原因导致脱水时,HCT 都会增高,补液时可监测 HCT,HCT 恢复正常表示血容量得到纠正。

②真性红细胞增高症诊断指标:当 HCT>0.70、RBC 为(7～10)×10¹²/L、Hb>180g/L 时,即可诊断。

③用于红细胞平均指数计算:红细胞平均值(MCV、MCHC)可用于贫血的形态学分类。

④血液流变学指标:HCT 增高表明红细胞数量偏高,可导致全血黏度增加,严重者表现为高黏滞综合征,易引起微循环障碍、组织缺氧。HCT 与其他血液流变学指标联合应用,可对一些血栓前状态进行监测。

⑤胰腺坏死:血细胞比容临界值为 43%～47%时:阴性预测值为 58%～96%,阳性预测值为 24%～87%,灵敏度为 34%～94%,特异度为 45%～91%。

(四)红细胞平均指数

红细胞平均指数包括红细胞平均体积(MCV)、平均红细胞血红蛋白含量(MCH)和平均红细胞血红蛋白浓度(MCHC)。红细胞平均指数有助于深入认识红细胞特征,为贫血的鉴别诊断提供线索。

1.检测方法和原理

(1)手工法:红细胞平均指数根据 RBC、Hb、HCT 测定结果计算出来(表 5-11)。

表 5-11 红细胞平均指数的计算

指数	含义	计算公式	单位
MCV	全部红细胞体积的平均值	$HCV=\dfrac{Hct}{RBC(\times/L)}\times10^{15}$	飞升(fl)
MCH	全部红细胞血红蛋白含量的平均值	$MCH=\dfrac{Hb(g/L)}{RBC(\times/L)}\times10^{12}$	皮克(pg)
MCHC	全部红细胞血红蛋白浓度的平均值	$MCHC=\dfrac{Hb(g/L)}{Hct}$	g/L

(2)血液分析仪法:MCV 由血液分析仪直接测定导出;由仪器测定 HGB、RBC 可计算出 MCH=HGB/RBC;MCHC=HGB/(RBC×MCV)。

2.质量管理

(1)患者数据室内质控法:又称为浮动均值法或 XB 分析法。在大型医院或每日标本量超过 100 份的单位,患者红细胞平均指数(MCV、MCH 和 MCHC)每日或每周之间结果不会发生明显变化,本法适用于使用自动血液分析仪的检验科,同样也可进行人工计算,以 20 位患者数据作为一批,计算均值,并将数据点在质控图上,此时仅需制作 MCHC 质控图。

（2）干扰因素：见表 5-12。

表 5-12　干扰红细胞平均指数测定结果的因素

	干扰因素
MCV 生理性	增高：①胃手术，年龄增高，妊娠，≥65 岁男性高于女性，吸烟；②对氨基水杨酸，阿司匹林，多种维生素。减低：①肥胖，心理性应激，季节（8 月低），输液侧采血；②红细胞生成素，华法林，呋喃妥因
MCV 分析性	增高：冷凝集素，标本室温 4 天增 4.5%，标本运送室温 4 天后
MCH 生理性	增高：①个体内变异，≥65 岁男性高于女性；②口服避孕药，培高利特。减低：①运动，体能训练，季节（8 月低）；②阿司匹林
MCH 分析性	增高：冷凝集素
MCHC 生理性	增高：①运动，个体内变异，心理性应激；②口服避孕药，阿昔洛韦，羟基脲。减低：①直立，运动，铅，体能训练，苯乙烯；②多种维生素，青霉胺
MCHC 分析性	增高：冷凝集素，标本室温 24 小时增 7%。减低：标本运送室温 4 天

3.临床应用

（1）参考范围：见表 5-13。

表 5-13　MCV、MCH、MCHC 参考值

人群	MCV(fl)	MCH(pg)	MCHC(g/L)
成年	80~100	27~34	320~360
1~3 岁	79~104	25~32	280~350
新生儿	86~120	27~36	250~370

（2）临床意义

①红细胞平均指数可用于贫血形态学分类（表 5-14）及提示贫血的可能原因。在大多数贫血中，MCH 与 MCV 相关；小细胞贫血与低色素相关，正细胞与正色素相关，很少有 MCH 增高而 MCV 不增高的情况；MCHC 反映了红细胞中血红蛋白的浓度，在许多造血系统疾病中，MCHC 仍保持恒定。

②MCV 和 RDW 用于红细胞疾病分类（表 5-15）。

③小细胞低色素贫血鉴别诊断（表 5-16）。

表 5-14　贫血形态学分类及临床意义

贫血分类	MCV	MCH	MCHC	临床意义
正细胞性	80~100	27~34	320~350	急性失血、溶血性贫血、再生障碍性贫血、白血病、慢性炎症等
大细胞性	>100	>34	320~360	叶酸、维生素 B_{12} 缺乏、吸收障碍等
单纯小细胞性	<80	<27	320~360	大多贫血，主要为铁、铜、维生素 B_6 缺乏等
小细胞低色素性	<80	<27	<320	铁、维生素 B_6 缺乏、珠蛋白生成障碍性贫血、慢性失血等

表 5-15　红细胞疾病分类及临床意义

		MCV		
		减低	正常	增高
RDW	减低 正常	轻型珠蛋白生成障碍性贫血 慢性病贫血	正常 慢性病贫血、遗传性球形红细胞增高症、某些轻型 Hb 病	再生障碍性贫血 骨髓增生异常综合征（MDS）
	增高	缺铁性贫血、HbH 病、β 珠蛋白生成障碍性贫血、RBC 碎片、轻型 Hb 病、某些慢性病贫血、G6PD 缺乏症	铁、维生素 B$_{12}$、叶酸缺乏早期、镰状细胞病、HbSC 病	维生素 B$_{12}$、叶酸缺乏、免疫性溶血性贫血、冷凝集素、酗酒

表 5-16　小细胞低色素贫血鉴别诊断

原因	RBC 数量	RDW	大小不一	嗜碱性点彩	骨髓铁染色
缺铁性贫血	减低	增加	可见	无	减低
轻型珠蛋白生成障碍性贫血	正常或增加	正常	无	可见	增加
先天性铁粒幼细胞性贫血	减低	不定	不定	可见	环铁粒幼细胞增加
获得性铁粒幼细胞性贫血	减低	双相	可见	可见	环铁粒幼细胞增加
慢性病贫血	减低	不定	不定	无	铁粒幼细胞减低

二、白细胞检查

白细胞计数是测定单位体积外周血液的白细胞总数。白细胞分类计数（DLC）是分类与计数各种白细胞占总白细胞比值（百分率）和绝对值。由于不同类型的白细胞具有不同的生理功能，不同因素可导致其数量或形态发生变化。因此，与白细胞总数相比，白细胞分类和形态变化更能反映人体的生理或病理状态。

（一）标本类型

白细胞计数：EDTA 抗凝静脉血液或末梢血液。白细胞分类计数：血涂片（新鲜 EDTA 抗凝静脉血液或末梢血液）。

（二）参考区间

白细胞计数的参考区间见表 5-17，成人白细胞分类计数参考区间见表 1-1-18。

表 5-17　不同人群白细胞计数的参考区间

人群	参考区间（×10^9/L）	人群	参考区间（×10^9/L）
成人	4～10	新生儿	15～20
儿童	5～12	6 个月～2 岁	11～12

表 5-18　成人白细胞分类计数参考区间

细胞	比值	百分率(%)	绝对值($\times 10^9$/L)
中性杆状核粒细胞(Nst)	0.01～0.05	0～5	0.04～0.50
中性分叶核粒细胞(Nsg)	0.50～0.70	50～70	2.00～7.00
嗜酸性粒细胞(E)	0.005～0.050	0.5～5.0	0.05～0.50
嗜碱性粒细胞(B)	0～0.01	0～1	0～0.10
淋巴细胞(L)	0.20～0.40	20～40	0.80～4.00
单核细胞(M)	0.03～0.08	3～8	0.12～0.80

(三)临床意义

粒细胞,尤其是中性粒细胞是血液中数量最多的白细胞。原始粒细胞到分叶核粒细胞的整个发育过程,根据细胞动力学的原理,可形象地将其划分为分裂池、成熟池、贮存池、循环池、边缘池。贮存池中的杆状核及分叶核粒细胞仅有约 1/20 释放到外周血液中,大部分保存在贮存池内以便不断补充损耗及应激需要。成熟粒细胞进入血液后约半数运行于血循环之中,构成循环池,另一半则附着于血管内壁而形成边缘池。普通方法的白细胞计数结果仅反映了循环池的粒细胞。边缘池及循环池的粒细胞之间保持着动态平衡,某些因素可以打破这种平衡,导致白细胞计数结果呈大幅度波动并影响各种类型白细胞之间的比例。

1.白细胞总数与中性粒细胞

白细胞总数与中性粒细胞数量增多及减少的参考标准见表 5-19。在外周血液中,由于中性粒细胞占白细胞总数的 50%～70%,故其数量的增多或减少可直接影响白细胞总数的变化。因此,白细胞总数变化与中性粒细胞数量变化的临床意义基本上相一致。但是,淋巴细胞、嗜酸性粒细胞等数量上的改变也会引起白细胞总数的变化。因此,若出现白细胞总数与中性粒细胞的数量关系不相一致的情况,还应具体情况具体分析。

表 5-19　白细胞总数与中性粒细胞数量增多及减少的参考标准

疾病	参考标准
白细胞增多	外周血液白细胞数>10×10^9/L
白细胞减少	外周血液白细胞数<4.0×10^9/L
中性粒细胞增多症	外周血液中性粒细胞绝对值>7.0×10^9/L
粒细胞减少症	成人:外周血液中性粒细胞绝对值<2.0×10^9/L,儿童:<1.5×10^9/L
粒细胞缺乏症	外周血液白细胞数<2.0×10^9/L,中性粒细胞绝对值<0.5×10^9/L 或消失,起病急骤,发热、感染等症状严重

(1)生理性变化:中性粒细胞生理性增多一般多为暂时性,去除影响因素后可恢复正常。生理性变化多与内分泌因素有关,主要是边缘池的白细胞进入循环池增多所致。增多的粒细胞大多为成熟的中性分叶核粒细胞,淋巴细胞和单核细胞也可增多。中性粒细胞生理性变化的意义见表 5-20。

表 5-20 中性粒细胞生理性变化的意义

状态	生理变化
年龄	新生儿白细胞总数为$(15\sim20)\times10^9/L$,出生 6～12 小时达$(21\sim28)\times10^9/L$,然后逐渐下降,1 周时平均为$12\times10^9/L$,婴幼儿期白细胞维持在$10\times10^9/L$左右。出生 6～9 天中性粒细胞与淋巴细胞大致相等,以后淋巴细胞逐渐增多,至 2～3 岁后又逐渐降低,而中性粒细胞逐渐增多,至 4～5 岁二者又基本相等,以后逐渐增多至成人水平
日间变化	安静及放松时较少,进餐和活动后较多;午后高于清晨;一天之间变化可相差 1 倍
运动、疼痛和情绪变化	剧烈运动、剧痛和情绪激动时白细胞数量显著增多(可达$35\times10^9/L$),刺激停止后较快恢复到原有水平
妊娠、分娩	经期及排卵期白细胞数量可略增多;妊娠期轻度增多(可增多到$15\times10^9/L$);分娩时因疼痛、出血和产伤等刺激可达$35\times10^9/L$,产后 2 周内可恢复正常
吸烟	吸烟者平均白细胞总数高于非吸烟者 30%,可达$12\times10^9/L$,重度吸烟者可达$15\times10^9/L$

(2)病理性增多:白细胞(中性粒细胞)病理性增多的原因很多,可分为反应性增多和异常增生性增多。

①反应性增多:是人体对各种病理因素的刺激而产生应激反应,动员骨髓贮存池的粒细胞释放及(或)边缘池的粒细胞进入循环池所致,以成熟的分叶核粒细胞或较为成熟的杆状核粒细胞增多为主。反应性白细胞(中性粒细胞)增多的原因见表 5-21,其中急性感染及炎症是反应性白细胞(中性粒细胞)增多最常见的原因。

表 5-21 反应性白细胞(中性粒细胞)增多的原因

类别	原因
急性感染	细菌、某些病毒、真菌、螺旋体、立克次体及寄生虫感染等(白细胞增多最常见的原因)
炎症	支气管炎、肾炎、肾盂肾炎、结肠炎、风湿性关节炎、风湿热、胰腺炎、甲状腺炎等
组织损伤	严重外伤、大手术、大面积烧伤、AMI(AMI 后 1～2 天,白细胞常明显增多,且可持续 1 周左右,借此可与心绞痛鉴别)
红细胞破坏	严重血管内溶血(红细胞破坏产物刺激骨髓释放)
急性失血	消化道大出血、脾破裂、宫外孕破裂等(白细胞显著增多是早期诊断内出血的重要指标)
急性中毒	急性安眠药中毒、农药中毒、糖尿病酮症酸中毒及尿毒症等
恶性肿瘤	非造血系统恶性肿瘤,特别是肝癌、胃癌和肺癌等(与肿瘤的坏死性产物促使骨髓贮存池粒细胞的释放、肿瘤细胞产生促粒细胞生成素有关)

某些严重感染者可出现类白血病反应,需要与白血病相鉴别。类白血病反应是指人体对某些刺激因素所产生的类似白血病表现的血象反应。外周血液白细胞大多明显增多,并可出现多少不等的幼稚细胞。当原因去除后,类白血病反应也逐渐消失。引起类白血病反应的原因很多,以感染及恶性肿瘤最多见,其次急性中毒、外伤、休克、急性溶血或出血、大面积烧伤、过敏及电离辐射等。不同原因可引起不同细胞类型的类白血病反应,如中性粒细胞类白血病反应、嗜碱性粒细胞类白血病反应和嗜酸性粒细胞类白血病反应。

②异常增生性增多:为造血组织中粒细胞大量异常增生并释放到外周血液所致,主要见于

白血病、骨髓增殖性肿瘤（MPN）。

（3）病理性减少：中性粒细胞减少的原因很多。其临床表现随着原因不同及粒细胞减少的严重程度而不同。当粒细胞小于 $1.0\times10^9/L$ 时，极易发生感染；当粒细胞小于 $0.5\times10^9/L$ 时，严重感染并且疾病复发的危险性增高，患者可出现发热、咽痛、口腔溃疡等症状，甚至发生败血症。因此，应根据病史鉴别是粒细胞缺乏引起的感染，还是严重感染所致的粒细胞缺乏。

2.嗜酸性粒细胞

外周血液嗜酸性粒细胞占白细胞总数的 $0.5\%\sim5.0\%$，其主要作用是抑制嗜碱性粒细胞和肥大细胞合成与释放活性物质，吞噬其释放颗粒，分泌组胺酶破坏组胺，限制过敏反应，并参与对蠕虫的免疫反应，其变化对于疾病的诊断有重要的意义。

（1）生理性变化：糖皮质激素对嗜酸性粒细胞的影响很大，它能抑制组胺的产生，阻止骨髓释放嗜酸性粒细胞，并促使血液嗜酸性粒细胞向组织转移，从而导致外周血液嗜酸性粒细胞减少。因此，健康人嗜酸性粒细胞数量可因肾上腺糖皮质激素分泌的变化而变化，如白天低、晚上高，上午波动较大、下午恒定；情绪激动、劳动、饥饿等可引起交感神经兴奋，通过脑垂体产生促肾上腺皮质激素（ACTH），使肾上腺分泌糖皮质激素，因而引起嗜酸性粒细胞减少。

（2）嗜酸性粒细胞增多：是指外周血液嗜酸性粒细胞绝对值大于 $0.5\times10^9/L$。常见于过敏性疾病及寄生虫感染，亦常见于某些恶性肿瘤等。

（3）嗜酸性粒细胞减少：是指外周血液嗜酸性粒细胞绝对值小于 $0.05\times10^9/L$。主要见于：①长期使用糖皮质激素、ACTH 和肾上腺皮质功能亢进症；②急性传染病早期、大手术及烧伤等应激状态时，因糖皮质激素分泌增高使嗜酸性粒细胞减少，但在恢复期嗜酸性粒细胞逐渐增多。故嗜酸性粒细胞持续减少，甚至消失，表示病情严重。

3.嗜碱性粒细胞

嗜碱性粒细胞主要参与超敏反应，其胞质中含有大小不等的嗜碱性颗粒，这些颗粒中含有丰富的组胺、肝素等。组胺具有使毛细血管扩张和通透性增加的作用。嗜碱性粒细胞计数常用于慢性粒细胞白血病与类白血病反应的鉴别以及观察变态反应。

（1）嗜碱性粒细胞增多：是指外周血液嗜碱性粒细胞绝对值大于 $0.1\times10^9/L$。嗜碱性粒细胞增多的临床意义见表 5-22。

表 5-22 嗜碱性粒细胞增多的临床意义

类别	临床意义
过敏性和炎症性疾病	食物、药物、吸入性过敏性反应；溃疡性结肠炎、荨麻疹、红皮病、风湿性关节炎等，可伴有白细胞或中性粒细胞增多
嗜碱性粒细胞白血病	少见类型的急性白血病。白细胞数量可正常或增多，嗜碱性粒细胞可达 $30\%\sim80\%$，伴有幼稚型增多
骨髓增殖性肿瘤	嗜碱性粒细胞轻度增多可作为 MPN 的早期指标。嗜碱性粒细胞达 $10\%\sim20\%$ 是 CML 的特征之一，若其突然大于 20%，预示病情恶化
内分泌疾病	糖尿病、甲状腺功能减退症、雌激素治疗等
其他	重金属中毒、系统性肥大细胞增多症、放射线照射等

（2）嗜碱性粒细胞减少：外周血液嗜碱性粒细胞很少，其减少无临床意义。过敏性休克、促肾上腺皮质激素或糖皮质激素应用过量以及应激反应等可引起嗜碱性粒细胞减少。

4.淋巴细胞

淋巴细胞是人体主要的免疫细胞，其数量变化有助于了解人体的免疫功能状态。

（1）淋巴细胞增多：是指外周血液淋巴细胞绝对值增多（成人大于 $4.0\times10^9/L$；儿童：4 岁以上大于 $7.2\times10^9/L$、4 岁以下大于 $9.0\times10^9/L$）。淋巴细胞数量受某些生理因素的影响，如午后和晚上比早晨高；出生 1 周后婴幼儿淋巴细胞可达 50% 以上，可持续至 6～7 岁，然后逐渐降至成人水平。病理性增多的原因及临床意义见表 5-23。

表 5-23 淋巴细胞病理性增多的原因和临床意义

原因	临床意义
感染性疾病	典型急性细菌感染的恢复期，某些病毒所致急性传染病，某些慢性感染如结核病恢复期或慢性期等
肿瘤性疾病	ALL 和 CLL 急性期以原始及幼稚淋巴细胞增多为主；CLL 和淋巴细胞性淋巴肉瘤等以成熟淋巴细胞增多为主
组织移植术后	排斥前期淋巴细胞绝对值增多，可作为监测组织或器官移植排斥反应的指标之一
药物	阿司匹林、氟哌啶醇、铅、左旋多巴、苯妥英
其他	再生障碍性贫血、粒细胞减少症及粒细胞缺乏症时淋巴细胞相对增多

（2）淋巴细胞减少：是指外周血液淋巴细胞绝对值减少（成人小于 $1.0\times10^9/L$）。凡是导致中性粒细胞显著增多的各种原因，均可导致淋巴细胞相对减少。淋巴细胞绝对减少主要见于应用肾上腺糖皮质激素、烷化剂等治疗，以及放射线损伤、免疫缺陷性疾病、丙种球蛋白缺乏症等。

5.单核细胞

单核细胞具有诱导免疫反应、吞噬和杀灭某些病原体、清除损伤或已死亡的细胞、抗肿瘤活性及调节白细胞生成等多种功能。一般单核细胞减少无临床意义。单核细胞增多是指外周血液单核细胞绝对值大于 $0.8\times10^9/L$。婴幼儿及儿童单核细胞可增多，多属于生理性增多。单核细胞病理性增多的原因和临床意义见表 5-24。

表 5-24 单核细胞病理性增多的原因和临床意义

原因	临床意义
感染	急性感染恢复期、慢性感染，如巨细胞病毒、疱疹病毒、结核分枝杆菌、布氏杆菌等感染、亚急性细菌性心内膜炎、伤寒、严重的浸润性和粟粒性肺结核
结缔组织病	系统性红斑狼疮、类风湿关节炎、混合性结缔组织病、多发性肌炎、结节性动脉炎
造血系统疾病	急性、慢性单核细胞白血病或粒-单核细胞白血病，淋巴瘤、多发性骨髓瘤、CLL、MDS、恶性组织细胞病、组织细胞增多症等
恶性疾病	胃癌、肺癌、结肠癌、胰腺癌
胃肠道疾病	乙醇性肝硬化、局限性回肠炎、溃疡性结肠炎、口炎性腹泻

原因	临床意义
其他	化疗后骨髓恢复、骨髓移植后、粒细胞-单核细胞集落刺激因子治疗、药物反应、烷化剂中毒

(四)评价

1.诊断价值

(1)白细胞计数:白细胞总数大于 $10 \times 10^9 / L$ 称为白细胞增多;小于 $4 \times 10^9 / L$ 称为白细胞减少。①白细胞计数小于 $0.5 \times 10^9 / L$,应结合患者的临床表现,进一步检查血红蛋白、红细胞计数、网织红细胞、白细胞分类以及骨髓细胞学等,以便明确诊断;②白细胞计数小于 $3 \times 10^9 / L$,应进一步观察血细胞形态有无异常。此外,应询问患者的用药史,以了解是否有药物影响;③白细胞计数大于 $12.0 \times 10^9 / L$ 时,可通过白细胞分类了解各类细胞比例与形态有无异常改变,并结合患者临床表现,进一步明确诊断;④白细胞计数大于 $30.0 \times 10^9 / L$ 时,提示可能为白血病,应进一步检查血常规和骨髓细胞学,以明确诊断。

(2)白细胞分类计数:主要用于观察白细胞增多症、白细胞减少症、感染、中毒、恶性肿瘤和白血病患者的白细胞形态变化。

2.影响因素

当白细胞发生聚集时,白细胞计数假性减少。

3.与检查相关的临床须知

①标本采集部位局部的冻疮、发绀、水肿、感染等均可影响结果;②标本采集要顺利,皮肤采血要有足够的穿刺深度(2~3mm),切忌在针刺周围用力挤压,避免混入组织液;③皮肤采血法所获得血液和抗凝静脉血液均可用于血涂片制备,后者使用前一定要充分混匀,以防止细胞沉积;④嗜酸性粒细胞计数最好固定血液标本的采集时间(上午8时或下午3时),以免受日间生理变化的影响;⑤白细胞分类计数时还应观察红细胞和血小板的数量与形态等。

三、血小板检验

血小板计数是常用止凝血功能筛查指标之一。血小板计数可使用血液分析仪、显微镜或流式细胞仪进行检测。临床实验室主要使用血液分析仪进行血小板计数,其优点是重复性好、检测速度快,但当仪器检测报告显示血小板数量、图形异常或报警提示时,应使用显微镜或流式细胞仪检测法对血小板计数结果进行复核。ICSH推荐的流式细胞术检测参考方法主要用于其他计数方法的溯源。

(一)检测方法

1.血液分析仪检测法

(1)原理:有电阻抗法和(或)光散射法,分别根据血小板的电阻抗特性和光学特性计数血小板数量。

(2)试剂:血液分析仪检测试剂,如稀释液、溶血剂、鞘液等,详见仪器说明书。

(3)操作:按仪器说明书要求进行操作。

(4)参考区间:(125～350)×10⁹/L(仪器法,静脉采血)。

(5)注意事项:检测结果数值或图形异常或结果出现仪器报警提示时,均应使用血涂片显微镜检查法进行结果确认,必要时使用计数板在显微镜下计数血小板。

2.显微镜计数法

(1)原理:在仪器计数结果异常需要确认或不具备条件使用血液分析仪时,可采用人工显微镜检查方法计数血小板。可选用普通光学显微镜或相差显微镜,将血液标本按一定比例稀释后充入细胞计数池,在显微镜下计数一定体积内的血小板数量,经过换算得出每升血液中的血小板数。

(2)试剂与器材

①1%草酸铵稀释液:分别用少量蒸馏水溶解草酸铵1.0g及EDTA-Na₂0.012g,合并后加蒸馏水至100mL,混匀,过滤后备用。

②其他:显微镜、改良Neubauer血细胞计数板及试管等。

(3)操作

①于清洁试管中加入血小板稀释液0.38mL。

②准确吸取毛细血管血20μL,擦去管外余血,置于血小板稀释液内,吸取上清液洗三次,立即充分混匀。待完全溶血后再次混匀1分钟。

③取上述均匀的血小板悬液1滴,注入计数池内,静置10～15分钟,使血小板下沉。

④用高倍镜计数中央大方格内四角和中央五个中方格内血小板数。

(4)计算:血小板数/L=5个中方格内血小板数×10⁹/L。

(5)注意事项

①应防止血小板稀释液被微粒和细菌污染,配制后应过滤。试管及吸管也应清洁。

②针刺应稍深,使血流顺畅流出。拭去第一滴血后,首先采血进行血小板检测。操作应迅速,防止血小板聚集和破坏。采集标本后应在1小时内完成检测。

③血液加入稀释液内要充分混匀,滴入计数池后应静置10～15分钟。室温高湿度低时注意保持计数池周围的湿度,以免水分蒸发而影响计数结果。

④计数时光线要适中,不可太强,应注意将有折光性的血小板与杂质和灰尘予以区别。附在血细胞旁边的血小板也要注意,不要漏数。

⑤用相差显微镜或暗视野显微镜计数,效果更佳,计数结果更准确。

3.流式细胞仪检测法

(1)原理:用单克隆抗体染色标记血小板,根据荧光强度和散射光强度、用流式细胞检测原理计数血小板,是国际血液学标准化委员会(ICSH)推荐的参考方法。

(2)试剂:鞘液、荧光染液、CD41和CD61抗体、质控品。

(3)注意事项

①应使用健康人新鲜血进行参考方法检测。

②此方法仅可得出血小板和红细胞的比值,要获得血小板计数的准确结果,还应同时保证红细胞计数的准确性。

（二）临床意义

血小板计数是人体止血与凝血功能障碍筛查的重要指标之一，血小板数量的升高或降低，除了个体自身的生理波动外，还与多种出血和血栓性疾病密切相关。

1.生理性变化

正常人的血小板数随时间和生理状态而波动，通常午后略高于早晨；冬季高于春季；高原居民高于平原居民；月经后高于月经前；妊娠中晚期增高，分娩后即减低；运动、饱餐后增高，休息后恢复。小儿出生时血小板略低，两周后显著增加，半年内可达到成人水平。

2.病理性增高

血小板计数超过 $350 \times 10^9/L$ 为血小板增多，常见于：①原发性增多：骨髓增生综合征、原发性血小板增多症、慢性粒细胞性白血病、真性红细胞增多症、特发性骨髓纤维化等；②反应性增多：急性和慢性炎症、急性大失血、急性溶血、肿瘤、近期行外科手术（尤其是脾切除术后）、缺铁性贫血、恶性肿瘤早期等，血小板可出现反应性增多、轻度增多或呈一过性增多；③其他疾病：心脏疾病、肝硬化、慢性胰腺炎、烧伤、肾衰竭、先兆子痫、严重冻伤等。

3.病理性降低

血小板计数低于 $125 \times 10^9/L$ 为血小板减少，常见于：①血小板生成障碍：再生障碍性贫血、急性白血病、急性放射病、巨幼细胞贫血、骨髓纤维化等；②血小板破坏增多：原发性血小板减少性紫癜（ITP）、脾功能亢进、系统性红斑狼疮、血小板同种抗体等；③血小板消耗过多：如弥散性血管内凝血（DIC）、血栓性血小板减少性紫癜等。

第二节　止血与凝血功能检验

一、血管壁和内皮细胞的检验

（一）出血时间测定

1.原理

出血时间测定（BT）是指皮肤受特定条件的外伤后，出血自行停止所需要的时间。该过程反映了皮肤毛细血管与血小板的相互作用，包括血小板的黏附、活化、释放和聚集等反应。当与这些反应相关的血管和血液因子，如血管性血友病因子（vWF）和纤维蛋白原含量（Fg）等有缺陷时，出血时间可出现异常。

2.试剂与器材

（1）血压计。

（2）出血时间测定器为双刀片弹簧装置。

（3）干净滤纸。

（4）秒表。

3.操作

具体步骤可参照卫生行业标准 WS/T 344－2011《出血性时间测定要求》。

（1）血压计袖带缚于上臂，加压。成人维持在 40mmHg，儿童维持在 20mmHg 处。

（2）在肘前窝凹下二横指处常规消毒，轻轻绷紧皮肤，避开血管、瘢痕、水肿，置出血时间测定器使它贴于皮肤表面，注意刀片的长度与前臂平行，按其按钮，使刀片由"测定器"内刺入皮肤，见创口出血即启动秒表。

（3）每隔半分钟，用干净滤纸吸取流出血液，直至出血自然停止，按停秒表计时。

4.参考区间

（6.9±2.1）分钟。

5.注意事项

（1）采血部位应保暖，血液应自动流出。

（2）由于刺入皮肤的刀片的长度和深度均固定，故本法测定的结果较为准确。

（3）滤纸吸干流出血液时，应避免与伤口接触。

（4）试验前 1 周内不能服用抗血小板药物，如阿司匹林等，以免影响结果。

（5）WHO 推荐的模板法（TBT）或出血时间测定器法，皮肤切口的长度和深度固定，测定结果较为准确。

（6）BT 一般不作为常规筛查试验。对有皮肤及黏膜出血表现、疑为初期止血缺陷的患者，可检查 BT。

（7）试验前一周应停用抗血小板药物，如阿司匹林、氯吡格雷等。

6.临床意义

（1）BT 延长：见于血小板数量异常，如血小板减少症；血小板质量缺陷，如先天性和获得性血小板病和血小板无力症等；见于某些凝血因子缺乏，如血管性血友病（vWD）和弥散性血管内凝血（DIC）等；还可见于血管疾病，如遗传性出血性毛细血管扩张症和单纯性紫癜等。

（2）BT 缩短：见于某些严重的血栓病，但不敏感。

（二）内皮细胞功能的检验

1.血管性血友病因子抗原测定

（1）原理：血管性血友病因子抗原测定（vWF:Ag）采用酶联双抗体夹心法。

（2）试剂与器材

①抗 vWF 单抗。

②辣根过氧化物酶标记的抗 vWF 单抗。

③聚苯乙烯酶标反应板。

④牛血清白蛋白（BSA）。

⑤邻苯二胺（OPD）。

⑥正常人混合血浆。

⑦酶标仪。

（3）操作

①单抗以 0.1mol/L 碳酸盐缓冲液（pH9.5）稀释成 10μg/mL 后加入反应板中，0.2mL/孔，湿盒于 4℃过夜。

②0.05% Tween-20，0.01mol/L 磷酸盐缓冲液（pH 7.4）（Tween-PBS）洗 3 次后加入用

0.4％BSA-PBS 稀释的待测血浆或培养液上清,0.2mL/孔,37℃温育 2 小时。

③同前洗涤 3 次后加入用同上缓冲液稀释的酶联 vWF 单抗,每孔 0.2mL,37℃温育 2 小时。

④同前洗涤 5 次后每孔加底物溶液(OPD1mg/mL,用 0.1mL/L,pH 4.5 的枸橼酸盐酸缓冲液配制,30％过氧化氢 0.5μL/mL)0.2mL,室温置 5 分钟后各孔加 3mol/L 硫酸 0.05mL 终止反应。

⑤室温置 10 分钟后测定 492nm 吸光度值。

⑥标准曲线正常人混合血浆以 0.4％BSA-PBS 按 1∶20、1∶50、1∶100、1∶200、1∶500、1∶1000 六种浓度稀释,与待测样品在相同条件下测定。

(4)结果计算:以正常混合血浆 vWF 浓度为 100％或 1U/mL。混合血浆 6 种稀释度的吸光度值与其相对应的浓度值在双对数坐标纸上绘制标准曲线,然后以标本吸光度值查找对应浓度值,也可以线形回归方程计算浓度。

(5)参考区间:107.5％±29.6％。

(6)临床意义

①vWF:Ag 浓度减低是诊断 vWD 的重要指标。

②vWF:Ag 浓度增高见于周围血管病变、心肌梗死、心绞痛、脑血管病变、糖尿病、肾小球疾病、尿毒症、肺部疾病、肝脏疾病、妊娠期高血压疾病、大手术后和剧烈运动。

2.血管性血友病因子瑞斯托霉素辅因子测定

(1)原理:在瑞斯托霉素存在的条件下,vWF 通过与血小板膜糖蛋白Ⅰb(GPⅠb)相互作用可使正常血小板发生凝聚。洗涤并固定的正常血小板加入瑞斯托霉素和待测样品中,可从血小板凝聚的程度来计算样品中血管性血友病因子瑞斯托霉素辅因子(vWF:Rco)的活性。此反映 vWF 的活性。

(2)试剂与器材

①甲醛。

②正常人混合血浆和受测血浆分别以 0.13mol/L 枸橼酸钠 1∶9 抗凝。

③瑞斯托霉素。

④BSA。

⑤血小板聚集仪。

(3)操作

①正常人洗涤血小板加等体积 2％甲醛(用 0.01％mol/LTBS,0.01％mol/LEDTA,pH 7.5 配制),4℃置 18 分钟。2500×g 离心 10 分钟上清液,加上述 TBS-EDTA 缓冲液洗涤 3 次,调成 2×10^8/mL 的浓度。

②待测样品 0.05mL 加血小板悬液 0.2mL,1000r/min 匀速搅拌 1～2 分钟,再加 10μL 瑞斯托霉素(终浓度为 1.25mg/mL),血小板聚集仪测定其血小板凝聚程度。

③标准曲线:正常混合血浆用含 4％BSA 的上述缓冲液以 1∶2～1∶32 的比例稀释,并以与测定样品同样的条件测定各自的血小板凝聚强度。

(4)结果计算:以正常人混合血浆的 vWF:Rco 活性为 100％。标准曲线各点凝聚强度值及其对应稀释度在双对数坐标纸上绘制标准曲线,然后以受测标本凝聚强度值查出对应 vWF:Rco 活性值(%)。

(5)参考区间:50%～150%。

(6)注意事项

①本试验若以 EDTA 抗凝,测定结果不准。

②试管和注射器均应涂硅或使用塑料制品。

③在 vWF 检测中,vWF:Ag 的定量最常用,以前多采用免疫火箭电泳,现已较少用。ELISA 也可用于定量 vWF:Ag,但以胶乳颗粒增强的免疫比浊法最为简便、快速。vWF:A 主要是指 vWF 的 GPⅠb 受体分子数量,可在自动凝血仪上与抗原同时测定。计算 vWF:A/vWF:Ag 比值,对血管性血友病(vWD)的分型有价值。

④vWF:Rco 和瑞斯托霉素诱导的血小板凝集试验(RIPA)是最常用的 vWF 功能试验,vWF 多聚体分析是诊断 vWD 最为特异的试验,但检测方法难度较大,一般实验室难于常规检测。对一些疑难病例,在有条件时可进行基因诊断。

⑤测定 FⅧ的凝血活性(FⅧ:C)并计算 FⅧ:C/vWF:Ag 的比值,也有助于血管性血友病(vWD)的诊断与分型。

(7)临床意义:大部分 vWD 患者本试验结果降低,表明 vWF 功能减退;若 vWF:Rco 与 vWF:Ag 同时测定,对 vWD 的诊断更有价值。

3.6-酮-前列腺素 F1α 测定

(1)原理:6-酮-前列腺素 F1α 测定采用酶联竞争抗体法。

(2)试剂与器材

①0.05mol/L 碳酸盐缓冲液(pH 9.6)。

②0.05mol/L PBS(pH 7.2)。

③0.1mol/L 柠檬酸盐缓冲液(pH 4.5)。

④6-酮-PGF1α-牛血清白蛋白连接物(6-酮-PGF1α-BSA)。

⑤6-酮-PGF1α 标准品。

⑥兔抗 6-酮-PGF1α-IgG。

⑦羊抗兔 IgG-辣根过氧化物酶联结物(酶标第二抗体)。

⑧邻苯二胺(OPD)。

⑨30%过氧化氢。

⑩明胶(用碳酸盐缓冲液配成 0.3%浓度)。

⑪Tween-20。

⑫3mol/L 硫酸。

⑬酶标仪。

(3)操作:用碳酸盐缓冲液将 6-酮-PGF1α-BSA 作一定稀释后包被酶标反应板。用 0.3% 明胶封闭。加入标准品(倍比稀释成 12.5～1600pg/mL 浓度)或待测样品、抗 6-酮-PGF1α-IgG 后在 37℃温育 2 小时。洗涤后再加酶标第二抗体在 37℃反应 2 小时。以 OPD-过氧化氢 为基质显色 20 分钟,加 3mol/L 硫酸中止反应,在酶标仪上测定 490nm 处的吸光度值。

(4)结果计算:B/B$_0$(%)＝A 标准品或样品－A 非特异/A 零标准孔－A 非特异×100%。以标准品含量为横坐标,B/B$_0$(%)为纵坐标,在半对数纸上做标准曲线。根据样品孔 B/B$_0$(%)值在标准曲线上读出 6-酮-PGF1α 的含量。

样品 6-酮-PGF1α 浓度(pg/mL)＝测定值×10。

(5)参考区间:(17.9±7.2)pg/mL。

(6)注意事项

①配制明胶时,可加热至 40℃。

②PGI$_2$ 半衰期较短,在 30 分钟内很快转变为无活性稳定的 6-酮-PGF1α,后者在体内可经肝脏氧化代谢转变为去甲基 6-酮-PGF1α,测定二者含量可间接反映内皮细胞合成 PGI$_2$ 的多少。去甲基-6-酮-PGF1α 比 6-酮-PGF1α 能更准确地反映体内 PGI$_2$ 的生成水平,可作为反映血管内皮早期损伤的指标之一。通过竞争性 ELISA 或放射免疫分析(RIA)均可进行定量,但以前者更常用。

(7)临床意义:6-酮-PGF1α 减少见于糖尿病、动脉粥样硬化、急性心肌梗死、心绞痛、脑血管病变、肿瘤转移、周围血管血栓形成及血栓性血小板减少性紫癜(TTP)等。

二、血小板的检验

(一)血小板功能的有关检验

1.血小板聚集试验(PAgT)

(1)原理:在特定的连续搅拌条件下于富含血小板血浆(PRP)中加入诱导剂时,由于血小板发生聚集,悬液的浊度就会发生相应的改变,光电池将浊度的变化转换为电信号的变化,在记录仪上予以记录。根据描记虚线即可计算出血小板聚集的程度和速度。

(2)试剂与器材

①血小板聚集测定仪及记录仪(量程 10mV 电子电位差计)。

②富含血小板血浆(PRP)及乏含血小板血浆(PPP)。

③100μL 微量加液器、硅化试管及注射器或塑料试管及注射器。

④血小板聚集诱导剂 ADP、肾上腺素、胶原、花生四烯酸、凝血酶等。

(3)操作

①用硅化注射器从肘静脉顺利取血 4.5mL,注入含有 0.5mL 109mmol/L 枸橼酸钠的硅化或塑料离心管中,充分混匀。

②PRP(富含血小板血浆)的制备以 1000r/min 离心 10 分钟,小心取出上层血浆,计数血小板并调至(100～200)×10^9/L。

③PPP(贫含血小板血浆)的制备:将剩余血液以 3000r/min 离心 20 分钟,上层较为透明的液体即为 PPP,其血小板一般低于(10～20)×10^9/L。

④将 PRP 标本置于仪器比浊管内(体积视聚集仪而定),放入测定孔内并调节透光度为 10,并加搅拌磁棒,在 37℃预热 3 分钟。

⑤打开记录仪走纸开关,描记 10 秒的 PRP 基线,随后在 PRP 中加入诱导剂,同时开始搅

拌(1000r/min),测定时间为 6~10 分钟,记录走纸速度一般为 2cm/min,记录聚集波型。

(4)参考区间

①浓度 6×10^{-6} mol/L 的 ADP 时 MAR 为(35.2±13.5)%,坡度为(63.9±22.2)度。

②浓度 4.5×10^{-5} mol/L 的肾上腺素可引起双相聚集曲线,此时第一相 MAR 为(20.3±4.8)%;坡度(61.9±32.9)度。

(5)注意事项

①避免反复穿刺而将组织液抽到注射器内或将气泡混入。组织液可使少量凝血酶形成而引起血小板聚集。

②时间:实验应在采血后 3 小时内完成。时间过长会降低血小板的聚集强度或速度。

③温度:采血后的标本应放在 15~25℃ 的室温下为宜,低温会使血小板激活,黏附、聚集能力增加或有自发性聚集,故切忌放入冰箱。

④血浆的 pH:采血后血液中的 CO_2 不断逸出使血浆 pH 上升。pH 6.8~8.5 的标本可获得最佳聚集效果,pH 低于 6.4 或高于 10.0 时,将会使聚集受抑制或消失。

⑤抗凝剂:Ca^{2+} 是血小板聚集过程中的重要因素。血小板聚集程度随血浆中枸橼酸浓度的降低而增高,因此在贫血患者应按公式(100-细胞比容)×血液(mL)×0.00185 调整抗凝剂的用量。EDTA 由于螯合 Ca^{2+} 作用强,使 ADP 不能引起血小板聚集,因此忌用 EDTA 作为抗凝剂。

⑥红细胞混入、溶血及血浆脂类等因素可降低悬液透光度,掩盖了血小板聚集的变化。因此,采血当天也应禁饮牛奶、豆浆和脂肪性食品。

⑦药物:阿司匹林、氯吡格雷、双嘧达莫、肝素、双香豆素等均可抑制血小板聚集。阿司匹林抑制血小板聚集作用可持续 1 周,故采血前 1 周内不应服用此类药物。

⑧血小板接触表面:接触血小板的玻璃器皿如未经硅化,可影响血小板凝集力,甚至使原来正常者出现异常结果。

⑨诱导剂:ADP 在保存中会自行分解产生 AMP,所以配制成溶液后应在 -20℃ 冰箱中贮存。一般半年内活性不会降低。应用肾上腺素时,应裹以黑纸避光,以减少分解。诱导剂的种类和浓度对血小板聚集结果有影响,因此临床判断时应该注明所用的诱导剂的浓度,以便进行对比。为此各实验室应有自己的参考值。

⑩血小板聚集试验(PAgT)的测定方法较多,包括 PRP 透射比浊法、全血电阻抗法、剪切诱导法、光散射比浊法、微量反应板法和自发性血小板聚集试验等。PRP 透射比浊法最常用,对鉴别和诊断血小板功能缺陷最有价值,但其不足是制备 PRP 时可因离心作用激活血小板,对小的血小板聚集块不敏感,高脂血症可影响 PRP 的透光度。全血电阻抗法应用全血标本,不需要离心血液,更接近体内血小板聚集的生理状态,可作为常规的手术前血小板聚集功能评价、血小板聚集功能增高监测、抗血小板药物疗效观察等,但其不足之处是每次测定需要清洗电极、检测时间长、对血小板的小聚集块不敏感等。

⑪PRP 透射比浊法测定时血小板的浓度对聚集率的影响较大,一般应调整为(150~200)×10^9/L 较为适宜。当患者全血血小板计数小于 100×10^9/L 或更低时,PRP 的血小板浓度较低,可使血小板聚集率减低。

(6)临床意义

①血小板聚集率降低：见于血小板无力症、贮藏池病及低(无)纤维蛋白原血症、尿毒症、肝硬化、Wilson 病、维生素 B_{12} 缺乏症、服用血小板抑制药物(如阿司匹林、氯吡格雷、双嘧达莫等)。

②血小板聚集率增高：见于血栓性疾病,如急性心肌梗死、心绞痛、糖尿病伴血管病变、脑血管病变、高 β-脂蛋白血症、抗原-抗体复合物、人工瓣膜、口服避孕药等。

③阿司匹林抵抗 AR 标准：用 $10\mu Lmol/L$ ADP 诱导血小板平均聚集率 $\geqslant 70\%$ 和用 $0.5mmol/L$ 和 AA 诱导血小板平均聚集率 $\geqslant 20\%$。

④在选用血小板聚集试验的激活剂时,应根据目的不同选择不同种类及其浓度。检测血小板聚集功能亢进时,宜选用低浓度($2\sim 3\mu mol/L$)的 ADP。检测血小板聚集功能缺陷时,如诊断血小板无力症,应选用高浓度($5\sim 10\mu mol/L$)的 ADP,并用多种诱导剂均出现聚集减低或不聚集时,才能确定血小板聚集功能缺陷。

⑤服用阿司匹林时,花生四烯酸(AA)：诱导的血小板聚集减低更为灵敏,适合于药物剂量与疗效监测。

⑥瑞斯托霉素(RIS)：诱导的血小板凝集试验(RIPA)并不导致血小板的激活,其凝集率的高低不反映血小板的聚集功能,仅与血小板 GP Ib 和血浆中 vWF 有关。

2.血浆 β-血小板球蛋白(β-TG)和血小板第 4 因子(PF_4)测定

(1)原理：酶标双抗夹心法。

(2)试剂与器材

①测定 β-TG ELISA 试剂盒。

②测定 PF_4 ELISA 试剂盒。

③酶标仪。

(3)操作：具体操作详见试剂盒说明书,并严格按说明书步骤操作。

(4)注意事项

①每次必须同时测定系列标准抗原,以便作标准曲线。

②凡 ELISA 测定中应注意的问题均要重视。

③血浆 β-TG 和 PF_4 的影响因素较多,当血小板在体外被活化后,可致血浆水平假性增高。即使仅有 1/1000 的血小板在体外释放其 α 颗粒的内含物,血浆 β-TG、PF_4 就可成倍增加,二者比例变化不大;此外,当肾脏排泄功能异常、血小板破坏过多时,血浆 β-TG、PF_4 也可增高。而体内血小板活化,α 颗粒内含物所释放的 β-TG、PF_4 同步升高,但后者可以和内皮细胞表面的硫酸乙酰肝素结合使血浆含量减低,β-TG/PF_4 比值升高。同时进行血浆 β-TG 和 PF_4 测定,有助于判断血小板是否在体外活化。

(5)参考区间：血浆 β-TG 为 $(16.4\pm 9.8)ng/mL$;PF_4 为 $(3.2\pm 2.3)ng/mL$。

(6)临床意义：血浆 β-TG 和 PF_4 增高表示血小板被激活及其释放反应亢进,见于血栓前状态和血栓栓塞性疾病,例如急性心肌梗死、脑血管病变、尿毒症、妊娠期高血压疾病、肾病综合征、糖尿病伴血管病变、弥散性血管内凝血、静脉血栓形成。

3.血浆 P-选择素测定

(1)原理:酶联双抗夹心法。

(2)试剂与器材

①可拆式包被反应条。

②酶标抗体。

③标准品。

④底物 OPD 片剂。

⑤稀释液。

⑥洗涤液。

⑦底物缓冲液。

⑧终止液。

(3)操作

①静脉采血:以 1/10 体积抽取静脉血置 2‰ EDTA-Na$_2$ 塑料抗凝管,3000rpm 离心 10 分钟,收集血浆。

②标准品的稀释:将标准品用 300μL 稀释液准确复溶,用稀释液作 5 次倍比稀释,得六个(2.5、5、10、20、40、80ng/mL)标准点。

③加样:每孔加不同浓度标准品或待测血浆 100μL,空白对照孔中加入稀释液 100μL,37℃孵育 90 分钟。

④洗涤:弃去反应孔内液体,用洗涤液注满各孔,静置 3 秒,甩干,反复三次后拍干。

⑤加酶标抗体:每孔加入酶标抗体 100μL,37℃孵育 60 分钟。

⑥洗涤:弃去反应孔内液体,用洗涤液注满各孔,静置 3 秒,甩干,反复三次后拍干。

⑦显色:临用前每片 OPD 用 5mL 底物缓冲液溶解。每孔加底物液 100μL,37℃孵育 15～20 分钟。

⑧终止每孔加终止液 50μL。

⑨比色在酶标仪上 492nm 处,以空白孔调零,测定各孔 A 值。

⑩数据计算:以 A492/标准品作标准曲线,随后由标准曲线查出待测样品 P-选择素含量。

(4)参考区间:9.4～20.8ng/mL。

(5)注意事项

①采血过程应严格、仔细,采血后应尽快分离血浆,避免血小板被激活,引起 P-选择素假性增高。

②ELISA 试验应严格按操作基本要求进行,否则易造成白板、颜色浅、污染等现象。

③实验温度条件以 25℃以下为佳。

(6)临床意义:血浆 P-选择素水平增高可反映体内血小板或内皮细胞活化程度,并可为动静脉栓塞等血栓性疾病,糖尿病等代谢性疾病以及免疫炎症性疾病等病程、病情观察及疗效评估,提供较特异判断指标。

4.11-去氢-血栓烷 B$_2$(11-DH-TXB$_2$)测定

(1)原理:酶联抗体竞争法。

（2）试剂与器材

①11-DH-TXB$_2$ 抗血清。

②乙酰胆碱酯酶标记的 11-DH-TXB$_2$。

③11-DH-TXB$_2$ 标准品。

④EIA 缓冲液。

⑤洗涤液。

⑥Tween-20。

⑦包被微量测试板。

⑧Ellman 试剂。

⑨酶标仪。

（3）操作

①标本：静脉血 1.8mL 以 2% 的 EDTA-Na$_2$ 0.2mL 抗凝，以 3000r/min 离心 15 分钟。取得上层血浆，立即提取或于 -20℃ 储存。

②酶标板以纯化的鼠抗兔 IgG 包被（2μg/孔），并用牛血清白蛋白（BSA）封闭。

③测定前甩干液体。

④依次加入倍比稀释的 11-DH-TXB$_2$ 标准品（从 125ng/L 开始稀释，共 8 个稀释度）或待测血浆（直接测定）各 50μL/孔、兔抗 11-DH-TXB$_2$ 抗体 50μL/孔和经乙酰胆碱酯酶标记的 11-DH-TXB$_2$ 50μL/孔。

⑤混匀后置 4℃ 过夜。

⑥以洗涤液洗板 5 次后加入酶底物试剂 200μL/孔。

⑦用酶标仪在 410nm 处测定各孔的吸光度值。

⑧用半对数纸绘制标准曲线，样品含量从曲线中查得。

（4）参考区间：（4.5±2.5）ng/L。

（5）注意事项：血小板花生四烯酸（AA）代谢的主要活性产物是血栓烷 A$_2$（TXA$_2$），TXA$_2$ 不稳定，半衰期 30 秒，很快转变为稳定、无活性的 TXB$_2$，因而测定血浆 TXB$_2$ 可反映血小板的 AA 代谢状态。然而，当血液中血小板在体外被活化后，可致血浆 TXB$_2$ 水平假性增高。11-DH-TXB$_2$ 是体内 TXB$_2$ 经肝脏氧化酶或脱氢酶代谢的产物，由肾脏排出，其浓度不受体外因素或操作的影响。因此，比 TXB$_2$ 水平更能准确地反映体内血小板 TXA$_2$ 的合成情况；尿 11-DH-TXB$_2$ 检测较血液检测更加便利。

（6）临床意义

①11-DH-TXB$_2$ 增高：见于糖尿病、动脉粥样硬化、急性心肌梗死等血栓前状态和血栓病。

②11-DH-TXB$_2$ 减少：见于服用阿司匹林等非甾体抗炎药或先天性血小板环氧化酶缺陷患者。

（二）血小板数量的有关检验

1.改良 MAIPA 法检测血浆中糖蛋白特异性自身抗体测定

（1）原理：羊抗鼠抗体包被酶标板后，俘获特异的抗血小板膜糖蛋白单抗。将患者血浆与血小板孵育后裂解,裂解液加入俘获单抗的羊抗鼠 IgG 包被的 96 孔酶标板上。再加入碱性磷酸酶标记的羊抗人 IgG,显色反应的深浅与患者血浆中抗体水平呈正相关。

(2)试剂与器材

①1.5% EDTA。

②0.01mol/L pH 7.4PBS。

③5% PBS/EDTA 0.01mol/L pH 7.4 PBS 94mL+5% EDTA 6.6mL。

④0.1mol/L HCl。

⑤0.2mol/L NaOH。

⑥底物缓冲液:二乙醇胺 48.5mL,1mol/L HCl 30.0mL,ddH_2O 421.5mL,MgCl$_2$·6H_2O 50.0mL,10% NaN$_3$ 1.0mL,pH 调至 9.8。

⑦底物溶液:PNPP($C_6H_4NO_6PNa_2$·6H_2O)100mg,底物缓冲液 12.25mL。需现配,避光。

⑧溶解缓冲液:Trizma-HCl 6.61g,Trizma-Base 0.97g,NaCl 8.5g,Triton X-100 10mL,ddH_2O 加至 1L,pH 调至 7.4;用时加入 10mg/mL 的蛋白酶抑制剂(Leupeptin Sigma 公司,25mg 粉剂加 2.5mL ddH_2O 稀释成终浓度 10mg/mL 分装到 EP 管内−20℃冷藏备用)。

⑨稀释缓冲液 Trizma-HCl 6.61g,Trizma-Base 0.97g,NaCl 8.5g,Triton X-100 5mL,Tween-20 0.5mL,ddH_2O 如至 1L,pH 调至 7.4。

⑩PBS/Tween:0.01mol/L PBS 4L,Tween-20 2mL。

⑪单抗稀释液:0.01mol/L PBS/Tween/1%BSA。

⑫封闭液:0.01mol/L PBS/Tween/3% BSA。

⑬碳酸缓冲液:Na_2CO_3 0.8g,NaHCO$_3$ 1.47g,NaN$_3$ 0.1g,ddH_2O 加至 500mL,pH 调至 9.6。

⑭抗体包被液:17μ 羊抗鼠抗体+10mL 碳酸缓冲液(亲和纯化的羊抗鼠抗体,1.5mg,浓度 1.8mg/mL,缓冲液 0.01mol/L Na$_3$PO$_4$,0.25mol/L NaCl,pH 7.6,2~8℃保存)。

⑮单抗 CD41:特异性抗血小板糖蛋白(GP)Ⅱb/Ⅲa。

⑯单抗 CD42b:特异性抗血小板糖蛋白(GP)I。

⑰聚苯乙烯酶标反应板。

⑱酶标仪。

(3)操作

①抗体包被

a.羊抗鼠抗体包被:抗体包被液 10mL,抗体终浓度 3μg/mL,加样每孔 100μL。

b.4℃孵育过夜。

c.0.01mol/LPBS/Tween 洗涤两次,甩干。

d.每孔加 200μL,封膜,置室温下 30 分钟。

e.去除封闭液,吸干。

f.即用,否则塑料薄膜覆盖,置−70℃备用。

②单抗俘获

a.制备单抗稀释液(4μg/mL)。

b.抗体包被多孔板:每孔加入 50μL 单抗稀释液。

c.盖膜,摇床,室温孵育 60 分钟。

d.0.01mol/LPBS/Tween 洗板 3 次。

e.盖膜,待用于 MAIPA。

③改良 MAIPA

a.于两个大塑料离心管中收集 O 型正常人血小板,2000 转 10 分钟,用 6~8mL PBS/EDTA 洗涤,用吸管吹匀血小板,2000 转,离心 10 分钟。重复 2 次。

b.2~3mL PBS/EDTA 重新悬浮血小板。

c.调整血小板浓度为 1×10^9/mL。移至 1.5mL EP 管中,每管 110μL 左右,含血小板 1×10^8 个。

d.每管加入 110μL 待测血浆,混匀后,室温孵育 60 分钟。

e.加 0.6mLPBS/EDTA,混匀,3000×g 离心 2 分钟,弃去上清,此为第一次洗涤;再加 0.6mL PBS/EDTA,吹匀血小板,洗涤离心,再重复 2 次。第 3 次离心后,扣干上清液。

f.每管加入血小板裂解液 110μL 溶解血小板,振荡混匀,置于 4℃冰箱,摇床孵育 30 分钟。

g.离心分离,4℃,26000×g,离心 30 分钟以去除不溶解的物质。

h.取上清液 90μL,用 360μL 稀释缓冲液稀释。

i.取上述制备的稀释上清液 100μL 加样至俘获单抗的羊抗鼠 IgG 包被的 96 孔板上,设双复孔,摇床,室温孵育 60 分钟。

g.0.01mol/LPBS/Tween 洗涤 4 次。

k.每孔加入 100μL 碱性磷酸酶标记的羊抗人 IgG。

l.封膜后,摇床,室温孵育 60 分钟。

m.0.01mol/L PBS/Tween 洗涤 6 次(每孔加 300μL 洗涤液)。

n.加入 100μL PNPP/底物缓冲液,37℃水浴箱孵育 2~3 小时,至显色。

o.405nm、490nm 观察结果。用 405nmOD 值减去 490nmOD 值。每板设 4 个正常对照,OD 值大于正常均值+3 倍标准差为阳性。

(4)参考区间:阴性。

(5)注意事项

①注射器和试管必须涂硅或用塑料制品。

②标准曲线及代测标本均应作双份,如两孔 A 值相差≥0.1,均应重测。

③因皮质激素可影响结果,故应停药 2 周以上才能抽血检测。

④血小板自身抗体检测的方法较多,MAIPA 是目前检测特异性血小板自身抗体最主要的方法。已有报道用 MAIPA 检测血小板的洗脱液比血浆的自身抗体阳性率更高。用流式微球液相芯片技术可以同时检测多种血小板自身抗体。研究表明血小板自身抗体主要是针对 GPⅡb/Ⅲa 和 GPⅠb/Ⅸ抗原表位的抗体,其他可见抗 GPⅠa/Ⅱa、GPⅣ、GPV、GMP-140 和 HLA-ABC 等。一般情况下,与循环血小板结合的抗体多为抗血小板膜蛋白的抗体,血浆中游离的自身抗体可有抗血小板内成分的抗体。IgG 型抗体被证实起最重要作用,而 IgM 和 IgA 型抗体较少。

（6）临床意义

①作为诊断原发免疫性血小板减少症（ITP）的指标之一。

②作为 ITP 观察疗效及估计预后的指标。

③有助于研究其他一些疾病的免疫机制，如系统性红斑狼疮（SLE）、Evans 综合征、慢性活动性肝炎、恶性淋巴瘤、多发性骨髓瘤和药物性免疫性疾病等。

2.血小板寿命测定

（1）原理：TXB_2 放射免疫法。

（2）试剂与器材

①血小板分离液（相对密度 1.077）。

②TEN 血小板洗涤液。

③0.05mol/L PBS（pH 7.4），含 0.02mol/L Tris（pH 7.4），9mmol/L EDTA-Na_2，0.15mol/L NaCl 溶液。

④花生四烯酸。

⑤TXB_2 放射免疫测定试剂盒。

（3）操作

①一次性口服阿司匹林 0.6g。

②服药前和服药后 2 天、4 天、6 天、8 天、10 天、12 天分别取血（0.05mol/L EDTA-Na_2 抗凝），分离血小板，洗涤，并将血小板数调至 107/L。

③取血小板悬液 0.2mL，加花生四烯酸（终浓度 0.33mmol/L）0.2mL，37℃ 温育 10 分钟，以 3000r/min 离心 10 分钟，取上清液置低温冰箱保存待测。

④TXB_2 放射免疫测定。

（4）参考区间：（9.3±1.7）天。

（5）注意事项

①PRP 中血小板浓度宜在 $500×10^9$/L 以上。

②洗涤血小板时应充分洗去血浆蛋白。

③血小板寿命测定操作较烦琐，抽血量多，因患者服用阿司匹林后有加重出血的危险性。本检测患者的依从性差，目前已经较少应用。

（6）临床意义：血小板生存时间缩短见于血小板破坏增多或消耗过多性疾病，如特发性血小板减少性紫癜、输血后紫癜、脾功能亢进、弥散性血管内凝血、各种血栓病（心肌梗死、糖尿病、外科手术、恶性肿瘤等）。

3.抗心磷脂抗体测定

（1）原理：酶联免疫吸附法。

（2）试剂与器材

①心磷脂乙醇溶液 20mg/L。

②辣根过氧化物酶标记的羊抗人 IgG、IgM 或 IgA。

③洗涤液 0.01mol/LPBS，pH 7.4。

④显色液。

⑤终止液。

⑥酶标仪。

(3)操作

①包被:每孔加 30μL 心磷脂乙醇溶液,置 4℃过夜,次日每孔加 10%小牛血清 0.2mL 封闭,室温放置 2 小时。

②反应:洗涤液洗板 1 次,被检血清用 10%小牛血清稀释 100 倍。每孔加稀释后的被检血清 50μL。室温 2 小时后用洗涤液洗板 4 次。加入酶标记的抗人 IgG(或 IgM 或 IgA)100μL,室温 1.5 小时后洗板 4 次。加显色液 50μL/孔,37℃反应 20 分钟,加 2mol/L 硫酸 50μL 中止反应。

③测量:用酶标仪在 492nm 处测定各孔的吸光度值。

(4)结果判断:大于正常人血清吸光度值加两个标准差时为阳性。

(5)参考区间:IgG 型抗心磷脂抗体少于或等于 26%;IgM 型抗体少于或等于 21%;IgA 型抗体少于或等于 25%。

(6)临床意义

①各种自身免疫性疾病(系统性红斑狼疮、原发免疫性血小板减少症、风湿性关节炎和抗磷脂综合征等)、病毒感染、肝硬化、恶性肿瘤、心肌炎、冠心病、高血压和脑血栓等疾病中增高。

②某些药物(如氯丙嗪、吩噻嗪)治疗时,血浆中抗心磷脂抗体浓度升高。

③少数正常老年人也能检出抗心磷脂抗体。

三、凝血因子的检验

(一)凝血因子筛查试验

1.活化凝血时间(ACT)

(1)原理:试管中加入白陶土-脑磷脂的混悬液以充分激活因子 ⅩⅡ、ⅩⅠ,并为凝血反应提供丰富的催化表面,以提高本试验的敏感性。

(2)试剂与器材

①4%白陶土,脑磷脂的混悬液。

②ACT 测定仪。

(3)操作

①在含白陶土-脑磷脂混悬液 0.2mL 的小试管中注入受检者全血 0.5mL,轻轻混匀。

②插入 ACT 测定仪,观察凝固时间。

(4)参考区间:(1.70±0.76)分钟。

(5)注意事项

①4%白陶土-脑磷脂的混悬液是将脑磷脂用巴比妥缓冲液作 1:50 稀释,再加等量 4%白陶土悬液混合而成。

②本试验较敏感,可检出因子 Ⅷ:C 小于 45%的亚临床型血友病患者。

(6)临床意义:ACT 是监测体外循环肝素用量的常用指标之一。在肝素化后使 ACT 保持在 360～450 秒为宜,在肝素中和后 ACT 应小于 130 秒。

2.活化部分凝血活酶时间(APTT)

(1)原理:在 37℃下以白陶土激活因子ⅩⅡ和Ⅺ,以脑磷脂(部分凝血活酶)代替血小板提供凝血的催化表面,在 Ca^{2+} 参与下,观察贫含血小板血浆凝固所需时间。

(2)试剂与器材

①待测血浆及正常对照血浆:以 109mmol/L 枸橼酸钠溶液作 1∶9 抗凝,3000r/min 离心 10 分钟,获贫含血小板血浆,应使用塑料试管,防止血小板激活。

②40g/L 白陶土-脑磷脂的混悬液。

③0.025mol/L 氯化钙溶液。

(3)操作

①取待测血浆、白陶土-脑磷脂的混悬液各 0.1mL,混匀,置 37℃水浴温育 3 分钟,其间轻轻摇荡数次。

②加入经预温至 37℃的 0.025mol/L 氯化钙溶液 0.1mL,立即开启秒表,置水浴中不断振摇,30 秒时取出试管,观察出现纤维蛋白丝的时间,重复两次取平均值。

③同时按上法测定正常对照。

(4)参考区间

①手工法:男性(37±3.3)秒(31.5～43.5 秒);女性(37.5±2.8)秒(32～43 秒)。待测者的测定值较正常对照值延长超过 10 秒以上有临床意义。

②仪器法:不同品牌仪器及试剂间结果差异较大,需要各家自行制定。

(5)注意事项

①标本应及时检测,最迟不超过 2 小时。血浆加白陶土部分凝血活酶后被激活的时间不得少于 3 分钟。

②分离血浆应在 3000r/min 离心 10 分钟,务必去除血小板。

③白陶土因规格不一,其致活能力不同,因此参考值有差异。但若正常对照值明显延长,提示白陶土部分凝血活酶悬液质量不佳。

④本试验较试管法全血凝固时间敏感,能检出因子Ⅷ:C<25%的轻型血友病。

⑤同时按上法测定正常对照值。

⑥ACT 和 APTT 检测的临床意义相同。但对凝血因子缺乏的敏感性依次为 ACT、APTT。ACT 更多用于体外循环肝素化的检测。APTT 是目前最常用的内源凝血系统的筛查试验。但由于活化剂的成分不同,其检测的参考区间差异较大,临床上应该使用正常对照值以利异常结果的判断。对肝素、狼疮抗凝物和凝血因子缺乏症检测所选用的 APTT 试剂应该有所区别。上述试验对高凝状态的检出不敏感。APTT 延长的纠正试验常用,有鉴别诊断的意义。

(6)临床意义

①APTT

a.延长:因子Ⅷ、Ⅸ、Ⅺ和Ⅻ血浆水平减低,如血友病 A、B 及凝血因子Ⅺ、Ⅻ缺乏症;因子

Ⅷ减少还见于部分血管性血友病(vWD)患者;严重的凝血酶原、因子Ⅴ、因子Ⅹ和纤维蛋白原缺乏,如严重肝脏疾病、阻塞性黄疸、新生儿出血病、口服抗凝剂以及纤维蛋白原缺乏血症等;纤溶活性增强,如继发性(DIC)、原发性(后期)及循环血液中有纤维蛋白(原)降解产物(FDP/D-D);血液循环中有抗凝物质,如抗因子Ⅷ或Ⅸ抗体、狼疮抗凝物质等;监测普通肝素(uFH)治疗,要求 APTT 延长史正常对照值的 1.5~2.0 倍。

b.缩短:高凝状态,如弥散性血管内凝血的高凝血期、促凝物质进入血流以及凝血因子的活性增强等;血栓性疾病,如心肌梗死、不稳定型心绞痛、脑血管病变、糖尿病伴血管病变、肺栓塞、深静脉血栓形成、妊娠期高血压疾病和肾病综合征以及严重灼伤等。

②纠正试验的结果与意义:以 APTT 延长为例。

3.血浆凝血酶原时间(PT)

(1)原理:在待检血浆中加入过量的组织凝血活酶(兔脑、人脑、基因重组等)浸出液和 Ca^{2+},使凝血酶原转变为凝血酶,后者使纤维蛋白原转变为纤维蛋白。它不仅反映凝血酶原水平,而且反映因子Ⅴ、Ⅶ、Ⅹ和纤维蛋白原在血浆中的水平,故是外源性凝血系统的筛查试验。

(2)试剂与器材

①组织凝血活酶浸出液:常用人或兔脑粉浸出液。

②0.025mol/L 氯化钙溶液。

③秒表、塑料试管、塑料注射器。

(3)操作

①在试管内加入 109mmol/L 枸橼酸钠溶液 0.2mL,然后加入待检全血(或正常对照)1.8mL,混匀,低速离心,分离血浆。

②取小试管 1 支,加入待测血浆和组织凝血活酶浸出液各 0.1mL,37℃预温,再加入 0.025mol/L氯化钙溶液 0.1mL(氯化钙溶液也应预温在 37℃水浴中),立即开动秒表,不断轻轻倾斜试管,记录至液体停止流动所需要的时间。重复以上操作 2~3 次,取平均值,即为凝血酶原时间(PT)。

③同时按上法测定正常对照。

(4)结果计算

$$凝血酶原时间比值(PTR)=\frac{待检血浆的凝血酶原时间(s)}{正常参比血浆的凝血酶原时间(s)}$$

现在采用国际标准化(凝血活酶时间)比值(INR)统一判断治疗效果。为此必须通过该组织凝血活酶的 ISI,经下列公式计算。患者 $INR=PTR^{ISI}$。

(5)参考区间

①PT 值(秒)

a.手工法:男性 11~13.7,女性 11~14.3,男女平均为 12±1;待测者的测定值较正常对照值延长超过 3 秒以上才有临床意义。

b.仪器法:不同品牌仪器及试剂间结果差异较大,需要各实验室自行制定。

②凝血酶原时间比值(PTR):0.82~1.15(1.00±0.05)。

③INR:依 ISI 不同而异,一般在 1.0～2.0 之间。

(6)注意事项

①采血后宜在 1 小时内完成,置 4℃冰箱保存不应超过 4 小时,－20℃下可放置 2 周,－70℃下可放置 6 个月。

②水浴稳定控制在 37℃±1℃,过高或过低均会影响结果。

③抽血要顺利,抗凝要充分,决不可有凝血块,这将影响凝血酶原时间的准确性。

④市场上供应的组织凝血活酶制剂应注明 ISI 值,选用 ISI<2.0 的组织凝血活酶为宜。

⑤在血细胞比容(Hct)<20%或>55%时,抗凝剂与血液的比例须按公式:抗凝剂(mL)＝(100－Hct)×血液(mL)×0.00185 调整。

⑥PT 是外源凝血系统最常用的筛查试验。由于不同来源、不同制备方法的组织凝血活酶对结果影响很大,造成结果的可比性很差,特别影响判断治疗效果。WHO 提出以人脑凝血活酶 67/40 批号作为标准品,并以国际敏感度指数(ISI)表示各种制剂与 67/40 之间相互关系。67/40 为原始参考品,定 ISI 为 1.0。因此各种制剂必须标以 ISI 值。不同敏感度的试剂,检测的正常参考区间不同。有必要使用正常对照值,以便对异常结果做出判读。PT 对于高凝状态的检出不敏感。

(7)临床意义

①PT 延长或 PTR 增加:见于先天性因子 Ⅱ、Ⅴ、Ⅶ、Ⅹ 缺乏症或低(无)纤维蛋白原血症;获得性见于 DIC、原发性纤溶症、维生素 K 缺乏症、血液循环中有抗凝物质如口服抗凝剂、肝素和 FDP 存在。

②PT 缩短或 PTR 降低:见于先天性因子 Ⅴ 增多症、口服避孕药、高凝状态和血栓病等。

③监测口服抗凝剂:国人 INR 以 1.8～2.5 为宜,一般不超过 3.0。

4.因子 ⅩⅢ 定性试验(F ⅩⅢ)

(1)原理:在 Ca^{2+} 的参与下,因子 ⅩⅢa 能使可溶于 5mol/L 尿素或 2%单氯(碘)醋酸溶液的可溶性纤维蛋白单体聚合物变为纤维蛋白。因此,含因子 ⅩⅢ 的血浆凝固后不再溶于上述溶液。如果受检血浆中缺乏因子 ⅩⅢ,则聚合物可溶于 5mol/L 尿素或 2%单氯(碘)醋酸。

(2)试剂与器材

①5mol/L 尿素溶液:尿素 30g,蒸馏水加至 100mL;或 2%单氯(碘)醋酸溶液。

②0.13mol/L 枸橼酸钠溶液。

③0.025mol/L 氯化钙溶液。

(3)操作

①受检血浆 0.1mL,加入 0.025mol/L 氯化钙溶液 0.1mL,混合后置 37℃水浴中,使凝块形成。

②将此凝块移入 5mol/L 尿素或 2%单氯(碘)醋酸溶液中。

③先每 5 分钟观察 1 次,共 2 小时;以后 2～4 小时观察一次,共 24 小时。

(4)参考区间:24 小时内纤维蛋白凝块不溶解。

(5)注意事项

①抽血顺利,不应有溶血和凝血。

②抽血后立即检测,不宜久置。

③0.025mol/L 氯化钙溶液应新鲜配制。

④本法简便,对因子ⅩⅢ缺乏的检测的特异性较强,敏感性欠佳。但本试验在纤维蛋白原低于 0.5g/L 的情况,由于无法形成足够的血凝块,结果观察可能受到影响。

(6)临床意义:若纤维蛋白凝块在 24 小时内(尤其在 2 小时内)完全溶解,表示因子ⅩⅢ有先天性或获得性缺乏。获得性者见于肝脏病,系统性红斑狼疮、类风湿关节炎、淋巴瘤、转移性肝癌、恶性贫血、弥散性血管内凝血及原发性纤溶等。

(二)凝血因子活性检查

1.凝血因子Ⅷ(FⅧ:C)、Ⅸ(FⅨ:C)、Ⅺ(FⅪ:C)、Ⅻ(FⅫ:C)的活性测定(一期法)

(1)原理:待检血浆或稀释的正常人血浆分别与缺乏因子Ⅷ:C、Ⅸ:C、Ⅺ:C、Ⅻ:C 的基质血浆混合,作白陶土部分凝血活酶时间测定。将待检血浆测定结果与正常人血浆做比较,分别计算出待检血浆中所含因子Ⅷ:C、Ⅸ:C、Ⅺ:C、Ⅻ:C 相当于正常人的百分率。

(2)试剂与器材

①缺乏因子Ⅷ:C、Ⅸ:C、Ⅺ:C、Ⅻ:C 的基质血浆

可用先天性或人工制备的缺乏这些因子的血浆(要求它们的活性<1%),也可购自商品(缺乏以上因子)血浆为基质血浆,应于低温(−40～−80℃)下保存。

②脑磷脂悬液:用兔脑或人脑制作脑磷脂悬液,临用时用生理盐水作 1:100 稀释,必要时可调整稀释度。

③5g/L 白陶土生理盐水悬液。

④0.05mol/L 氯化钙溶液。

⑤咪唑缓冲液(pH7.3)

a.甲液:1.36g 咪唑、2.34g 氯化钠溶于 200mL 蒸馏水中,再加 0.1mol/L 盐酸溶液 74.4mL,最后加蒸馏水至 400mL。

b.乙液:109mmol/L 枸橼酸钠溶液。

咪唑缓冲液可在临用前将甲液 5 份与乙液 1 份混合即可。

⑥血液凝固分析仪。

(3)操作

①空白测定管:取基质血浆、咪唑缓冲工作液、脑磷脂悬液及 5g/L 白陶土生理盐水悬液各 0.1mL,混匀,置 37℃预温 2 分钟,加 0.05mol/L 氯化钙溶液 0.1mL,开动秒表记录凝固时间。要求空白测定管的测定时间在 240～250 秒。凝固时间的长短可用脑磷脂悬液的浓度来调节。

②待检标本测定:待检血浆用枸橼酸钠抗凝,分离后即置于冰浴中,测定前以咪唑缓冲工作液作 1:20 稀释。取待检稀释血浆、咪唑缓冲工作液、脑磷脂悬液及 5g/L 白陶土生理盐水悬液各 0.1mL,混匀,置 37℃水浴预温 2 分钟整,加 0.05mol/L 氯化钙溶液 0.1mL,开动秒表记录凝固时间,查标准曲线,得出各因子活性再乘以 2。若凝固时间过长,应减少稀释倍数,使凝固时间处于标准曲线的线性范围内。

③标准曲线绘制:取多个正常人新鲜混合血浆,以咪唑缓冲工作液作 1:10、1:20、

1：40、1：80、1：100、1：200、1：500、1：1000 稀释。将各稀释度的样品分别与缺乏因子Ⅷ：C基质血浆、脑磷脂悬液及5g/L白陶土生理盐水悬液各0.1mL混合，置37℃水浴预温2分钟整,加0.05mol/L氯化钙溶液0.1mL,开动秒表记录凝固时间,以凝固时间的对数和浓度(1：10作为100％)的对数计算出回归方程或以稀释液(或活性)为横坐标,凝固时间为纵坐标,在双对数曲线纸上绘制标准曲线。

（4）参考区间。因子Ⅷ：C(103±25.7)％;因子Ⅸ：C(98.1±30.4)％;因子Ⅺ：C(100±18.4)％;因子Ⅻ：C(92.4±20.7)％。

（5）注意事项

①缺乏某因子的基质血浆的因子水平应<1％,而其他因子的水平必须正常。该基质血浆应置−40～−80℃冰箱中保存。

②待检标本采集后应立即测定或将分离血浆置−20～−40℃冰箱内待测,但不能超过2个月。同时避免反复冻融。

③每次测定都应做标准曲线。正常人新鲜混合血浆要求至少30人份以上。分装、冻干可保存−20～−40℃以下2～3个月。

④在FⅧ：C、FⅨ：C、FⅪ：C、FⅫ：C活性测定中,由于待测血浆均进行了一定比例的稀释,可以避免一些异常抗凝物的干扰。但是高浓度的肝素、纤维蛋白/纤维蛋白原降解产物(FDP)、自身抗体(如因子抑制物)等,仍有可能引起因子活性的假性减低。

⑤发色底物法常用于测定 FⅧ：C、FⅨ：C,测定结果的影响因素比乏因子血浆纠正试验少,准确度和精密度都更高。

⑥血液标本采集不当(如采血不顺利,组织液混入血等),保存不当(如低温保存时引起的冷激活等),可使凝血因子活性呈假性增高。若输血后检测凝血因子,不能排除无因子缺陷症,一般应在输血7天后再测定。

（6）临床意义

①血浆中凝血因子Ⅷ：C、Ⅸ：C、Ⅺ：C 和Ⅻ：C 减低

a.血浆中凝血因子Ⅷ：C减低:见于血友病 A,按减低程度分为:重型(<2％)、中型(2％～5％)、轻型(5％～25％)、亚临床型(25％～45％);其次见于 vWD(Ⅰ型、Ⅱ型)和 DIC;抗Ⅷ：C抗体所致获得性血友病较为少见。

b.因子Ⅸ：C减低:见于血友病 B,临床上减低程度分型与血友病 A 相同;其次见于肝脏疾病、维生素 K 缺乏症、DIC、口服抗凝剂和抗 FIX 抗体存在等。

c.因子Ⅺ：C减低:见于因子Ⅺ缺乏症、肝脏疾病、DIC 和抗 FⅪ抗体存在等。

d.因子Ⅻ：C减低:见于先天性因子Ⅻ缺乏症、DIC、肝脏疾病以及部分血栓病患者。

②血浆中凝血因子Ⅷ：C、Ⅸ：C、Ⅺ：C 水平增高。主要见于高凝状态和血栓病,尤其是静脉血栓形成、肾病综合征、妊娠期高血压疾病、恶性肿瘤等。肝病时因子Ⅷ：C增高。

2.凝血因子Ⅱ(FⅡ：C)、V(FV：C)、Ⅶ(FⅦ：C)和X(FⅩ：C)的活性测定(一期法)

（1）原理:受检者稀释血浆分别与缺乏因子Ⅱ：C、Ⅴ：C、Ⅶ：C、Ⅹ：C的基质血浆混合,作凝血酶原时间测定。将受检者血浆测定的结果与正常血浆做比较,分别计算受检血浆中所含因子Ⅱ：C、Ⅴ：C、Ⅶ：C、Ⅹ：C 相当于正常人的百分率。

（2）试剂与器材

①缺乏因子Ⅱ:C、Ⅴ:C、Ⅶ:C、Ⅹ:C的基质血浆:先天性或人工制备的缺乏这些因子的血浆(要求它们的活性小于1％),冻干保存。

②兔脑或人脑浸出液。

③0.025mol/L氯化钙溶液。

④血液凝固分析仪。

（3）操作

①取至少30人份正常人的血浆混合,以10倍稀释作为100％,然后进行倍比稀释成50％,25％,12.5％,6.25％。

②按上述操作,分别测定各稀释度的凝固时间(秒)。

③将所测凝固时间(秒)为纵坐标,正常人混合血浆不同水平因子的活性(％)作横坐标,在双对数纸上绘出标准曲线或建立回归方程。

（4）结果计算:受检血浆所测得的凝固时间,通过标准曲线或回归方程,得出相当于正常人因子活性的百分比,将该值乘以2,即为受检血浆凝血因子活性的水平(％)。

（5）参考区间。因子Ⅱ:C(97.7±16.7)％;因子Ⅴ:C(102.4±30.9)％;因子Ⅶ:C(103±17.3)％;因子Ⅹ:C(103±19.0)％。

（6）注意事项:同血浆凝血酶原时间测得及因子Ⅷ:C、Ⅸ:C、Ⅺ:C和Ⅻ:C测定。

（7）临床意义

①血浆中因子Ⅱ:C、Ⅴ:C、Ⅶ:C、Ⅹ:C的水平增高。同因子Ⅷ:C、Ⅸ:C、Ⅺ:C和Ⅻ:C测定,但肝脏疾病除外。

②血浆中因子Ⅱ:C、Ⅴ:C、Ⅶ:C、Ⅹ:C的减低。见于先天性因子Ⅱ、Ⅴ、Ⅶ、Ⅹ缺乏症,但较少见。获得性减低者见于维生素K缺乏症、肝脏疾病(最多和最先减少的是因子Ⅶ,其次和中度减少的是因子Ⅱ和Ⅹ,最后和最少减少的是因子Ⅴ)、DIC和口服抗凝剂等。在血液循环中有上述凝血因子的抑制物时,这些因子的血浆水平也减低。

（三）血浆纤维蛋白原含量测定

1.原理

根据纤维蛋白原与凝血酶作用最终形成纤维蛋白的原理。以国际标准品为参比血浆制作标准曲线,用凝血酶来测定血浆凝固时间,所得凝固时间与血浆中纤维蛋白原浓度呈负相关,从而得到纤维蛋白原的含量。

2.剂与器材

（1）凝血酶(冻干)。

（2）参比血浆(冻干)。

（3）血浆稀释液。

3.操作

（1）蒸馏水复溶凝血酶2mL。

（2）将待测或参比血浆用血浆稀释液作10倍稀释。

（3）取已稀释的血浆0.2mL于一小试管中,置37℃水浴加温2分钟,再加入已复溶的凝血酶试剂 0.1mL,即刻观察凝固时间。

(4)再一次重复上述操作,若两次结果差异超过 0.5 秒,则需再重复一次,取两次结果的均值。

(5)如遇有凝固时间长的标本,使两次结果间误差大,可用 1∶5 的稀释血浆进行操作,将结果除以 2 再报告结果。

(6)根据凝固时间(秒)查阅标准曲线读数表,即可获得血浆纤维蛋白原浓度(g/L)。

4.参考区间

2~4g/L。

5.注意事项

(1)参比血浆应同时与标本一起操作,以核对结果是否可靠。

(2)凝血酶复溶后在 4~6℃可放置 2 天。

(3)凝固时间延长,查得纤维蛋白原浓度降低可有以下情况:①血浆纤维蛋白原浓度真正的降低;②血浆纤维蛋白原浓度假性降低,即由于血浆中出现肝素、FDP 或罕见的异常纤维蛋白原血症所致,属以上情况时应进一步用其他实验方法证实或测定纤维蛋白原的抗原浓度。

(4)Fg 检测的方法学较多,各种方法的检测特性不同综合各种因素,Clauss 法是目前首选的方法。

(5)Clauss 法的检测原理与 TT 相同,但其使用凝血酶的浓度是 TT 的 25 倍,待检样本进行了 10 倍稀释,肝素(<0.6U/mL)和 FDP(<100μg/dL)不影响检测的结果。Fg 检测应采用市售商品化的试剂并进行质量控制。若采用自制试剂检测 Fg,需要对凝血酶含量进行严格的标定。Fg 检测中的凝血酶试剂容易氧化失活,严格按照说明书推荐的条件保存,一旦配制要尽早使用。

(6)PT 衍生法在 PT 检测值异常以及 Fg 异常等情况并不适用。

6.临床意义

(1)纤维蛋白原增高(超过 4g/L):见于糖尿病和糖尿病酸中毒、动脉血栓栓塞(急性心肌梗死发作期)、急性传染病、结缔组织病、急性肾炎和尿毒症、放射治疗后、灼伤、骨髓瘤、休克、老年人外科大手术后、妊娠晚期和妊娠期高血压疾病、轻型肝炎、败血症、急性感染和恶性肿瘤等。

(2)纤维蛋白原减少(低于 2g/L):见于弥散性血管内凝血和原发性纤溶症、重症肝炎和肝硬化等,也见于降纤药治疗(如抗栓酶、去纤酶)和溶血栓治疗(UK,t-PA),故是它们的监测指标之一。

(四)可溶性纤维蛋白单体复合物测定

1.原理

可溶性纤维蛋白单体复合物测定(SFMC)采用酶联免疫分析法。

2.试剂与器材

(1)氨基醋酸:终浓度为 20g/L。

(2)抑肽酶:终浓度为 500U/mL。

(3)碳酸盐缓冲液:0.1mol/L(pH9.6)。

（4）抗纤维蛋白原 IgG 单抗。

（5）配制含 0.05％ Tween-20 的 0.01mol/LPBS 洗涤液。

（6）OPD 溶液（1g/L，含过氧化氢）。

（7）辣根过氧化物酶标记的抗纤维蛋白原单抗。

（8）酶标仪。

3.操作

（1）采血：取静脉血 5mL，以 0.15mol/L EDTA-Na$_2$ 作 1∶9 抗凝，并加终浓度为 20g/L 的氨基醋酸和 500U/mL 的抑肽酶溶液，以 3000r/min 离心 15 分钟，制备血浆，置−20℃保存备测。

（2）用 0.1mol/L 的碳酸盐缓冲液（pH9.6）将抗纤维蛋白原 IgG 单抗稀释成 10mg/L，加 0.1mL 于酶标板各孔中，置 4℃过夜。

（3）经含 0.05％ Tween-20 的 0.01mol/LPBS 洗涤后，再于各孔内加入 1％ BSA 0.2mL 封闭，于 37℃温育 2 小时。

（4）将血浆和标准品用 0.01mol/LPBS 系列稀释，分别加 0.1mL 于各孔内，37℃温育 2 小时，洗涤后，加 0.1mL 用洗涤液稀释 3000 倍的辣根过氧化物酶标记的抗纤维蛋白原单抗，37℃温育 2 小时并充分洗涤后，于曾加辣根过氧化物酶单抗的各孔中加入 0.2mL 的 OPD 溶液（1g/L，含过氧化氢），显色 10 分钟，在波长为 492nm 处测各孔吸光度值。

4.结果计算

以标准品各浓度值为横坐标，相应的吸光度值为纵坐标，在半对数坐标纸上绘制标准曲线。根据样品的吸光度值占最高标准点计数的百分结合率，从相应的标准曲线上查出稀释样品的 sFMC 数值，再乘以稀释倍数即得血浆样品的 sFMC 含量。

5.参考区间

（48.5±15.6）mg/L。

6.注意事项

凝血酶生成，无直接检测指标。SFMC 的测定，可以间接反映凝血酶的生成。因此，该项目的检测，可以作为血栓形成的早期辅助诊断指标。

7.临床意义

SFMC 水平升高，反映凝血酶生成增多。见于 DIC、产科意外、严重感染、肝病、急性白血病、外科手术、严重创伤和恶性肿瘤等。

参考文献

[1]盛卓仁.实用临床麻醉学[M].北京:科学出版社,2017.

[2]杜晓宣.脊柱外科麻醉学[M].广州:广东科技出版社,2017.

[3]郭曲练,姚尚龙.临床麻醉学[M].4版.北京:人民卫生出版社,2016.

[4]郭政.疼痛诊疗学[M].北京:人民卫生出版社,2016.

[5]吴新民.麻醉学高级教程[M].北京:人民卫生出版社,2014.

[6]戴体俊,刘功俭,姜虹.麻醉学基础[M].上海:第二军医大学出版社,2013.

[7]赵俊.中华麻醉学[M].北京:科学出版社,2013.

[8]古妙宁.妇产科手术麻醉[M].北京:人民卫生出版社,2013.

[9]邓小明.现代麻醉学[M].北京:人民卫生出版社,2014.

[10]刘延青,崔健君.实用疼痛学[M].北京:人民卫生出版社,2013.

[11]于奇劲,肖兴鹏.围术期麻醉相关高危事件处理[M].北京:人民军医出版社,2011.

[12]孙大金,杭燕南,王祥瑞,等.心血管麻醉和术后处理[M].北京:科学出版社,2011.

[13]陈杰,缪长虹.老年麻醉与围术期处理[M].北京:人民卫生出版社,2016.

[14]李立环.心脏外科手术麻醉学[M].北京:人民卫生出版社,2011.

[15]仲其军,江兴林,范颖.生物化学检验[M].武汉:华中科技大学出版社,2017.

[16]许文荣,林东红.临床基础检验学技术[M].北京:人民卫生出版社,2015.

[17]潘世扬.临床分子诊断学[M].北京:科学出版社,2018.

[18]黄晓红,谢新民.病理检验技术[M].北京:人民卫生出版社,2017.

[19]徐云生,张忠.病理与病理检验技术[M].北京:人民卫生出版社,2015.

[20]杨荣武.分子生物学.南京:南京大学出版社,2017.

[21]周春燕,药立波.生物化学与分子生物学[M].北京:人民卫生出版社,2018.

[22]药立波.医学分子生物学实验技术[M].北京:人民卫生出版社,2014.

[23]朱玉贤,李毅,郑晓峰,等.现代分子生物学[M].北京:高等教育出版社,2019.

[24]樊绮诗,钱士匀.临床检验仪器与技术[M].北京:人民卫生出版社,2015.

[25]漆小平,邱广斌,崔景辉.医学检验仪器[M].北京:科学出版社,2018.

[26]吴佳学,彭裕红.临床检验仪器[M].北京:人民卫生出版社,2019.